国家级中药学实验教学示范中心
中药学实践教学创新系列教材

供中药学、药学、工学（制药工程等）、农学（药用植物保护等）、
管理学（医药营销等）及其相关学科专业使用

药理与中药药理实验

总主编　彭　成

主　编　曾　南

主　审　沈映君

科学出版社

北　京

内 容 简 介

本书为《国家级中药学实验教学示范中心·中药学实践教学创新系列教材》之一。全书共 10 章,分上篇理论技能篇与下篇实验方法篇两部分。上篇包括绪言、实验动物基本知识、动物实验技术、药理学实验基本技能、中药药理实验基本技能、临床前毒理学试验基本技能 6 章;下篇包括药理实验、中药药理实验、设计性实验和综合性实验 4 章,实验内容几乎涵盖上篇所涉及的理论知识,将理论与实践相结合,以培养学生的综合能力、设计能力及科研思维。书后附录有实验动物常用生理常数、血液生化指标参数值及药理实验新方法、新技术介绍。

本书可供高等院校及大中专、职业学校中药学、药学、工学(制药工程等)、农学(药用植物保护等)、管理学(医药营销等)及其相关学科专业的专科、本科及研究生使用。

图书在版编目(CIP)数据

药理与中药药理实验/曾南主编.—北京:科学出版社,2008
(国家级中药学实验教学示范中心·中药学实践教学创新系列教材/彭成总主编)
ISBN 978-7-03-022851-2

Ⅰ.药… Ⅱ.曾… Ⅲ.①药理学-实验-医学院校-教材 ②中药药理学-实验-医学院校-教材 Ⅳ.R96-33 R285-33

中国版本图书馆 CIP 数据核字(2008)第 132918 号

责任编辑:方 霞/责任校对:张小霞
责任印制:徐晓晨/封面设计:黄 超

科 学 出 版 社 出版
北京东黄城根北街 16 号
邮政编码:100717
http://www.sciencep.com

涿州市银润文化传播有限公司 印刷
科学出版社发行 各地新华书店经销
*
2008 年 9 月第 一 版 开本:787×1092 1/16
2021 年 1 月第九次印刷 印张:13 1/4
字数:300 000
定价:35.00 元
(如有印装质量问题,我社负责调换)

《药理与中药药理实验》编委名单

总　前　言

先进的教育理念和实践教学观是高层次人才培养的前提,适宜的教材是师生的良师益友和高层次人才培养的基础。随着时代的进步,高层次人才培养的规模不断扩大,学科研究领域的时空与对象不断拓展,新理论、新技术、新方法层出不穷,学科间相互交叉、相互渗透进一步深化,理论研究到实际应用的周期越来越短。时代发展要求高等教育真正重视实践教学,从根本上改变实践教学依附于理论教学的传统观念,充分认识并落实实践教学在高校人才培养和教学工作中的地位,注重学生知识、能力、素质的协调发展,注重学生探索精神、科学思维、实践能力、创新能力的培养,形成理论教学与实践教学统筹协调发展的局面。而搞好实践教学的首要问题是实践教材的建设,实践教材是实践教学的根本依据,直接影响高层次人才培养的规格与素质。

然而,传统的中药学实践教材建设落后于理论教材,成为理论教材的附属品。在教材体系方面,缺乏中药实践教学自身应有的理论体系和内在联系,忽视自身的系统性、科学性和完整性,没有形成独立的中药实践教材体系;在教材内容方面,理论验证性实验偏多,综合性、设计性实验偏少,实习实训和创新实践教材缺乏,尤其针对理论课设计的实验讲义或教材,课程门类多、实验重复多,学科交叉集成不够、实验联系实际不够;在能力培养方面,"菜谱"式的实验讲义或教材,对学生强化课堂所学的理论知识起到了一些积极作用,但不能充分调动学生的思维,不能提高学生的主动性和能动性,造成大部分学生不善于或不屑于做实验前的准备工作,不善于对实验进行周密设计,不善于对实验结果进行提炼,影响其工作态度和能力,不利于学生综合素质和创新能力的培养,影响实践教学的效益和质量,不能达到培养实践创新人才的目的。因此,成都中医药大学药学院在国家级中药学实验教学示范中心、国家级中药学重点学科、国家理科中药基础基地人才培养模式创新实验区、教育部"第一类特色专业建设点"中药学专业、中药材标准化教育部重点实验室、西部中药材综合开发利用教育部工程研究中心、国家中医药管理局中药药性与效用重点研究室等实验平台建设和实验教材建设的基础上,组织了全国 33 家单位、121 位专家共同编写了《国家级中药学实验教学示范中心·中药学实践教学创新系列教材》。

《国家级中药学实验教学示范中心·中药学实践教学创新系列教材》是我国中药学 50 年高等教育发展的必然结果,是全国中药实践教学改革的创新成果。主要有五方面的特点:

1. 提出中药教育理念　"医药结合、系统中药、实践创新"是中药高等教育的理念,也是中药实践教学和实践教材编写必须遵循的教育理念。

2. 创新中药实践教学模式　"一中心两阶段三层次"的中药实践教学模式,即以培养学生的实践创新能力为中心,将实践教学分为基础专业技能培训和实践创新能力培养两个阶段,由实验教学、实习实训和科研实践三个层次构成,为中药实践教材的编写提供了理论基础。

3. 构建中药实践教材体系　根据中药专业各学科相互渗透、交叉、融合发展的现状,我们遵循中药教育理念和中药实践教学模式,按照中药高层次人才培养的目标,突破原有 20

多门中药专业实验讲义或实验教材依附理论课程的传统框架,构筑相对独立和完整的中药实践教材新体系,即《基础化学实验》、《中药化学实验》、《药用植物与中药鉴定实验》、《中药炮制与药剂实验》、《药理与中药药理实验》、《中药综合性与设计性实验》、《中药实习实训》7本教材,包括基础实验、专业实验、综合性设计性实验和实习实训实践教材,尤其综合性设计性实验和实习实训实践教材的编写更具时代性。另一方面我们要求每本教材必须分理论技能篇和实验方法篇,理论技能篇力求概念阐述清晰,外延、内涵界定清楚,包括基本知识、基本技能、基本操作;实验方法篇,力求真实、准确地介绍实验方法,包括实验目的、实验思路(实验原理或实验概述)、实验材料、实验内容(操作步骤)、注意事项和思考题几个部分,涉及验证性实验、综合性实验和设计性实验;从而使每门教材在理论上提升,在方法上与时俱进。

4. 坚持五项编写原则　①落实三个字:"精",文字精练,实验精选;"准",准确规范,科学合理;"新",与时俱进,体现创新。②注意三个面向:面向学生,面向专业,面向社会。③抓住四个基本:基本知识,基本技能,基本操作,基本方法。④注重四个结合:医药结合,理论与实验结合,相邻课程之间结合,继承、发展、创新相结合。⑤彰显五种性质:系统性、学术性、先进性、前瞻性、实用性。

5. 突出创新能力培养　本系列教材以提高学生自主学习能力、综合分析和解决复杂问题的能力,培养学生探索精神、科学思维和实践创新能力为编写宗旨。

本系列教材编写过程中,广州中医药大学、南京中医药大学、北京中医药大学、黑龙江中医药大学、山东中医药大学、湖南中医药大学、辽宁中医药大学、浙江中医药大学、长春中医药大学、甘肃中医学院、安徽中医学院、广西中医学院、贵阳中医学院、云南中医学院、广东药学院、河南医科大学、广东医学院药学院、西南大学药学院、海南医学院、温州医学院、成都医学院、四川大学、西南交通大学、西南民族大学、重庆邮电大学、西华大学、成都大学、中国人民解放军第三〇二医院、四川省食品药品检验所、成都市儿童医院、成都市第一人民医院、四川美大康佳乐药业有限公司、成都中医药大学33家单位、121位专家共同编写;肖崇厚、万德光、蔡宝昌、沈映君、谢秀琼、余小平、何国光教授在百忙中根据自己的专业,对本系列教材进行主审,给予了我们莫大的鼓励。在此对他们一并表示衷心感谢。

尽管我们在编写过程中竭尽所能,但由于参编单位多、编写作者多、涉及交叉学科多,时间仓促,加之中药实践教学在学术上还有一些问题值得探讨和研究,需要在实践中不断总结与发展,因此,错误和疏漏之处恐难避免,恳请专家、同道和读者提出宝贵意见,以便今后修改、补充和完善。

彭　成

2008 年 7 月于成都中医药大学

前　言

　　本教材作为《国家级中药学实验教学示范中心·中药学实践教学创新系列教材》之一，由全国 9 所高等中医药院校与综合性大学从事教学与科研工作，特别是在实践教学工作方面具有丰富经验的骨干教师编写而成。

　　本教材分理论技能与实验方法上、下两篇，共 10 章。上篇主要介绍药理与中药药理实验的基础理论、基本技能，该部分内容涉及面广，能帮助学生掌握和了解药理与中药药理实验的基本要求、方法以及两者的相互联系，能正确阐述实验课程的科学理论和概念，特别在中药药理研究的设计方面，对于不同类别或功效的中药研究思路给予介绍，以培养学生的科研思维能力；下篇则通过选择实用性和可操作性强的实验项目，帮助学生掌握药理与中药药理实验的基本操作方法，并增加综合性与设计性实验，以培养学生综合分析、解决问题和科学创新的能力。书后附录有动物实验常用生理常数、血液生化指标参数值及药理实验新方法、新技术介绍。在编写中注重源于教学的实践经验，注重先进性与实用性相结合，注重理论联系实际，层次分明。

　　本教材具体分工如下：上篇中第一章由刘蓉、曾南撰写，第二章由熊天琴撰写，第三章由马骏撰写，第四章第一～三节由许立撰写，第四章第四节由王平撰写，第四章第五节由刘蓉撰写，第四章第六节由莫书蓉撰写，第四章第七节由曾勇撰写，第四章第八节由曾南撰写，第四章第九节由韩蕾撰写，第四章第十节由郭冷秋撰写，第四章第十一节由熊天琴撰写，第五章第一、二节由许立撰写，第五章第三节由曾南、王平、林国彪撰写，第五章第四节由马骏、姚干、郭冷秋、韩蕾撰写，第六章由徐世军、聂克撰写；下篇中实验 7-1、7-4、8-15、9-2 由马骏撰写，实验 7-2、7-3、8-3 由王平撰写，实验 7-5、7-6 由曾勇撰写，实验 7-7、7-8、7-9 由曾南撰写，实验 7-11、8-17、8-18 由许立撰写，实验 7-12、7-13、7-14 由韩蕾撰写，实验 7-15、8-13、8-16 由莫书蓉撰写，实验 7-16、8-1、8-2 由郭冷秋撰写，实验 7-10、7-17、8-14、9-1 由熊天琴撰写，实验 8-4、8-5、8-6 由林国彪撰写，实验 8-7、8-8、8-9、10-2 由姚干撰写，实验 8-10、8-11、8-12 由聂克撰写，实验 8-19、8-20、9-3 由徐世军撰写，实验 10-1 由刘蓉撰写。本书由沈映君教授审定。

　　本教材可供中药学、药学、工学(制药工程等)、农学(药用植物保护等)、管理学(医药营销等)及其相关学科专业的专科、本科、研究生药理与中药药理基础实验课选用。

　　实践教学的创新是需要在实践中不断探索而升华的。由于我们水平有限，教学繁忙，时间仓促，本书的不足之处在所难免，殷切希望广大读者多提宝贵意见，以利将来改进。

《药理与中药药理实验》编委会

2008 年 6 月

目　　录

下篇　实验方法篇

上 篇
理论技能篇

第一章 绪 言

一、药理与中药药理实验概述

药理学与中药药理学均为实验性的学科,实验课教学为重要组成部分,通过实验教学,能帮助学生理解、掌握教材上的理论知识,并且能培养学生的动手能力和思考问题、解决问题的能力,其在教学中的重要意义体现如下:①验证理论,巩固学生对药理学与中药药理学理论知识的理解和掌握;②训练学生实验动物操作的基本技能和技巧;③培养学生实事求是的科学态度,严谨认真的科学作风,相互配合的团队协作精神;④提高学生观察、比较、分析、解决问题的能力,培养科研思维和创新能力。

二、课程内容与教学目标、要求

本课程不仅对药理与中药药理实验的相关基础理论知识进行了介绍,而且结合课堂理论讲授,选取药理学验证性实验项目17个、中药药理学实验项目20个作为操作训练内容,同时设置了设计性和综合性实验项目,作为培养学生综合能力的训练内容。

本课程教学目标,一方面是通过药理实验基础理论知识的介绍,使学生掌握机体各个系统用药、各类中药的药理学实验的基本方法、原理及设计要求;另一方面是通过实验操作,不仅要帮助学生验证药理学与中药药理学的重要基本理论,牢固掌握基本概念、知识,而且要加强学生智能培养,让学生了解获得药理学知识的科学途径,掌握药理实验的基本方法和技能,培养与提高学生自学、独立思考、独立工作、科学思维、实验设计与统计的能力,初步具备对事物进行客观观察、比较、分析、综合和解决实际问题的能力。最后,通过实验达到培养学生对科学工作的严肃态度、严格的工作方法和实事求是的作风。

1. 对学生的要求

(1)实验前

1)仔细预习实验指导,了解拟进行实验的目的、要求、方法和操作步骤。

2)结合实验内容,复习有关药理学、中药药理学、生理学、生物化学等方面的相关理论知识。

(2)实验中

1)实验分小组进行,每次实验应做好分工明确,同时要密切配合,实验时能各尽其责,有条不紊地完成实验。

2)检查仪器、药品、动物是否与实验教程相符合,将实验器材妥善安排、正确装置。

3)严格按实验教材上的步骤进行操作,准确计算给药量,注意爱护动物和标本,节约实验材料和药品。

4)保持实验室安静和实验台面清洁与整齐,注意遵守实验室规则;当仪器损坏时,应立即报告教师,按规章处理。

5)细致观察实验过程中出现的现象,随时记录药物反应的出现时间、表现及最后转归,理论联系实际,动脑思考,克服对教师的依赖性。

(3)实验后

1)认真整理实验结果,必要时对实验结果进行统计学处理,经过分析讨论,做出结论,写出实验报告,按时交给指导教师。

2)整理实验器材,均应主动参加洗净、擦干和妥善安放等收尾工作。将动物尸体及其他废物丢入指定场所,做好实验室清洁卫生工作。

2. 对实验指导教师的要求

(1)明确实验目的和要求,熟悉实验内容及各项实验在整个实验课中所处的地位。

(2)实验指导教师在指导实验课时要认真、耐心指导学生进行实验技术操作,培养学生独立分析问题和解决问题的能力和严肃、严谨的科学作风。

(3)仔细评阅实验报告,加强对学生实验成绩的考核工作。

(4)实验课前必须参加预试验。根据预试验所得结果或经验,对原实验设计进行必要的修正,确定实验动物的种类和例数,检查观察指标是否客观、灵敏、可靠,改进实验方法和实验技术,摸索药物剂量/浓度与反应之间的关系,以便确定最适剂量。确保正式实验有条理、按秩序地顺利进行。

以上从教与学两个方面提出要求,师生双方通过共同努力,才能达到药理与中药药理实验课的教学目的。

三、实验药品的选择与剂量计算

1. 中药药理实验药品选择

药理实验通常采用化学合成药物(西药),成分单一、明确,药理作用肯定,一般在药物的选择上不需要注意太多的因素。但在进行单味中药或复方中药药理实验时,由于中药不同于西药,多数非单一化学成分,而是多种成分的综合作用或多种中药的综合作用。因此,在有效成分不明确的情况下,制备中药药理实验用的中药样品,应注意以下多种因素对实验结果的干扰。

(1)药材选择。中药品种、产地、采收季节、炮制加工、霉变虫蛀等多种因素均可影响中药的药理作用,所以制备中药受试药物前应首先对中药样品进行鉴定,选择合格中药材进行制备。如果是中药新药,受试药物应处方固定,生产工艺及质量稳定,与临床研究用药剂型相同,并应符合临床用药的质量标准。

(2)口服给药途径药物。整体动物实验口服或十二指肠给药,对药材加工而成的中成药制剂,如冲剂、浸膏、丸、丹、片剂等,可用蒸馏水或生理盐水配制成水溶液剂、混悬剂,必要时可加入增溶剂和助悬剂。含挥发油的药材应先蒸馏取得挥发油,然后助溶或制成乳剂、混悬剂进行动物实验。若含有贵重或不便提取加工的药材如麝香、牛黄等,可直接和水煎液配制成混悬液给药。

(3)离体实验和注射途径给药。对于用于离体实验和注射方式给药的中药,进行药效学研究时,应使用不含赋形剂的提取物,应注意药物中的杂质、不溶物质、无机离子及酸碱度对实验的干扰。如制剂中含钙离子而进行强心试验,含钾离子而进行离体心脏和平滑肌试验,含鞣质而进行局部止血试验或抗菌试验,含胆碱、腺苷、鞣质或无机离子而静脉注射进行血压试验和血流动力学试验,若获得阳性结果应持谨慎态度,可能为假阳性结果。因此,这类受试药物应尽量去除杂质及可能干扰试验的因素,最好控制在生理范围内或符合注射剂的要求。粗制剂在试管内给药或离体试验时,可以考虑用含药血清。

2. 剂量计算

在进行动物实验时,如果药物剂量太小,作用不明显,而剂量过大又可能引起动物中毒致死。因此,选择合适的给药剂量在整个实验过程中至关重要。在实验研究中,实验动物的给药剂量常按 g/kg(体重)、mg/kg(体重)、ml/kg(体重)或按体表面积来计算,如果已知某种动物在某种药物研究中的使用剂量,并且按照该剂量进行操作取得一定的结果,现欲过渡到其他动物或者人体进行实验,则可参照动物之间或者动物与人之间等效剂量的换算方式,获得一个大致剂量。

(1) 不同动物之间剂量换算。一般动物的用药剂量均以 mg/kg 值表示,近年的看法则建议按体表面积用药(每平方米用多少 mg,即 mg/m²)更为合理,实验误差可以会明显减小,但动物体表面积不易测得,一般根据动物的体重和体型推测得到。

1) 按体型分数换算法。通常采用下列公式:

$$d_B = d_A \times \frac{R_B}{R_A} \times \frac{\sqrt[3]{W_A}}{\sqrt[3]{W_B}}$$

式中:d_B 为欲求算的 B 种动物(包括人)的千克体重剂量;d_A 为已知的 A 种动物(包括人)的千克体重剂量;W_A、W_B 分别为已知的动物 A、B 的体重;R_A、R_B 分别为动物的体型系数,见表 1-1。

表 1-1 动物与人的体型系数

动物种类	小鼠	大鼠	豚鼠	兔	猫	猴	犬	人
R(体型系数)	0.06	0.09	0.099	0.093	0.082	0.111	0.104	0.11

2) 按动物与人体表面积比换算法,见表 1-2 和表 1-3。

表 1-2 实验动物与人体表面积比

	小鼠 20g	大鼠 200g	豚鼠 400g	兔 1.5kg	猫 2.0kg	猴 4.0kg	狗 12.0kg	人 70.0kg
小鼠 20g	1.0	7.0	12.25	27.8	29.7	64.1	124.2	387.9
大鼠 200g	0.14	1.0	1.74	3.9	4.2	9.2	17.8	56.0
豚鼠 400g	0.08	0.57	1.0	2.25	2.4	5.2	4.2	31.5
兔 1.5kg	0.04	0.25	0.44	1.0	1.08	2.4	4.5	14.2
猫 2.0kg	0.03	0.23	0.41	0.92	1.0	2.2	4.1	13.0
猴 4.0kg	0.016	0.11	0.19	0.42	0.45	1.0	1.9	6.1
狗 12.0kg	0.008	0.06	0.10	0.22	0.23	0.52	1.0	3.1
人 70.0kg	0.0026	0.018	0.031	0.07	0.078	0.16	0.32	1.0

【例 1-1】 已知体重 1.5kg 的家兔,其每日服药剂量为 10mg/kg(体重),每日总量为 15mg,试求人的日服药量(以 70kg 计算)。

人日服总量=家兔日服总量×人与家兔体表比

=15×14.2=213(mg)

表 1-3　不同种类动物间用药剂量换算时的常用数据

动物种类	体重/kg	体表面积/m²	mg/kg—mg/m²	转换因子	1kg 体重占有体表面积的相对比值
小鼠	0.018	0.0036	2.9		
	0.020	0.0067	3.0	粗略值 3	1.00 (0.02kg)
	0.022	0.0071	3.1		
	0.024	0.0076	3.2		
大鼠	0.10	0.0196	5.1		
	0.15	0.0257	5.8	粗略值 6	0.47 (0.20kg)
	0.20	0.0311	6.4		
	0.25	0.0361	6.9		
豚鼠	0.30	0.0439	6.8		
	0.40	0.0532	7.6	粗略值 8	0.40 (0.40kg)
	0.50	0.0617	8.1		
	0.60	0.0697	8.6		
家兔	1.50	0.1323	11.3		
	2.00	0.1603	12.4	粗略值 12	0.24 (2.0kg)
	2.50	0.1860	13.4		
猫	2.00	0.1571	12.7		
	2.50	0.1824	13.7	粗略值 14	0.22 (2.5kg)
	3.00	0.2058	14.6		
狗	5.00	0.3275	15.3		
	10.00	0.5199	19.2	粗略值 19	0.16 (10.0kg)
	15.00	0.6812	22.0		
猴	2.00	0.1873	10.7		
	3.00	0.2455	12.2	粗略值 12	0.24 (3.0kg)
	4.00	0.2973	13.5		
人	40.00	1.2398	32.2		
	50.00	1.4386	34.8	粗略值 35	0.08 (50.0kg)
	60.00	1.6246	36.9		

【例 1-2】　某利尿中药大鼠给药的剂量为 250mg/kg（体重），试粗略估计犬灌胃给药时可以试用的剂量。

解1　利用表 1-3"mg/kg—mg/m²"计算法，将某动物按 mg/kg 计算的剂量乘以相应的转换因子，即按 mg/m² 计算的剂量。

$$犬的试用剂量 = \frac{250 \times 6（大白鼠的转换因子）}{19（犬的转换因子）} = 79（mg/kg）$$

解2　利用附表 1-3"1kg 体重占有体表面积相对比值"计算法

$$犬的试用剂量 = 250 \times \frac{0.16（犬的体表面积比值）}{0.47（大白鼠的体表面积比值）} = 85（mg/kg）$$

（2）给药剂量计算

1）动物实验所用药物的剂量，一般按 mg/kg（或 g/kg）计算，应用时需从已知药液浓度换算出相当于每千克体重应给予的药液量（ml），以便给药。

【例 1-3】 小白鼠体重 18g,腹腔注射盐酸吗啡 10mg/kg,药浓度为 0.1%,试求应注射药物容量是多少(ml)?

解 0.1% 的溶液每毫升含药物 1mg,与剂量 10mg/kg 相当的容积为 10ml/kg,小白鼠体重为 18g,换算成千克为 0.018kg,故应注射的药物容量为

$$10ml \times 0.018 = 0.18ml$$

小白鼠常以 mg/10g 计算,换算成容积时也以 ml/10g 计算,较为方便,例 1-3 中 18g 重小鼠注射 0.18ml,相当于 0.1ml/10g,再计算给其他小白鼠的药量时就很方便。如 20g 体重小白鼠,给 0.2ml,依此类推。

2) 动物实验中有时需要根据药物的剂量及某种动物给药途径的药液容量,然后配制浓度合适的药物溶液而便于给药。

【例 1-4】 家兔耳缘静脉注射苯巴比妥钠剂量为 40ml/kg,要求注射量为 1ml/kg,试求配制苯巴比妥钠的浓度是多少?

解 40mg/kg 相当于 1ml/kg,因此 1ml 药液应含 40mg 药物,现算成百分浓度 $1:40 = 100:x$, $x = 4000mg = 4g$,即 100ml 含 4g,故应配成 4% 的苯巴比妥钠。

3) 注意事项。包括:

A. 如确定实验剂量后,在第一次用药后作用不明显,动物也无中毒表现,可以适当加大剂量再进行实验。如实验中动物出现了中毒症状,则应降低剂量。

B. 确定动物给药剂量时,一般针对成年动物。应结合动物的实际年龄大小和体质强弱适当调整给药剂量。例如,3～6 个月家犬给药量为成年家犬的 1/2 药量,若为 45～89 日的家犬则给予成年家犬的 1/4 剂量。

C. 确定动物给药剂量时,要考虑给药途径不同,所用剂量有所差异。如果以口服量为 100%,则皮下注射量一般为 30%～50%,肌内注射量为 20%～30%,静脉注射量为 25%。

D. 中药单味和复方制剂,一般以生药量浓度表示。中药制剂名称在前,浓度在后,通常以 g/ml 表示液体制剂,以 g/g 表示固体制剂。例如,生附子水煎液 0.125g/ml 表示每毫升制剂中含有生附子的量为 0.125g;人参总皂苷 25mg/片表示每片中含人参总皂苷 25mg。对相对分子质量已经明确的有效单体可用浓度 mol/L 表示。

四、实验报告的写作

撰写实验报告,可培养学生对科学工作的严肃态度和实事求是的工作作风。药理实验干扰因素较多,必须以客观的态度对实验的全过程进行观察、比较、分析、综合。撰写报告要求文字简练,书写工整,措辞注意科学性和逻辑性。实验报告一般包括下列内容:

1. 实验题目

(略)

2. 实验目的

(略)

3. 实验原理

(略)

4. 实验方法

当完全按照实验教材上的步骤进行时,方法可不必重述。如果实验仪器或方法临时有

所变动,或因操作技术影响观察的可靠性时,可做简短说明。

5. 实验结果

实验报告中最重要的部分,应将实验过程中所观察到的结果如实正确地记述。实验中的每项观察要点随时记在草稿纸上,实验告一段落后应立即加以整理,不可单凭记忆,否则容易发生错误或遗漏。

6. 讨论

讨论是实验报告的核心部分,药理与中药药理实验是借助于现代医学的实验方法来进行的,应清楚这仅是手段,目的是为了说明药物的基本作用、治病原理。所以,应把实验中的现象、结果与理论课中的讲授内容有机地联系起来进行讨论。如果在实验观察过程中或结果中出现与理论有差异的结果,应综合考虑和分析其可能的原因,如实验操作人员、实验动物,甚至实验操作环境对实验结果的影响。

7. 结论

结论是对实验结果进行分析、归纳得出的概括性的判断、验证的最终结论。要求措词简明、扼要、言之有据。

第二章　实验动物基本知识

第一节　常用实验动物的种类

一、基本概念

实验动物是指经人工培育,对其携带的微生物寄生虫实行控制,遗传背景明确,来源清楚,可用于科学实验、药品、生物制品的生产和检定及其他科学研究的动物。

实验动物按照动物学的分类法,在界以下分门、纲、目、科、属、种。种是动物学分类系统上的基本单位。同种动物能共同生活、交配、繁衍后代,异种动物之间存在生殖隔离。实验动物的分类主要是种以下的品种和品系。有些品系还细分为亚系。品种是定向培育出的,具有某种特定外形和生物学特性的动物群体,其特性能较稳定地遗传。品系为实验动物学的专用名词,指来源明确,并采用某种交配方法繁殖,具有相似的外貌、独特的生物学特征和稳定的遗传特性,可用于不同实验目的的动物群体。

二、实验动物分类

由于实验动物的特殊用途,实验动物的分类主要是按照遗传学控制原理和微生物学控制原理两种分类方式进行。

1. 遗传学控制原理分类

按照遗传特点的不同,实验动物分为近交系、突变系、封闭群(远交系)、杂交群等。

(1) 近交系。经连续 20 代(或以上)的全同胞兄妹交配(或者亲代与子代交配)培育而成,近交系数应大于 99%,品系内所有个体都可追溯到起源于第 20 代或以后代数的一对共同祖先。近交系的特点:①实验结果比较准确,误差较少。因为近交系动物个体之间极为一致,实验反应基本一致,因此每组仅用较少数的动物,即能发现显著性差异,可以减少重复实验,缩短实验时间。②近交系动物遗传背景明确,对每个品系的生物学特性、生理学特点、易感病原等都有完整的背景材料。③近交衰退,生活力弱,对生产环境要求高、产仔少、营养要求高。小鼠近交系如 C57、BALB/C、C3H、DBA 等。

(2) 突变系。通过选择和淘汰,能保持特定遗传性状的品系动物。突变系是将基因突变的动物留种,扩大数量,定向培育而成。如 ay—yellow(被毛黄色、肥胖、致糖尿病)、an—anemia(贫血症)、dw—dward(侏儒症)、dy—dystrophia muscularis(肌肉萎缩)、hr—hairless(无毛症)、ob—obese(肥胖症)、spa—spastic(痉挛)、fused(椎骨异常)、SHR(自发性高血压大鼠)、青光眼兔等。

(3) 封闭群(远交系)。在一定群体内,以非近亲交配方式育成的动物品系,连续 15 代不从外部引入新的动物种群,或者来源于近交系的种群,在封闭条件下至少经过 4 代繁殖的动物,都称为封闭群。除少数小鼠、大鼠以近交系或突变系保种和生产外,实验动物绝大多数以封闭群的形式繁育生产。小鼠封闭群如 KM(昆明鼠)、ICR、NIH、CFW 等。

（4）杂交群。又称异系杂交,是由不同品系杂交所产生的品系。两个不同近交系杂交所生的第一代动物称为杂交一代动物或 F1 代。特点:①个体间遗传均一,能取得一致的实验结果;②表现双亲的显性性状;③环境适应性强;④具有杂种优势,如体质健壮、生长快、易于饲养管理、发育均匀、手术后恢复快等优点。小鼠 F1 代如 Nga:(C_{57}BL/6×DBA/2)F1、LAF1:(C_{57}BL/J×A/HJ)F1 等。

2. 微生物学控制原理分类

根据实验动物所带微生物控制范围的不同,我国将实验动物群体分为普通动物、清洁动物、无特殊病原体动物、无菌动物和悉生动物。

（1）普通动物[conventional(CV) animal],又称一级动物,没有被疾病控制的动物,排除烈性传染病、人畜共患病,饲养于普通环境下。该类动物不携带用现有检测手段可测的人兽共患病原和动物烈性传染病病原。

（2）清洁动物[clean(CL) animal],又称二级动物,仅对于我国国情而定,微生物控制高于普通动物,种子来源于 SPF 动物(剖宫产),饲养于清洁级环境下。该类动物除普通动物应排除的病原体外,不携带对动物危害大的和对科学研究干扰大的病原体。

（3）无特殊病原体动物[specific pathogen free (SPF) animal],又称三级动物,无特定病原体动物,没有特定的微生物、寄生虫,但未必没有特定以外的微生物和寄生虫,屏障条件下进行饲养。该类动物除普通动物、清洁动物应排除的病原体外,不携带对科学实验干扰大的致病性病原体,是目前国际公认的标准级别的实验动物,适合做所有的科研实验。

（4）无菌动物[germ free(GF) animal]和悉生动物[gnotobiotc(GN)animal],又称四级动物。无菌动物是指采用当前的手段,没有能被检查出微生物、寄生虫的动物。妊娠末期,通过剖宫产、子宫切除手术,将无菌取出的仔鼠放在隔离器内无菌条件下进行饲养的动物。该类动物不能检出一切生命体。悉生动物又称已知菌动物,具有已知微生物的动物,隔离器内无菌条件下进行饲养。

第二节　常用实验动物的品种和品系

药理实验中,最常用的实验动物品种为小鼠、大鼠、豚鼠、兔、狗、猫、猪、青蛙、猕猴、仓鼠等。

一、小鼠

小鼠性情温顺,性周期短,繁殖量大,饲养管理方便,实验资料丰富,因而成为使用最多的实验动物。常用的小鼠品系如下。

（1）昆明小鼠(KM)。KM 小鼠适应能力强,繁殖和育成率高。被广泛用于药理、毒理、病毒、微生物学的研究以及生物制品、药品的鉴定。

（2）ICR 小鼠。又称 Swiss Hauschka,为美国 Hauschka 饲养的瑞士小鼠。以后由美国肿瘤研究协会分送各地研究所,命名为 ICR。生育能力高。

（3）NIH 小鼠。繁殖力强,育成率高,雄性好斗。广泛用于药理、毒理研究和生物制品的鉴定。

（4）NJS 小鼠。它是动脉粥样硬化模型动物，用于高脂血症研究。

（5）BALB/C 小鼠。该品系乳腺癌发病率低，对致癌因子、沙门菌、放射线敏感。两性常有动脉硬化，老年雄鼠常见心脏损害。常用于单克隆抗体研究，生产免疫脾细胞和单克隆抗体腹水。

（6）C57BL/6J 小鼠。黑色，乳腺癌发病率低，用可的松可诱发 20％腭裂。对放射物质耐受力强，但照射后的肝癌发病率高。对结核杆菌和百日咳易感因子敏感。该类小鼠基因突变可形成具有某些特殊生物学特征的模型，如先天肥胖型动物（C57BL/6J-ob/ob）、NK 细胞缺陷动物（C57BL/6J-bg/bg）、I 型糖尿病动物模型（C57BL/Ks-db/db）。

此外，还有 BALB/c A-nu 裸小鼠、NC- nu 裸小鼠。

二、大鼠

大鼠的使用量仅次于小鼠。常用大鼠品系有以下几种。

（1）Wistar 大鼠。性情较温顺，繁殖力强，抗病力强，适应性强，肿瘤自发率低。广泛用于医药学、生物学、毒理学和营养学研究。

（2）SD（Sprague Dawley）大鼠。体型较大，发育快，对呼吸道疾病抵抗力较强，对性激素感受性高。

（3）Lewis 大鼠。血清甲状腺素、胰岛素和生长激素含量高。高脂饲料容易引起肥胖症，可移植淋巴瘤、肾肉瘤和纤维肉瘤，可用于诱发自身免疫心肌炎、复合物血管球性肾炎、实验性过敏性脑脊髓膜炎。

（4）SHR 系大鼠。为自发高血压大鼠，是筛选抗高血压药品的理想动物模型。目前应用的除 SHR/0la 高血压动物模型外，尚有 SHR/N 自发性高血压模型动物伴有心血管系统疾病与 SHR/sp 自发性高血压伴有脑卒中的动物模型。

此外，还有癫痫大鼠、裸大鼠、肥胖大鼠、用于前列腺癌移植研究与模型建立的 COP 大鼠等。

三、兔

我国应用的多为封闭群兔，常用的品种有日本大耳白兔，又名大耳白兔；新西兰白兔；青紫蓝兔；中国兔。

四、犬

专用于实验的品种不多，最常用的是比格犬（Beagle），性情温顺，易于抓捕和调教，体型小，毛短利于操作，遗传性能稳定，对实验条件反应一致性、均一性好，实验结果重复性好，为国际公认。

五、豚鼠

豚鼠又名荷兰猪、天竺鼠、海猪。目前我国饲养的豚鼠多属于英国种豚鼠。

第三节　常用实验动物的生物学特性和特点

小鼠性情温顺,性周期短,繁殖量大,饲养管理方便,实验资料丰富,是使用最多的实验动物。但对环境反应敏感,适应性差,强光或噪声可导致母鼠食仔,粗暴的实验操作会带来应激和异常反应,给实验结果带来不良影响。小鼠体温调节不稳定,不宜用于发热实验。

大鼠外貌与小鼠相似,个体较大,味觉差,嗅觉灵敏。大鼠无胆囊,无呕吐反应,不能用于胆功能观察和催吐实验。大鼠体温调节不稳定,一般不宜选用于发热实验。大鼠垂体-肾上腺系统功能发达,对应激反应灵敏,且各种内分泌腺体如垂体、肾上腺、卵巢易于摘除,适合进行应激反应和内分泌实验研究。大鼠肝脏再生能力很强,切除60%~70%肝叶仍有再生能力,很适合肝外科实验研究。大鼠踝关节对炎症介质十分敏感,适合多发性关节炎和化脓性淋巴腺炎的研究。

豚鼠喜群居,性情温顺,怕惊,对声音反应灵敏。因其体内缺乏左旋葡萄糖内酯氧化酶,自身不能合成维生素C,故作维生素C缺乏症的研究很适合。豚鼠血清中补体含量多,效价高,常用于免疫学和生物制品的研究。豚鼠易于致敏,适合进行过敏性实验研究。

兔胆小怕惊,喜独居,听、嗅觉灵敏。具有啮齿类动物相似的特性,喜欢磨牙啃木,有吞食粪便特性。雌兔必须与雄兔交配后才能排卵而怀孕,因此可用于生殖生理和避孕药的研究。兔耳缘静脉注射和采血方便,且血清产生较多,广泛用于制备高效价和特异性强的免疫血清。家兔对体温变化十分敏感,宜选做发热、解热和检查热原的实验研究。高胆固醇喂饲兔,可引起典型的高胆固醇血症、主动脉粥样硬化症、冠状动脉硬化症,常作为心血管疾病的动物模型。家兔颈部的交感神经、迷走神经和主动脉减压神经分别存在,独立行走,可用于观察减压神经对心脏的作用。由于家兔胸腔中有纵隔膜,做开胸和心脏实验时,只要不弄破纵隔膜,动物就不需要人工呼吸,给实验操作带来许多方便。

犬的嗅觉、听觉灵敏,善近人,易于驯养。在解剖学和生理学上与一般哺乳类实验动物比较更接近于人,可提供人类疾病自发的和诱发的动物疾病模型,被广泛用于病理、药理、毒理、生理、遗传、营养和实验外科等的研究。犬是红绿色盲,不能以红绿为刺激条件进行条件反射实验;其汗腺不发达,不宜选做发汗实验;胰腺小,适宜做胰腺摘除术;胃小,易做胃导管,便于进行胃肠道生理的研究。犬呕吐反应敏感,宜用于催吐实验。犬的甲状旁腺位于甲状腺表面,位置固定,多在两个甲状腺相对应的两端,故选其做甲状旁腺摘除实验很合适。

猫所进行的实验效果较啮齿动物更接近于人,但猫的使用量较小。猫可以被用于观察药物对血压、冠状窦脉血流量、交感神经和节后神经节的影响。猫神经系统极敏感,适用于脑神经生理学研究,研究神经递质等活性物质的释放和行为变化的相关性,研究针麻、睡眠、体温调节和条件反射以及周围神经和中枢神经的联系。猫适合制作多种动物疾病模型,如弓形体病、耳聋症、脊柱裂、先天性吡咯紫质沉着症、病毒引起的营养不良、草酸尿、卟啉病等。猫呕吐反应敏感,宜用于做催吐实验。

猪的解剖学和生理学与人相似,在某些研究中有应用猪取代狗的趋势。外科手术操作性实验中,选用猪在操作实感上更接近于人类。猪的皮肤表皮厚薄、表皮形态和增生动力学、表皮所具有的脂肪层、烧伤后皮肤的体液和代谢变化机制等均与人类相似,是实验性烧伤研究的理想动物。猪的冠脉循环、对高胆固醇食物的反应、血流动力学也与人类相似,而且易出现动脉粥样硬化的典型病灶,对人类心脏病的研究有较高的参考价值。猪还可用作婴儿病毒性腹泻动物模型、关节炎动物模型等。

猕猴与人类的遗传物质有 75%～98.5% 同源性,是人类疾病和基础研究的理想动物模型。猕猴可用于传染病学、遗传性疾病、心血管病、营养性疾病、老年病、行为学、神经生物学、内分泌学、生殖生理学、药理毒理学、肿瘤学、环境卫生学等领域的研究。高胆固醇膳食饲喂兔、鸡、猪、狗、猴等动物时,均可诱发动物的高脂血症或动脉粥样硬化,但猴与猪除表现动脉粥样硬化外,心脏冠状动脉前降支会形成斑块和大片心肌梗死,与人类疾病更为相似。猴的气管腺数量较多,直至三级支气管中部仍有腺体存在,选用它做慢性支气管炎或研究祛痰平喘药很适宜。

第四节　实验动物选择的一般要求

实验动物的恰当选择是实验设计中的重要环节,为保证实验研究中使用最适宜的实验动物,选择实验动物时应考虑到以下几点。

一、选用与人体结构、机能、代谢及疾病特征相似的动物

由于实验动物和人类的生活环境不同,生物学特性存在许多相同和相异之处,研究者在选择动物进行实验之前,应充分了解各种实验动物的生物学特性。通过动物与人类某些机能、代谢、结构及疾病特点的相似性去选择实验动物。一般而言,动物所处进化阶段越高,其功能、结构、反应越接近人类,如猩猩、猕猴、狒狒等非人灵长类动物是最类似于人类的,但在实际中,非人灵长类动物属稀有动物,来源很少,又需特殊饲养,选择此类有较多困难。

一些带有自发性疾病的动物,可以局部或全部地反映人类类似疾病过程表现,经过遗传育种的方法,可把这类动物培育为疾病模型动物,以供研究,如遗传性高血压大鼠、糖尿病小鼠等。

不同种系动物对药物的反应存在较大差异。例如,雌激素能终止大鼠和小鼠的早期妊娠,但不能终止人的妊娠;吗啡对犬、兔、猴和人的中枢是抑制作用,但对小鼠和猫则是中枢兴奋;苯胺及其衍生物对犬、猫、豚鼠和人产生相似的变性血红蛋白等病理变化,在兔则不易发生,在大、小鼠等啮齿类动物则完全不发生。因此在选择实验动物时应加以注意。

不同品系动物对同一刺激的反应差异很大。例如,DBA 小鼠对声音刺激非常敏感,会发生听源性痉挛,甚至死亡,而 BALB/c、C57BL 小鼠则不会出现;A、C3H、TA 等品系小鼠易致癌,而 C57BL、TA1 等不易致癌;AKR 小鼠白血病自发率达 65%,而 C3H 雌鼠乳腺癌自发率达 90% 以上。因此应充分了解动物特性,选择敏感性强、对实验结果干扰小的动物品系用于实验。

二、选用结构简单又能反映研究指标的动物

在能反映实验指标的情况下,选用结构功能简单的动物可获得较一致的实验结果。例如,果蝇具有生活史短(12 天左右)、饲养简便、染色体数少(只有 4 对)、唾腺染色体制作容易等诸多优点,所以是遗传学研究的绝好材料;又如,两栖类的蛙和蟾蜍,大脑很不发达,不能用于高级神经活动的研究,但在做简单的反射弧实验时,因其最简单的反射中枢位于脊

髓,则很适合进行该类试验。

三、选用与实验要求一致的动物

一般动物实验应选用健康、成年动物。一些慢性实验因周期较长或要观察动物的生长发育,应选择幼龄动物。有些特殊实验如老年病学的研究,则考虑用老龄动物。如果实验对动物性别无特殊要求,则宜雌雄各半。

四、选用与研究内容相匹配的标准化的实验动物

选用经遗传学、微生物学、环境及营养控制的标准化实验动物,才能保证生物医学研究结果的准确性和重复性。一般近交系动物因其遗传纯合度高,个体差异小,特征稳定,对实验反应一致性好,实验结果精确可靠,应用领域广泛。封闭群动物适于以群体为对象的研究课题,如人类遗传研究、药物筛选和毒性试验。许多基因突变系动物具有与人类相似的疾病模型特征,可用于某些疾病的病理以及药理研究。无特定病原体(SPF)动物是国际公认的标准实验动物,使用范围最广。无菌动物是一种非常规动物,仅适用于特殊研究目的,如微生物与宿主、微生物间的相互作用、免疫发生发展机制、放射医学等方面的研究。

五、选用容易获得、最经济和最易饲养管理的实验动物

综上所述,课题实验设计时如何选择合适的实验动物必须遵循以下基本原则。首先,必须了解实验动物生物学特性方面的基本知识;其次,应充分查阅相关文献,利用前人积累的实践经验,选择合适的实验动物;最后,应加强与实验动物科学工作者的交流,及时有效地利用实验动物学的最新成果,做到以最小的代价最大限度地获得科学性强的实验结果。

第三章　动物实验技术

第一节　动物实验的基本操作

一、实验动物的编号标记方法

动物实验时,常在随机分组前进行编号与标记。编号标记方法应保证号码清楚、耐久、简便、易认和适用。编号方法无统一规定,现介绍几种常用的方法供参考。

(1) 染色法。常用 3%~5% 苦味酸溶液(黄色),也可用 2% 硝酸银溶液(咖啡色)或 0.5% 中性品红溶液(红色)涂擦在动物颈、背、四肢等部位被毛上。编号的原则是:先左后右,从前到后。

1 号	左前肢	2 号	左后肢
3 号	右前肢	4 号	右后肢
5 号	头部	6 号	头部及左前肢
7 号	头部及左后肢	8 号	头部及右前肢
9 号	头部及右后肢	10 号	尾根部

如图 3-1(a)所示,也可以按图 3-1(b)给动物编号标记 1~10 号,第 10 号不标记。如果动物编号超过 10,可使用上述两种不同颜色的溶液,即把一种颜色作为个位数,另一种颜色作为十位数。这种交互使用可编到 99 号。例如,把红色的记为十位数,黄色记为个位数,那么右腰部黄斑,头部红斑,则表示是 48 号,依此类推(图 3-1)。

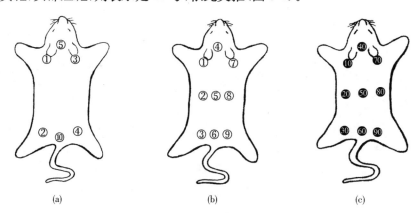

图 3-1　动物皮毛编号标记法

(a)、(b)　1~10 号标记法;(b)+(c)　10~99 号标记法

(2) 烙印法。用刺号钳将号码烙印在动物无体毛或明显部位,如耳、面鼻部和四肢部位等。然后用以酒精为溶剂的染料在烙号上涂抹。烙号前最好对烙号部位预先用酒精消毒以防感染。

（3）挂牌法。将金属薄片制的牌号固定在动物的耳部或腿部，猴、犬、猫等大动物有时可挂在颈部或笼箱上。

（4）耳孔法。用耳孔机直接在动物耳朵上打孔编号的方法。

二、常用实验动物的捉拿、固定和给药方法

正确掌握实验动物的捉拿、固定和给药方法，不但可以避免动物的过度挣扎和受伤害，还可保证实验者不被动物咬伤，是实验顺利进行的必要条件。

1. 小鼠

（1）捉拿和固定方法。有双手法和单手法。前者是用右手捉住其尾，放在粗糙面上（如鼠笼上），轻轻向后拉其尾，在其向前爬行时，用左手拇指及食指迅速捏住颈背部皮肤，使小鼠置于掌中，并以左手的小拇指和掌部夹住其尾固定在手掌上。后者是只用左手，先用左手食指与拇指抓住小鼠尾巴，移交给手掌尺侧及小指夹住尾根部，然后用左手拇指与食指捏住头颈部皮肤。

（2）给药方法

1）灌胃。将小鼠固定后，右手持装有灌胃针头的注射器，自口角插入口腔，沿上颚插入食道（图3-2）。如遇阻力，可将针头抽出再另插，以免穿破食道或误入气管。

2）腹腔注射。以左手捉拿小鼠，使腹部向上，头部低于尾部，右手持注射器，将针头刺入左（或右）下腹部皮下，使针头向前推 0.5～1.0cm，再以 45°角斜穿过腹肌，固定针头，缓慢注入药液（图 3-3）。

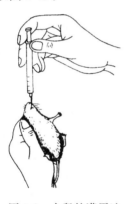

图 3-2　小鼠的灌胃法

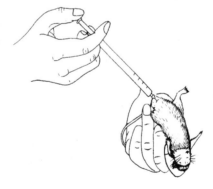

图 3-3　小鼠的腹腔注射法

3）皮下注射。常在小鼠颈背部皮下注射。左手拇指、食指捏起皮肤，右手持注射器由两指间刺入皮下，刺入后针头可自由摆动，抽动针栓若无回血，即可注射。可双人操作。

4）皮内注射。常在小鼠颈背部或腹部皮内注射。注射应以左手将皮肤捏成皱襞，右手持注射器使针头向上挑起后略刺入。在注射部位呈现小丘疹状隆起为注射正确，皮内注射若推入阻力小，表明注于皮下。

5）肌内注射。多注射于后肢股部肌肉。针头刺入肌肉后，回抽针栓若无回血，即可注射。可双人操作。

6）尾静脉注射。将小鼠置于固定筒内，使尾露在外面，用 70%～75% 酒精棉球擦尾部，或将鼠尾浸入 45～50℃温水中。待尾部左右侧静脉扩张后，左手拉尾，右手进针（图3-4）。

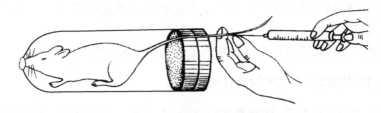

图 3-4　小鼠的尾静脉注射法

2. 大鼠

(1) 捉拿和固定方法。大鼠的捉拿有一些危险性,捉拿时应戴防护手套。可采用与小鼠相同的手法,即先用右手抓住鼠尾,再用左手拇指和食指捏住头颈部皮肤,其余手指与手掌捏住背部皮肤,置于掌心中,使其固定。

(2) 给药方法。大鼠灌胃、腹腔、皮下、皮内、肌内和静脉注射均同小鼠。大鼠还可用舌下静脉给药的方法。

3. 豚鼠

(1) 捉拿和固定方法。豚鼠性情温和,不易伤人。捉拿时先用手掌扣住豚鼠背部,抓住其肩胛上方,以拇指和食指环扣颈部,另一只手托住臀部。注意,若颈部固定太紧易引起窒息死亡。

(2) 给药方法

1) 腹腔、皮下及肌内注射。方法基本同小鼠。

2) 静脉注射。可选用后脚掌外侧的静脉或外颈静脉进行注射。采用前法,可由一人捉持豚鼠并固定一条后腿,另一人剪去注射部位的毛,酒精棉球涂擦使血管扩张。以小儿头皮针头刺入血管推注药物。采用外颈静脉注射时,先将局部皮肤切一小口,暴露血管,然后以小儿头皮针刺入血管推注药物。

4. 家兔

(1) 捉拿和固定方法。通常以右手连同耳部抓住兔颈背部皮肤轻轻提起,再以左手托住臀部,兔身的重量大部分落在左手上,使兔呈座位姿势。家兔固定方法可根据实验需要而定。如需要兔仰卧时,一手抓住颈部皮肤,另一手顺其腹部抚摸至后肢膝关节并压住关节,另一人用绳带捆绑兔的四肢,使兔腹部向上固定在兔手术台上,头部用兔头固定夹固定。测体温时,可将家兔固定在实验者的左腋下,用拇指和食指提起尾巴固定,右手持肛温表插入肛门。

(2) 给药方法

1) 灌胃。将兔固定,用开口器通过兔口角(在犬齿后)空隙,转动数次。使兔舌伸出,将导尿管从开口器中间小孔插入,送入食道深 10~20cm 即可达胃部。为避免误入气管,可将导尿管口放入一杯水中,如无气泡出现,证明已插入胃中。然后注入药液,最后注入少量空气或水,以保证药液完全进入胃中,随后将导尿管抽出后再取出开口器(图 3-5)。

2) 耳缘静脉注射。将兔固定,选用耳背面外侧缘静脉,拔去注射部位的耳毛,用手指轻弹耳壳,使血管扩张,或用手

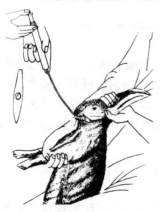

图 3-5　家兔的灌胃法

指捏住耳缘根部静脉,待血管明显充血后,从耳尖端开始进针,见到针头在血管内可放开耳根部手指,即可注入药液并固定针头。推药时通顺无阻,并可见到血液被药液冲走。注射后用棉球按在针眼上,然后抽出针头,并轻按片刻,防止出血。如注射在皮下则其局部耳壳肿胀、发白。注意,注射器内不得有气泡(图 3-6)。

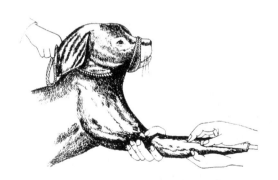

3) 腹腔、皮下及肌内注射。方法基本同小鼠。

5. 猫

(1) 捉拿和固定方法。常用黑布蒙住猫后捉持。给性

图 3-6　家兔的耳缘静脉注射法

情特别粗野的猫注射麻醉药时,可先设法将猫装在布袋内逐渐收缩布袋,将猫推到袋角,按住猫头部和身体,隔着布层做腹腔内注射。如做其他给药途径,可按住猫头部和身体再暴露注射部位。

(2) 给药方法

1) 灌胃。方法基本同家兔。

2) 腹腔、皮下及肌内注射。方法基本同小鼠。

6. 狗

(1) 捉拿和固定方法。不熟悉和凶悍的狗,要用特制的长柄钳式狗夹,夹住狗颈部按倒在地,使头向上,颈部拉直,为避免其咬人,先将绳子绕过嘴,在嘴上部打一活结(勿过紧)绕过嘴下部打结,最后绕到颈后打结固定。若实验需要将麻醉狗仰位固定于手术台上时,麻醉后去除铁钳,最好用一塑料棒经两嘴角穿过口腔压于舌上,拉出犬舌以防窒息,拉出的犬舌上应放一块沾有生理盐水的纱布,以免损伤犬舌。头部和四肢的固定与家兔相似。

(2) 给药方法

1) 灌胃、腹腔、皮下和肌内注射。基本上同家兔,用具和用量相应增大。

2) 静脉注射。多从后肢外侧小隐静脉或前肢皮下静脉注射。以手或橡皮管把静脉向心端扎紧,使血管充盈,剪毛,酒精消毒,针向近心端刺入静脉。回抽针栓,如见回血,表示针头在静脉内,即可推注药物(图 3-7 和图 3-8)。

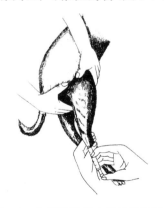
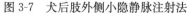

图 3-7　犬后肢外侧小隐静脉注射法　　　　图 3-8　犬前肢内侧皮下静脉注射法

7. 蛙和蟾蜍

(1) 捉拿和固定方法。常用左手食指和中指夹住左前肢,拇指及虎口固定右前肢,右手

将双下肢拉直,并固定于左手无名指及小指之间。

(2) 给药方法:淋巴囊注射。蛙和蟾蜍皮下有数个淋巴囊,注药易吸收,常用腹淋巴囊。注药时,将蛙四肢固定,使腹部向上,注射针头从蛙大腿上部刺入,经大腿肌层入腹壁肌层,再浅出至腹壁皮下,即是腹淋巴囊。如做胸部淋巴囊注射,可将针头刺入口腔,穿过下颌肌层而入胸部淋巴囊(图 3-9 和图 3-10)。

各种实验动物不同给药途径的常用容量和一次给药能耐受的最大容量不同,现列表3-1,以供参考。

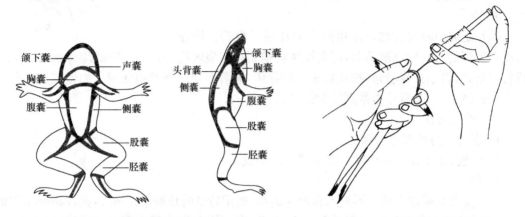

图 3-9　蛙的皮下淋巴囊　　　　　　　图 3-10　蛙胸淋巴囊注射法

表 3-1　各种实验动物给药的常用容量和最大耐受容量

给药途径	小鼠/(ml/10g)	大鼠/(ml/10g)	家兔/(ml/kg)	豚鼠/(ml/只)	犬/(ml/只)
灌胃	0.2~0.3(1)	1~2(5)	10(200)	4~5(6)	200(500)
皮下注射	0.1~0.2(1.5)	0.3~0.5(5)	0.5~1.0(10)	0.5~2(6)	3~10(100)
腹腔注射	0.1~0.2(1)	0.5~1.0(2)	2~3(5)	2~5(2)	5~15(一)
肌内注射	0.05~0.1(0.2)	0.1~0.2(0.5)	0.1~0.3(2)	0.2~0.5(0.5)	2~5(4)
静脉注射	0.1~0.2(0.8)	0.3~0.5(4)	2~3(10)	1~5(5)	5~15(100)

注:( )内数字为一次给药能耐受的最大容积 ml/只。

第二节　实验动物的麻醉与处死方法

一、实验动物的麻醉方法

实验室所采用的麻醉方法大部分是全身麻醉。这里重点介绍一下动物吸入麻醉和注射麻醉的方法及常用麻醉剂。

1. 吸入麻醉

常用的有乙醚、氟烷、甲氧氟烷、氯仿等。其方法是把动物放入密闭的容器中,再放入浸润麻醉剂的棉球或纱布,或不断地向容器中加入麻醉剂,动物因吸入麻醉剂蒸气而被麻醉。也可用圆锥形麻醉口罩套在动物口鼻部,从麻醉口罩的小孔滴入麻醉剂使其麻醉。

2. 注射麻醉

麻醉方法及麻醉剂见表3-2。

表 3-2 注射用麻醉剂对实验动物的常用量

药物浓度 /(g/100ml)	常用量/(mg/kg)						麻醉 时间/h
	小鼠	大鼠	豚鼠	家兔	猫	狗	
戊巴比妥钠 (1~4)	40~50 (ip)	40~50 (ip)	40~50 (ip)	25~40 (iv,ip)	30~40 (ip)	25~40 (iv,ip)	2~4
苯巴比妥钠 (10)	—	100~110 (sc)	—	100~150 (iv,ip)	100~160 (iv,ip)	90~120 (iv,ip)	8~12
硫喷妥钠 (2~4)	—	50~80 (iv,ip)	—	20~30 (iv)	30~50 (ip)	25~40 (iv,ip)	0.5
乌拉坦 (25)	1000~1500 (ip)	1000~1500 (ip)	1000~1300 (iv,ip)	900~1200 (iv,ip)	900~1200 (iv,ip)	900 (iv)	2~4
氯醛糖 (8)	—	50~80 (ip)	—	50~80 (ip,iv)	50~80 (ip,iv)	60 (iv)	5~6

注:戊巴比妥钠和氯醛糖溶液要新鲜配制,久置低温下易析出结晶,用时需稍加热。

二、实验动物的处死方法

1. 颈椎脱臼法

颈椎脱臼法适用于小鼠和大鼠等。左手拇指与食指用力向下按住鼠头,同时右手抓住鼠尾用力向后上牵拉,使其颈椎脱臼,立即死亡。

2. 空气栓塞法

空气栓塞法适用于家兔、猫和犬。用注射器向动物静脉内注入一定量的空气,使之发生栓塞而死。一般家兔和猫等静脉内注入 20~40ml 空气即可致死。犬由前肢或后肢皮下静脉注入 80~150ml 空气,可很快致死。

3. 击打法

击打法适用于小鼠、大鼠和家兔等。右手抓住鼠尾,提起,用力摔击其头部,鼠痉挛后立即死亡。用小木槌用力击打动物头部也可致死。

4. 放血法

放血法适用于多种动物。用剪刀剪断或用手术刀割断动物的颈动脉或股动脉,使血液短时间内大量流出致死。

5. 化学药物法

化学药物法适用于多种动物。吸入一氧化碳、乙醚、氯仿或注射士的宁、氰化钾等,均可使动物死亡。

6. 断头法

断头法适用于小鼠、大鼠、豚鼠、蛙等。用右手握住动物头部,左手握住背部,露出颈部,另一人用剪刀在动物颈部将头剪掉,使其死亡。

第三节 实验动物体液的采集方法

一、实验动物血液的采集方法

部分药物可影响血液和造血系统,通过检查血液某些指标的变化即可判断药物的药理作用,此为本学科重要实验内容之一。

1. 小鼠、大鼠

(1) 剪尾采血。用于需血量很少的情况。固定动物并露出鼠尾,将鼠尾置45℃温水中浸泡数分钟或用二甲苯棉球涂擦,使尾部血管扩张,剪去尾尖0.5～1.0cm,血即流出。小鼠每次可取0.1ml,大鼠可取0.3～0.5ml。

(2) 眼眶后静脉丛采血。用于需血量少的情况。用左手捉鼠,拇指及中指抓住头颈部皮肤,食指按在眼后,使眼球轻度突出。右手持内径0.7mm左右的硬质毛细玻璃管或配有磨钝的7号针头的1ml注射器,沿内眦眼眶后壁向喉头方向刺入,深度小鼠为2～3mm,大鼠为4～5mm,当感到有阻力时稍后退,血液即流入其中。小鼠每次可取0.2～0.3ml,大鼠可取0.5～1.0ml。

(3) 眼球摘除采血。用于一次性采血或需大量血的情况。左手固定鼠,压迫眼球使其突出,右手用镊子迅速摘除眼球,血液即快速流出。

(4) 股静脉或股动脉采血。用于需血量大时。麻醉鼠背位固定,切开左或右腹股沟的皮肤,做股静脉或股动脉分离手术。注射针头刺入血管抽血。采血毕,迅速拔出针头,用干棉球按压止血。另外,也可在颈静脉或颈动脉处穿刺取血。

(5) 断头采血。用于需血量大时。剪断鼠头,立即将鼠颈朝下,让血液滴入容器中。

2. 豚鼠

(1) 心脏采血。豚鼠背位固定,在心跳最明显处(一般在胸骨左缘第4～6肋间隙),剪毛,用碘酒和乙醇消毒,然后将配有7号针头的5ml注射器刺入心脏,即有血液流入注射器。此法可采血5ml。

(2) 耳缘切割采血。以二甲苯棉球涂擦局部,使血管充血。用刀片割破耳缘血管,让血自然流出。此法可采血0.3ml左右。

3. 家兔

(1) 耳缘静脉采血。家兔置固定箱内,拔去拟采血耳郭上的毛,再用电灯照射加热或用二甲苯棉球涂擦,使耳部血管扩张。用粗针头刺破耳缘静脉或以刀片在血管上切一小口,让血自然流出,滴入容器内。采血毕,用干棉球按压止血。

(2) 心脏采血。采血部位在左胸第2～4肋间隙,方法同豚鼠相似。

(3) 股动脉采血。兔背位固定,左手拉直兔采血侧后肢,摸准血管搏动明显处,右手持注射器,将针头刺入股动脉,即有鲜红色血液流入注射器。采血毕,迅速拔出针头,用干棉球按压止血2～3min。

(4) 颈动脉采血。家兔麻醉,背位固定,切口并剥离一侧颈动脉,结扎远心端,穿刺近心端取血(也可插入塑料插管放血)。

4. 犬

(1) 后肢外侧小隐静脉采血。该血管位于后肢胫部下1/3处的外侧,由外踝前侧走向外上侧。局部剪毛,用碘酒和酒精棉球消毒,助手按压静脉上端使之充血,采血者持配有7号或8号针头的注射器,穿刺血管,即有血液流入注射器。采血毕,拔出针头,用干棉球按压止血。

(2) 前肢背侧皮下头静脉采血。该血管位于前脚爪上方背侧的正前方,采血方法与后肢外侧小隐静脉采血法相似。

(3) 耳缘静脉采血。用于血常规检验或需血量小的情况。采血方法与家兔相似。

（4）股动脉采血。需要采动脉血时的常用方法，与家兔的方法相似。

二、实验动物其他体液的采集方法

1. 消化液的采集

（1）唾液、胃液的采集。通过食物的颜色、气味等刺激动物的视觉、嗅觉而致动物唾液及胃液分泌增加，再通过引入导管或插胃管采集。

（2）胆汁、胰液的采集。经手术分离出胆囊或胆总管，用注射器抽取胆汁；分离出胰管，插入准备好的胰液收集管收集胰液。

2. 动物尿液采集

动物尿液常用代谢笼采集，也可用导尿管或膀胱穿刺采集。

3. 胸、腹水的采集

用穿刺套管针垂直肋间肌慢慢刺入，阻力消失有针落空感时，表明刺入胸膜腔，即可抽取胸水。用注射器或穿刺套管针垂直腹壁刺入，针尖有落空感后，即可抽取腹水。

4. 动物骨髓采集

大动物骨髓的采集通常用活体穿刺法，多为胸骨、肋骨、股骨等骨的骨髓。小动物因骨髓小，不易穿刺采集，多用处死后采集的办法，一般采集胸骨和股骨骨髓。

5. 动物精液采集

动物精液的采集常用假阴道诱精法，适用于中型以上动物。小动物则常在雌雄交配后 24h 内，在雌性动物生殖道内可收集到透明的阴道栓，可通过阴道栓涂片染色观察凝固的精液。

第四节　动物实验常用的生理溶液

生理溶液的选择与配制是影响药理与中药药理实验成败的最重要因素之一。实验中常需要生理溶液维持其生理环境，如电解质、营养物质和氧气。同时还为生物标本提供必需的渗透压和维持 pH 恒定的缓冲系统。若生理溶液的选择或配制不当，将影响标本的存活或反应性。常用生理溶液的选择和配制见表 3-3。

表 3-3　常用生理溶液的组成和配制

成分及储备液浓度	生理盐水 normal saline	任氏液 Ringer	任-洛液 Ringer-Locke	台氏液 Tyrode	克氏液 Kreb	戴雅隆液 De Jalon
NaCl	9g 153.99mmol	6.5g 111.21mmol	9g 153.99mmol	8g 136.88mmol	6.9g 118.06mmol	9g 153.99mmol
KCl (10%)		0.14g 1.88mmol 1.4ml	0.42g 5.63mmol 4.2ml	0.2g 2.68mmol 2.0ml	0.35g 4.69mmol 3.0ml	0.42g 5.63mmol 4.2ml
$MgSO_4 \cdot 7H_2O$ (10%)				0.26g 0.96mmol 2.6ml	0.29g 1.07mmol 2.9ml	
$NaH_2PO_4 \cdot 2H_2O$ (5%)		0.0065g 0.042mmol 0.13ml		0.065g 0.42mmol 1.3ml		

续表

成分及储备液浓度	生理盐水 normal saline	任氏液 Ringer	任-洛液 Ringer-Locke	台氏液 Tyrode	克氏液 Kreb	戴雅隆液 De Jalon
KH_2PO_4 (10%)					0.16g 1.18mmol 1.6ml	
$NaHCO_3$		0.2g 2.38mmol	0.5g 5.95mmol	1g 11.9mmol	2.1g 24.99mmol	0.5g 5.95mmol
$CaCl_2$ (9.4%)		0.12g 2.16mmol 1.08ml	0.24g 4.32mmol 2.16ml	0.20g 3.60mmol 1.8ml	0.28g 5.06mmol 2.52ml	0.06g 1.08mmol 0.54ml
			蒸馏水加至 1000ml			
葡萄糖		2g 11.1mmol	1g 5.5mmol	1g 5.5mmol	2g 11.1mmol	0.5g 2.77mmol
通气		空气	O_2	O_2或空气	$O_2+5\%CO_2$	$O_2+5\%CO_2$
用途	哺乳类小量静脉注射	用于蛙类器官组织	用于哺乳类心脏等	用于哺乳类肠肌	哺乳类及鸟类各种组织	大鼠子宫

注:1. 配制 $CaCl_2$溶液时,必须先将 $CaCl_2$单独溶解后,才能与其他成分配成的溶液相混合,否则会产生沉淀。

2. 葡萄糖于临用前加入,以免细菌生长。

3. 每种生理溶液下均列出每种成分在 1000ml 中所含的质量(g)、毫摩(mmol)及相当于储备液的毫升数。

第四章　药理实验基本技能

第一节　概　　述

药理学是一门实验性科学,药理实验理论与方法的建立和发展对于现代药理学的发展以及药理学理论体系的建立起着关键作用。因此,药理实验知识是药理学学科的重要组成部分,药理实验是学习和掌握药理学理论知识的重要手段。通过药理相关实验的观察与分析,来研究和探讨药物的作用、作用机制等,不仅可以验证药理学理论部分内容,加深对理论知识的理解,并且可以学习、掌握各种类型的药理学实验基本方法,了解相关的实验设计、实验仪器的使用,培养基本操作技能及动手能力,培养科学、严谨的工作态度,锻炼分析、解决问题的能力。所以,药理实验课程既是一个知识的学习过程,同时也是实践能力的训练和培养过程。

目前,随着药理学、细胞生物学、分子生物学、免疫学等学科的迅速发展和学科间越来越多的交叉渗透,新的实验方法和技术不断涌现,药理学研究已经从整体-器官-细胞进入分子水平,其技术和方法,与时俱进,迅猛发展。其中,分子药理学已经成为药理学的前沿,不仅大大提高了药理学的基础研究水平,而且促进了基础医学和药学理论的发展。近些年来,发展迅速的基因组学、蛋白组学、代谢组学、系统生物学等现代生物医学理论与技术也已越来越多地被运用到药理学的实验研究中。

尽管药理学具体实验内容复杂,并要求不断学习和掌握发展中的不同学科知识与技术。但是,作为科学实践的活动之一,在药理实验中,科学性、准确性和可行性始终是必须遵循的基本准则。只有掌握和遵循这些准则,才能获得准确可靠的实验数据资料,科学地了解药物的作用及其机制等药物信息。另外,即使药理实验理论与方法发展迅猛,但药理实验的基本理论与基本操作技术仍然是从事不同药理实验、掌握和运用好不同实验技术的基础。据国际科学杂志论文的统计,60%以上的药理学研究论文是采用在体实验动物进行的。因此,在进行药理实验前,首先必须学习其相关的基本理论知识,掌握基本的实验操作技能。

第二节　药理实验设计要求

实验设计是科学研究计划中关于研究方法与步骤的一项内容,是实验研究所涉及的各项基本问题的合理安排,因此,也是药理实验必不可少的重要环节。严密合理的实验设计是顺利进行药理实验的保证,同时也能最大限度地减少实验资源的浪费、减少实验误差以获得精确可靠的实验资料和结论,甚至可以使实验工作事半功倍。

实验设计的基本内容包括:明确实验的目的和意义、确定实验方法和观察指标、资料的整理和数据的处理。其中,实验方法和观察指标应包括实验对象、处理因素。实验对象主要有实验动物、离体器官或组织、体外培养细胞等。例如,在动物选择时,品种品系、性别、年龄、数量等都是需要考虑的因素。处理因素方面，除了考虑施加的实验因素，如采用何种途径给药、给药剂量等外，还需要考虑对实验环境、微生物、动物营养等实验条件如何进行质量控制。资料整理和数据的处理是指实验过程的记录、实验数据的采集、实验结果的计算、对实验结果的科学分析以获得可靠的实验结论。

在实验设计中统计学处理应贯穿整个实验的始终，应遵循"重复、随机、对照"的基本原则。

（1）重复。在同样条件下能够重复出相同的结果，这样的实验才是可靠的，即实验结果要有重现性；另外，实验例数或实验次数一定要有足够的重复数，以消除偶然因素所造成的误差，了解实验的变异情况。为达到这一原则，药理实验中应尽可能减少各种干扰因素，动物、仪器设备及药物等相关因素尽量控制一致。另外，要有适当的样本量，若样本量过少，可能把个别现象误认为普遍现象，把偶然或巧合事件当成必然规律，其结论可靠性差。但样本过多，不仅增加工作难度，而且造成不必要的人力、财力和物力的浪费。因此，如何用最少的动物或实验次数得到可以信赖的实验资料，是药理学实验设计首先需要考虑的问题。

药理实验中，通常根据预实验结果，结合文献资料估算样本数。一般而言，其样本数主要由以下四个因素决定：一是药物作用的强度，作用强的药物所需样本数较少，反之则需样本数较多；二是生物样本的变异性，通常用变异系数表示，变异系数＝标准差/均值×100%，大多数生物样本的变异系数在5%～15%。变异系数越小，达到统计学差异所需的样本数越少，大则样本数需要增加；三是要求达到的差异显著性水平，药理实验中一般 $p \leqslant 0.05$ 即认为差异显著，显著性水平要求越高，需要样本数越多；四是实验者所要求的成功把握程度，把握度要求越高，所需要的样本数越多。

药理实验中，计量资料的样本数每组通常不少于5例，以10～20例为好。计数资料的样本数要求每组不少于30例。进行组间比较时，动物实验每组所需的样本数参见表4-1。

表 4-1　动物实验每组所需样本数

动　物	计量资料	计数资料
小（小白鼠、大白鼠、蛙）	≥10	≥30
中（兔、豚鼠）	≥6	≥20
大（犬、猫）	≥5	≥10

（2）随机。随机的目的是将样本的生物差异平均分配到各组。实验中凡可能影响结果的一切非研究因素都应随机化处理，使各组样本的条件尽量一致，消除或减小组间人为误差，从而使处理因素产生的效应更加客观，实验结果更为可靠。简单来说，就是要求对照组与给药组除给药与否之外，其他一切条件都完全相同。实际上不可能做到绝对的相同，总有一定的差异存在。即使是种系、窝别、年龄、性别、生活条件完全一致的动物，对药物的反应也不可能绝对一致。减少这种差异的办法除精选实验动物（或实验样本）外，还要遵循严格的随机原则。随机化的方法有抽签法、随机数字表法、随机化分组表法等，常用方法有下列两种。

1）简化分层随机法。常用于单因素小样本的药理实验。即将同一性别的动物按体重大小顺序排列，分组时由体重小的到大的按次序随机分到各组。在一个实验中体重不宜相差过大。一种性别的动物分配完后，再分配另一性别的动物。各组雌雄性别数目应相等。

2）完全随机法。主要用于单因素大样本的实验。先将样本编号后，应用随机数字表，任取一段数字，依次分配各样本。然后按这些新号码的奇偶（两组）或除以组数后的系数（两组以上）作为分配归入的组次。最后仍同前再随机调整，使各组样本数达到均衡。

需要注意的是，随机不等于随便。如在抓取实验动物时身体健壮、行动敏捷的动物奔跑速度快,不易被抓到;身体较弱、行动迟缓的动物容易被抓到。如果通过随意抓取动物来进行分组,所得到的实验结果很可能受到动物体格差异的影响。

(3) 对照。实验中影响实验结果的因素很多,其中有些因素可控制,但有的如个体差异的影响就无法控制。采用对照组可消除各种无关因素的影响,对照组与实验组之间除了给予或不给予受试药物的区别外,其他条件如实验动物、实验方法、实验仪器、实验环境及时间尽可能一致,以确保实验结果的准确性。

药理实验中,根据实验研究内容的不同,可采用不同的对照形式。

1) 组间对照

A. 阴性对照

a. 空白对照。指用不给予任何处理的正常动物作对照,往往用于确定所观察对象生物学特征指标的本底值,进行质量控制。

b. 假处理对照。有时又称为假手术组或模型对照组,不给处理因素(如给药),但给以必需的实验因素(如溶媒、麻醉、手术等),以排除此实验因素的影响。

B. 阳性对照。应用具有肯定药理作用的典型药物,一方面检测实验系统的有效性,同时与受试药物进行比较,以评定受试药物的作用。

对照组样本的数量,一般要求与实验组相等。

2) 自身对照。将受试药物与对照药物在同一个体或标本上进行比较。在实验中常用的给药前后比较,仅限于条件严格控制的体外实验。在整体实验中,由于条件复杂,一般不宜用这种方法。

3) 配对对照。同自身对照相似,但不是在同一个个体上,而是在条件非常接近的另一个个体上进行比较。进行配对对照实验时,应选择性质最接近,即差异最小的两个动物配成一对,一个给予受试药,另一个给予对照药。配对对照比较节省动物,效率比较高,但是如果没有充分的依据进行配对对照时,应采用组间对照。

第三节　常见疾病动物模型

人类疾病的动物模型是指在生物医学研究中建立的模拟人类疾病表现的实验动物。因人类疾病表现复杂,以人体本身作为实验对象来深入探讨疾病发生机制,一方面存在时间和空间上的局限性;另一方面存在伦理道德和方法学上的限制。因此,药理学实验研究中,通过成功建立一系列人类疾病的实验动物模型,不仅能观察药物的作用,探讨药物作用机制,而且能有效地认识人类疾病的发生发展规律,研究防治措施。疾病动物模型已经成为药理学实验中不可缺少的工具。

人类疾病动物模型发展至今已具有较为完善的理论与方法。按照产生的原因可分为诱发性疾病动物模型、自发性疾病动物模型、基因改造型疾病动物模型。

一、诱发性疾病动物模型

诱发性疾病动物模型是指应用物理、化学、生物等致病手段,人为地改变实验动物的功能、代谢、形态结构等,造成动物组织、器官或全身形成类似人类疾病的变化。如结扎犬的冠状动脉分支复制心肌梗死模型、注射垂体后叶素造成急性心肌缺血模型、应用化学致癌剂亚硝胺类诱发动物肿瘤、用放射线照射诱发白血病、应用乙肝病毒制备乙型肝炎模型等。

　　诱发性疾病动物模型制作方法简便,实验条件易于控制,在短时间内可复制大量的疾病模型动物样品。缺点是诱发的动物模型与自然产生的疾病模型、人类疾病本身之间仍存在某些差异,一些人类疾病目前还不能用人工方法复制。

二、自发性疾病动物模型

　　自发性疾病动物模型是指在自然条件下产生的、或是由基因突变的动物经定向培育而获得的稳定遗传的实验动物。如糖尿病大鼠、自发性高血压大鼠、裸鼠等。这类动物疾病的发生更接近于人类,减少了诱发性模型所不能克服的人为因素干扰,更接近于自然的人类疾病,应用价值高。缺点是目前所发现的种类有限,很多疾病还没有合适的自发性疾病动物模型,且饲养疾病动物模型的条件要求高,需要较长的时间。

　　如 CBA/N 小鼠的 B 淋巴细胞缺陷疾病模型,常表现为免疫球蛋白缺失,细胞免疫正常。裸小鼠、裸大鼠、裸豚鼠和遗传性无脾小鼠的 T 淋巴细胞缺陷动物疾病模型,胸腺分泌淋巴细胞缺陷导致细胞免疫功能丧失,表现为毛发缺乏和胸腺发育不全。SCID(severe combindimmuno deficiency)小鼠的 T、B 淋巴细胞联合免疫缺陷动物疾病模型,表现为低 γ 球蛋白血症、低淋巴细胞血症等。

三、基因改造型疾病动物模型

　　基因改造型疾病动物模型是指利用转基因、基因敲除等技术,把人类疾病基因外源性基因转移到动物身上,或者造成动物某种基因缺失,以获得相应疾病的动物模型。采用基因技术复制人类疾病的动物模型具有远大的前景和应用价值。缺点是目前相关技术还有待于进一步完善,模型动物饲养条件要求高,价格昂贵。

四、常见疾病动物模型简介

　　1. 心血管系统常见疾病动物模型

　　(1) 高脂血症动物模型

　　1) 造模方法。一般采用高脂饲料喂饲方法。实验动物可用家兔、大鼠、小鼠、鸽、鹌鹑、小型猪等。SD 大鼠或 Wistar 大鼠,可用配方一:1%~4%胆固醇、10%猪油、0.2%甲基硫氧嘧啶或丙基硫氧嘧啶,86%~89%基础饲料,喂饲 7~10 天,即可形成明显高脂血症;配方二:10%蛋黄粉、5%猪油、0.5%胆盐、85%基础饲料,喂饲 7 天,即可形成明显高脂血症。雄性小鼠可喂饲含 1%胆固醇及 10%高脂饲料,7 天血清胆固醇可见明显升高。兔用含 15%蛋黄粉、0.5%胆固醇、5%猪油、79.5%基础饲料的配方,喂饲 6 周即可成模。鹌鹑,可用配方一:15%猪油掺入基础饲料中喂养,同时每天灌胃 10%胆固醇猪油混合液,30 天成高脂模型;配方二:用面精、麸皮、15%猪油,6%花生油、1%胆固醇配成高脂饮食,喂饲 7 周,即成模。

　　2) 方法评价。高脂饲料喂饲动物形成实验性高脂血症模型,方法简单。但因动物自由择食,易进食不均,所形成的高脂血症存在组内离散度较大的缺点。建议采取高脂乳剂配方定量灌胃给药,可避免因进食不均所造成的误差。

　　单纯在饲料中加入胆固醇,不易引起血清胆固醇升高,必须同时加入胆酸以增加胆固醇的吸收,如再加入甲基硫氧嘧啶、丙基硫氧嘧啶等抗甲状腺药,可使血清胆固醇进一步升高。

（2）动脉粥样硬化动物模型

1）造模方法。常用方法有喂饲高脂饲料和动脉内皮损伤两类。实验动物可用家兔、大鼠、鹌鹑、小型猪等。

高脂饲料喂养法：家兔或日本大耳白兔，5%～10%蛋黄粉、0.5%～3%胆固醇、4%～8%猪油加入基础饲料中制成高脂饲料，喂养 2～4 周即可成模。90g 左右雄性鹌鹑，可用配方一：1.5%胆固醇、16%猪油、4%花生油加入基础饲料中，连续喂养 6～8 周；配方二：1.5%胆固醇、20%猪油加入基础饲料中，连续喂养 6～8 周；配方三：1.5%胆固醇、2.5%猪油、20%蛋黄粉、2.5%花生油加入基础饲料中，连续喂养 6～8 周；配方四：1.3%胆固醇、2.6%猪油、10%蛋黄粉加入基础饲料中，连续喂养 6～8 周。小型猪，可用 4%胆固醇、8%猪油、10%蛋黄粉、8%花生油、1.2%氯化钠加入饲料中，连续喂养半年。

动脉内皮损伤法：分为化学性损伤法、免疫性损伤法和机械性损伤法。

A. 同型半胱氨酸致家兔动脉粥样硬化模型：家兔喂饲含 20%胆固醇饲料，将同型半胱氨酸硫代钠内脂用 5%葡萄糖溶液配成 10mg/ml，每日给家兔皮下注射 20～25mg/kg，连续20～25 天，即可成模。

B. 维生素 D 致大鼠动脉粥样硬化模型：SD 大鼠，200～240g，先按 70 万 U/kg 的总剂量，将维生素 D 分三日灌胃给予。然后用含 1%胆固醇、5%猪油、0.35%胆酸、0.61%丙基硫氧嘧啶的高脂饲料喂养 21 天，即可成模。

C. 牛血清致兔动脉粥样硬化模型：家兔一次性静脉注射牛血清白蛋白 250mg/kg，同时每天灌胃给予胆固醇 1g/只，连续 60 天，即可成模。或家兔静脉注射牛血清白蛋白 250mg/kg 四次，每次间隔 17 天，同时喂饲高脂饲料，即可成模。

D. 机械损伤法致家兔动脉粥样硬化模型：雄性成年家兔，喂以高脂饲料，即每日给予胆固醇 0.5g/kg 和猪油 0.5ml/kg，连续 2 周后，在全身麻醉和无菌条件下，用 4F-Forgarty 导管进行腹主动脉内皮剥脱约 10cm，术后继续喂以高脂饲料 6 周，即可成模。

2）方法评价

A. 一般采用家兔、鹌鹑等动脉粥样硬化动物模型。家兔经济易得，饲养管理便利，模型复制时间较短。缺点是由于兔与人胆固醇代谢不完全一致，其病变主要发生在胸主动脉以及冠状动脉的小动脉，而人主要发生在冠状动脉大分支。如在饲料中添加胆酸、甲基硫氧嘧啶、烟碱等，可促进大鼠、犬在动脉形成粥样硬化斑块。鹌鹑个体小，实验消耗药品量少，饲养、管理、给药方便，但其动脉病变仅与人类早期脂肪斑块相似，病变主要在动脉分叉处，局限在内膜。小型猪所诱发形成的动脉粥样硬化，与人类的解剖部位、病理特点相似，有时还伴有心肌梗死，是研究动脉粥样硬化的良好模型。

B. 高脂饲料喂养法造模所需周期长，效果不稳定，特别是对饲料不敏感的动物很难形成动脉粥样斑块，且病变与人差异大。若结合内皮损伤法则可缩短造模时间，提高成功率。

（3）高血压动物模型

1）造模方法。常用的高血压模型有遗传性高血压、肾性高血压、神经性高血压、内分泌性高血压等多种动物模型。其中，以遗传性高血压模型和肾性高血压模型比较常用。

A. 大鼠肾性高血压模型。大鼠，雌雄不拘，麻醉后仰位固定，腹部切口，于左肾近肾门处分离左肾动脉，于动脉下穿一横线，依动脉粗细，选用不同号码细线（或针灸针），按血管走向置于动脉上，横线结扎后，抽去细线（或针灸针），关腹。如采用一肾一夹模型，可于 12 天后摘除另一侧肾；采用二肾一夹模型，可于1周后同样方法结扎另一侧肾动脉。造模后，选用血压较手术前高4kPa(30mmHg)以上，收缩压超过17kPa(130mmHg)大鼠进行实验。

B. 自发性高血压大鼠(SHR)。系Wistar大鼠经连续定向近交培育而来。出生后血压逐步升高，一般高血压发生于出生后5～10周，确立期在3～4个月。摄入过多盐、应激等环境因素能促进和加重发病。近年来自发性高血压大鼠已发展出易卒中SHR、心肌缺血性大鼠、易动脉脂肪沉积大鼠等不同亚型或品系。

2) 方法评价

A. 自发性高血压大鼠因与人类高血压病十分相似，是研究高血压发病机制和筛选降压药较为理想的模型。

B. 肾性高血压模型动物也是常用的高血压模型，制备中需要注意肾动脉的狭窄程度，过窄，可引起动物死亡或不能形成高血压，狭窄不够，不能升高血压。该方法造模一般用成年动物。该模型还可采用肾包扎法造模。犬、兔、大鼠均可用于制作肾性高血压模型。

(4) 心肌缺血与心肌梗死模型

1) 造模方法

A. 垂体后叶素致大鼠急性心肌缺血模型。成年大鼠，清醒或麻醉后固定，记录 II 导联心电图。一般于灌胃给药1h后，或腹腔注射给药30min后，静脉注射垂体后叶素0.5U/kg或1U/kg，容量为1ml/kg或1.5 ml/kg，于10s或15s内注射完毕，然后描记15s、30s、1min、2min、3min、4min、5min、10min、15min、20min的心电图。测量比较给药前后、固定时间J点上升或ST段抬高、T波高耸的差别。

B. 异丙肾上腺素致急性大鼠心肌缺血模型：成年大鼠，用胸导联或II导联记录心电图。给受试药后，皮下注射或腹腔注射异丙肾上腺素5～30mg/kg，记录30s、1min、2min、3min、4min、5min、10min、15min、20min、30min、45min的心电图。以ST段偏移总毫伏数、出现ST段异常偏移数等作为心肌缺血程度指标。

C. 异丙肾上腺素致亚急性大鼠心肌缺血模型：成年大鼠，用胸导联或II导联记录心电图。给受试药后，皮下注射或腹腔注射异丙肾上腺素5～30mg/kg，24h后再次注射，或连续2～3天注射。除可出现ST段、T波异常外，还可出现Q波，组织切片可见心肌坏死及血清酶学变化。

D. 大鼠冠脉结扎法心肌梗死模型：雄性大鼠，250～300g。麻醉后仰位固定，采用人工呼吸机进行人工呼吸。胸部备皮消毒后，沿左锁骨正中线纵行切开皮肤，在第四或第五肋间纯性分离肌层，开胸，暴露心脏。于左冠状动脉起点2～3mm处用线结扎，放回心脏，迅速缝合胸壁，并停止人工呼吸。如进行急性实验，即可进行给药观察；如进行亚急性实验，应每天注射青霉素抗感染。

E. 离体大鼠心肌缺血/再灌注损伤模型：250～300g大鼠，腹腔注射肝素5mg，15min后处死，迅速开胸，暴露心脏，剪开心包后轻轻提起心脏，将主动脉及其他血管剪断，将心脏立即置于冷Krebs-Hensleit液中，轻轻挤压心脏数次，排出心内余血。迅速将主动脉插管插入主动脉，结扎固定。立即用恒温、通入95%的O_2和5%CO_2的Krebs-Hensleit液灌流。在心脏下用漏斗或量筒收集流出液体，记录流出的冠脉流量。同时用蛙心夹夹住心尖，连接于张力换能器，记录心脏搏动幅度及频率。心脏自然灌流15min后，关闭主动脉插管，使心脏停止灌流而缺血，30～60min后，恢复自然灌流。也可以采用低流量灌流法造成心肌缺血损伤后,再复灌。

2) 方法评价

A. 采用药物注射法制备动物急性心肌缺血模型简便易行,除大鼠外,也可应用犬进行实验。实验前应将心电图异常的动物剔除,实验过程注意模型药物给予的剂量和观察时间。其中,异丙肾上腺素造成的亚急性实验心电图变化与临床心肌梗死心电图变化相似。

B. 冠脉结扎法还可用家兔、犬、小型猪造模。为减少结扎引起的致死性心律失常,可采用先狭窄后扎死的两步结扎法,或者先结扎分支,再结扎主支的分步结扎法。

(5) 心律失常动物模型

1) 乌头碱致大鼠心律失常模型。体重 200g 左右大鼠,雌雄兼用。麻醉后仰位固定,做颈外静脉或股静脉插管,连接心电图机记录 II 导联心电图,用微量输液泵将乌头碱溶液以每分钟 1μg/0.1ml 从静脉恒速注入。一般 4～5min 内即可出现心律失常。乌头碱也可造成小鼠、兔、犬心律失常。

2) 氯化钙致大鼠心律失常模型。体重 200～250g 大鼠,雌雄兼用。麻醉后仰位固定,用 10% 氯化钙 130mg/kg 快速静脉注射,5s 内注射完毕。观察 30min 内大鼠死亡数及心电图变化。本法也可用于小鼠,剂量为 10% 氯化钙 120mg/kg。

3) 氯仿诱发小鼠心律失常模型。25～35g 小鼠,雌雄兼用。预试中给小鼠吸入氯仿至呼吸停止且室颤阳性率达 80% 以上者为合格。动物分组后,逐一放入含有 3～4ml 氯仿棉球的倒置 500ml 烧杯内,至呼吸停止,立即取出并剖开胸腔,观察室颤发生率,或记录心电图,计数室颤率。

此外,可用于诱发心律失常的药物还有氯化钡、哇巴因等,还可采用电刺激心房、下丘脑等神经核团诱发心律失常。

(6) 中风动物模型

1) 造模方法

A. 大鼠中动脉阻断法局灶性脑缺血模型。300g 左右大鼠,麻醉后,右侧卧位,在右眼与右耳连线中点切口,分离暴露大脑中动脉(MCA),采用电烧灼或线结扎中动脉后缝合。于术后 24h 进行行为学评分,动物处死后,可进行组织形态学和生物化学检查。

B. 大鼠胶原酶致脑出血模型。250～300g 大鼠,麻醉后卧位固定于脑立体定位仪,同时做股动脉插管。常规消毒后开颅,暴露前囟和冠状缝,按脑立体定位图谱向一侧内囊内缓慢注入 0.5μl VII 型胶原酶生理盐水液,停留 10～15s 后退出注射针,缝合头皮。造模后 8h、24h、48h、72h 分别观察神经行为学、组织形态学和生物化学等变化。

C. 小鼠急性脑缺血模型。20g 左右小鼠,预先给予受试药物,末次给药后一定时间,仰位固定,行颈部手术,分离左右两侧颈总动脉及迷走神经,一起结扎。记录小鼠呼吸维持时间。

2) 方法评价

A. 小鼠急性脑缺血模型制作简单,但可测指标少,特异性不强。

B. 急性脑出血模型还可采用家兔尾状核内注射自身血的方法。

2. 消化系统常见疾病动物模型

(1) 急性胃溃疡动物模型

1) 应激型胃溃疡模型。成年大鼠,禁食 24h 后,四肢固定于木板上,浸入水中至剑突水平,24h 后取出处死,开腹,结扎幽门,胃内注入 1‰福尔马林溶液,结扎贲门,摘取全胃固定于福尔马林溶液 30min 后,沿胃大弯剖开检查。

2) 药物诱发法胃溃疡模型。可采用阿司匹林、吲哚美辛、组胺、利血平、乙醇等药物,造成动物胃黏膜损伤而致急性胃溃疡。该法可用于制备大、小鼠胃溃疡模型。

(2) 慢性胃溃疡动物模型。大鼠慢性胃溃疡模型:成年大鼠,禁食 24h 后麻醉,开腹,在胃体与幽门交界处,浆膜下注射 20％乙酸 0.05ml,关腹,即可形成溃疡。也可应用半胱氨酸、胆汁或牛磺胆酸连续喂饲诱发慢性溃疡。

(3) 急慢性肝损伤动物模型

1) 造模方法

A. 四氯化碳(CCl_4)致小鼠急性肝损伤模型。体重 25～30g 小鼠,雌雄兼用。给予受试药物后,于动物皮下注射 0.5％ CCl_4 橄榄油 10ml/kg,24h 后处死动物,取血,进行 ALT、AST 测定。也可用 0.1％ CCl_4 橄榄油 10ml/kg 腹腔注射,0.2％ CCl_4 橄榄油 10ml/kg 每隔 3 天灌胃,共 3 次。

B. 四氯化碳(CCl_4)致大鼠慢性肝损伤模型。体重 130～140g 雄性大鼠,每周皮下注射 CCl_4 0.2ml/kg1 次。CCl_4 用橄榄油稀释,分别配成浓度 5％、10％、20％、30％,每 2～3 周递增 1 个浓度,连续 3 个月。末次注射 CCl_4 48h 后,处死大鼠,取血分离血清,进行 ALT、AST 等肝脏血液生化测定,同时取肝脏,进行肝脏指数测定,并做组织病理学检查。

2) 方法评价

A. 除用四氯化碳外,硫代乙酰胺、D-氨基半乳糖也是常用的肝损伤诱发药物,动物可用大鼠、小鼠。

B. 实验中应注意 CCl_4 的剂量,过大易造成动物死亡。在慢性模型中,考虑动物的死亡,应适当增加动物数量。

(4) 肝硬化动物模型。D-氨基半乳糖诱发的大鼠肝硬化模型。体重 150～200g Wistar 大鼠,将 D-氨基半乳糖配制成 10％的生理盐水溶液,用 1mol/L NaOH 将 pH 调节至 7.0,以 250mg/kg 剂量腹腔注射,每天一次,每周 6 天,约半年左右即可形成肝硬化。

(5) 动物大肠癌模型。二甲肼诱发小鼠大肠癌模型。体重 18～20g 的雌性小鼠,饲以常规饲料,任意饮水。二甲肼(symmetrical 1,1-dimethylhydrazine,DMH),每次临注射前以无菌生理盐水配成 0.4％溶液,并用 $NaHCO_3$ 将其 pH 调至 6.5～7.0。每周给小鼠颈部皮下注射 DMH 20mg/kg(即 0.4％DMH 溶液 0.05ml/10g)一次,连续 20(或 16)次。于注射日起 6(或 5)个月末处死动物,检查大肠的肿瘤。

3. 呼吸系统常见疾病动物模型

(1) 化学刺激咳嗽模型。成年小鼠,雌雄兼用。末次给予受试药物 1h 后,将小鼠放入倒置钟形玻璃罩内,用超声喷雾器喷入定量 25％氨水引咳,观察 2min 内小鼠咳嗽次数。二氧化硫、枸橼酸都可用于引咳,动物还可使用豚鼠。

(2) 慢性支气管炎动物模型。二氧化硫致小鼠慢性支气管炎模型:断乳小鼠,雌雄兼用。预先准备 1％～2％SO_2 的实验箱,每日将动物置于实验箱中 1～2 次,每次 0.5～1.0h,连续 30～60 天,即可制成慢性支气管炎症模型。

应用氯气、氨气、烟雾等刺激性气体刺激兔、大鼠、小鼠等动物,均可形成慢性支气管炎模型。也可在应用刺激性气体的同时加用细菌,复合因素刺激造模。

（3）过敏性哮喘动物模型。药物诱发的豚鼠哮喘模型：体重 140～190g 豚鼠，雌雄兼用。放入密闭玻璃钟罩内，用超声雾化器喷射 0.2%（2mg/ml）磷酸组胺（或者 2%Ach 加 0.4%组胺，或 2%Ach 加 0.1%组胺的等量混合液）15～20s，停止喷雾后，观察从喷雾开始到动物出现抽搐、跌倒的时间，作为引喘潜伏期。引喘潜伏期大于 120s 者视为不敏感而剔除。筛选合格动物给予受试药物，给药后一定时间重复上述实验，观察引喘潜伏期及 6min 内动物发生抽搐跌倒的数量，进行药物平喘作用评定。

4. **糖尿病动物模型**

常用链脲佐菌素、四氧嘧啶注射引起胰腺损伤，而形成糖尿病模型。犬、大鼠、小鼠均可用于造模。

（1）四氧嘧啶致小鼠糖尿病模型。雄性小鼠，23～25g。尾静脉注射四氧嘧啶 95mg/kg，72h 后预测血糖。选用血糖 11.1mmol/L 以上动物，进行药物作用观察。注意，动物注射四氧嘧啶数小时内易发生低血糖反应而死亡，必要时给予葡萄糖防止。禁食可提高动物对四氧嘧啶的敏感性。四氧嘧啶溶液不稳定，对光敏感，应临用前现配或保存于棕色瓶中。

（2）链脲佐菌素致大鼠糖尿病模型。雄性大鼠，200g 左右。将链脲佐菌素（STZ）溶于 0.1mol/L 柠檬酸缓冲液（pH=4.5）中，经静脉或腹腔注射 60～80g/kg，72h 后，取血糖高于 11.1mmol/L 以上动物，进行药物作用观察。

（3）2 型糖尿病大鼠模型。250g 左右雄性或雌性大鼠，经静脉注射 STZ 溶液 40～50g/kg，2～3 周后测定葡萄糖耐量，选糖耐量异常者，喂以高脂饲料，连续 10～18 周。即可形成高血脂、高胰岛素和胰岛素抵抗的类似 2 型糖尿病模型。

5. **泌尿系统常见疾病动物模型**

（1）甘油致大鼠急性肾功能衰竭模型。体重 150～250g 雄性大鼠，实验前观察并记录动物体重、正常饮水量和尿量。大鼠禁水 24h，选体重减轻并有脱水的大鼠，按 10ml/kg 分别于两侧后肢肌内注射 50%甘油造模，造模后大鼠自由饮水和进食。一般于注射 2h 后出现血红蛋白尿，48h 形成稳定的模型。2～5d 内即可进行药物作用观察。通过观察尿量、肾功能生化指标、病理组织学改变来评判模型是否成功和药物的作用。

（2）腺嘌呤致大鼠慢性肾衰竭模型。180～220g 雄性大鼠，用含 0.75%腺嘌呤的饲料喂饲（药量约为 350mg/kg）。一般 2 周后有动物外观体征、肾功能、肾组织病理学的改变，即可进行药物作用观察。

（3）大鼠 Heymann 肾小球肾炎模型。体重 150～200g 大鼠，雌雄兼用。处死后取肾脏，用生理盐水反复灌洗，取肾皮质制备匀浆后与弗氏完全佐剂混匀作为免疫原，进行同一种大鼠腹腔注射，每 2 周 1 次，给予 3～6 次，至出现蛋白尿，即表明模型形成。

6. **肿瘤动物模型**

（1）化学物诱发法

1）煤焦油致小鼠皮肤癌。2～3 月龄小鼠，雌性。将动物双肩胛间皮肤去毛，用溶于苯的煤焦油涂布于皮肤上，面积 1.5cm×1.5cm，每日一次。在涂布 1～1.5 个月后，涂布部位可产生乳状状瘤，3～4 个月时，可产生鳞状上皮癌。

2）二乙基亚硝胺（DEN）诱发大鼠肝癌。Wistar 大鼠，雌雄兼用。在大鼠出生 24h 内腹腔一次性注射 DEN 0.15μmol/g，在第 3 周断奶后重复上述剂量腹腔注射 DEN，并喂饲含 30%酪蛋白和 0.05%苯巴比妥钠的饲料。15 周后动物肝脏即有肿瘤和癌变的增生结节。

（2）移植法。本法是抗肿瘤药物筛选实验研究中最常用方法。应用肿瘤细胞株接种到动物体内，形成移植型肿瘤。常用动物为小鼠、大鼠和地鼠。

1）小鼠肉瘤 S_{180} 实体瘤模型：成年小鼠，雌雄兼用。将接种肉瘤 S_{180} 且肿瘤生长良好的小鼠处死，无菌条件下取出腹水，用生理盐水调节肿瘤细胞数约为 $2×10^6$ 个的瘤液。将瘤液每只 0.2ml 准确接种于小鼠左腋窝皮下。接种后次日动物分组，并给予受试药物，末次给药后 24h 处死动物，分别称取体重，取出腋下肿瘤，称量或测量其体积，进行药物作用评定。

2）小鼠肉瘤 S_{180} 腹水瘤模型：动物选择及制备瘤液方法同实体瘤，接种采用腹腔注射，每只 0.2ml。接种后次日动物分组，并给予受试药物，观察动物的死亡天数，进行药物作用比较。

（3）自发肿瘤疾病动物模型。几乎所有人类肿瘤疾病在实验动物中都可以有相似的肿瘤疾病，肿瘤在不同种系动物中发生率有差异，利用高发病率品系动物来研究自发性肿瘤疾病，更接近人群发病情况。小鼠乳腺癌在 C3H、A/He、DBA/1、DBA/2 品系发病率较高，其中，C3H 雌性动物年龄超过 9 个月后，乳腺肿瘤发病率可高达 100%；肺肿瘤在 A/He、A/JAX，皮肤肿瘤在 C57L/He、BR/cd，肝脏肿瘤在 C3H、C3Hf、C3He、C57，淋巴网状系统肿瘤在 C58、C57L，血管内皮瘤在 HK、BALB/c 等品系动物发病率较高，实际工作中应进行针对性选择。

第四节　药物动力学实验

药物动力学实验是以人或动物为研究对象，以动力学原理为指导，使用相应的体内体外模型，采用先进的测试方法获取数据，最终以适当的数学模型刻画药物在体内的动态变化规律，以获得药物的动力学参数，阐明药物的吸收（A）、分布（D）、代谢（M）和排泄（E）的过程和特点。

药物动力学实验方法根据研究阶段不同，大致可分为体液浓度研究法和 ADME 过程分阶段研究法两种。

体液浓度研究法即通过直接或间接手段获得药物在动物或人的体液（如血液、尿液、唾液）中的一组"浓度-时间"数据，然后选用房室分析或非房室分析的模型，计算出药物动力学参数，通过这些参数表述药物在体内的吸收、分布和消除的规律。如常见的血药浓度法、尿药浓度法等，均为直接测定一组"浓度-时间"数据。又如间接测定"浓度-时间"数据的Smolen法，首先测定一组"药理效应-时间"数据后，通过剂量-效应曲线，将其转化为"相对生物相药物浓度-时间"数据，此数据性质完全类同于直接测定的"浓度-时间"数据，因此可采用常规方法计算药动学参数。直接的体液浓度测定方法多适用于化学成分明确的化学、生物制品和中药药动学研究；间接的体液浓度测定法，又称药理效应法，多用于有效成分不明确或测定较困难的中药药动学研究。

ADME 过程分阶段研究法是指以明确药物在体内吸收、分布、代谢和排泄的某一单独阶段特点为研究目的，采用体外、在体或体内实验的方法，分阶段地研究药物的体内过程。例如，采用 Wiseman 循环法或外翻肠囊法研究药物在肠道的吸收特征；又如，通过测定给药后特定时间点动物各脏器中的药物浓度来获得药物分布情况；再如，采用体外肝细胞孵化药物以确定药物代谢产物等方法。

体液浓度研究法是最常使用和最为基础的药物动力学研究方法,本节主要对此加以介绍。其他如药理效应法和 ADME 过程分阶段研究法,有兴趣的读者可参看相关书籍和文献资料。

药物的药理作用及强度与药物在作用部位的浓度直接相关,药物进入机体后其在体液中的动态平衡必将影响药物在作用部位的浓度和维持的时间。因此测定药物在体液中的浓度,并对此动态过程进行定量分析具有重要的理论和应用价值。血药浓度测定法和尿药法是最常使用的体液浓度研究法。血药浓度法所得动力学参数较为准确,但取样和测定有时难度较大;尿药法采样较为方便,但要求要有一定量的原型药物从尿中排出。

一、总体要求

1. 试验动物

一般应采用成年和健康的动物。常用动物有大鼠、兔、犬、小型猪和猴等。一般原则如下:结合给药途径,尽可能选择与药效学和毒理学研究一致的动物;尽可能不使用除受试药物以外的其他药物,如麻醉剂等;尽量避免多只动物合并样本,最好从同一动物多次采样;经口给药不宜选用兔和反刍动物,因其消化道与人体差异较大,所得实验结果临床指导意义较差;经口给药的动物应保持其饮食程度的一致性,避免食物干扰,一般多采用禁食不禁水12h 后给药。

2. 剂量选择

在有效安全剂量范围内,动物体内药代动力学研究应设置至少三个剂量组,其高剂量最好接近最大耐受剂量,中、小剂量根据动物有效剂量的上下限范围选取。尽量保持剂量组间有较大跨度,避免过于集中,这样可全面了解药物的药动学变化规律。

3. 给药途径

所用的给药途径和方式,应尽可能与临床用药一致。

二、生物样品的药物分析方法

生物样品的药物分析方法包括光谱法、色谱法、放射性核素标记法、免疫学和微生物学方法等。光谱法如紫外分光(UV)和荧光分光法(FLU),色谱法如高效液相色谱法(HPLC)、气相色谱法(GC)和色谱-质谱联用法(LC-MS, GC-MS)较为常用。因为一般药物或其代谢产物在生物样品中的浓度较低,因此与普通的药物分析方法比较而言,生物样品测定方法要求更低的定量限,因此测定方法的选择排除仪器硬件条件限制外,应根据受试物的性质,选择特异性好、灵敏度高的测定方法,同时还应考虑测试对象制备的复杂性等。

分析方法的建立一般包括以下三个步骤:所检测成分相关信息的分析、生物样品预处理方法的确定、测试方法的方法学评价。

对所检测成分相关信息应进行详细的分析,从而应明确检测成分的化学类别、理化性质、光谱特征、色谱行为、临床用量、量效关系等。这些资料对合理选择生物样本的处理方法或测定仪器具有重要的指导意义。如根据药物的临床用量,再结合动物体液常数,可初步估计可能的血药浓度范围,以便选择灵敏度恰当的测试方法,这样可大大节约实验消耗。

由于目前常见的仪器分析方法多要求测试对象为均相体系,因此在采集到相应的含药生物样品后一般都要进行相应的处理以满足最终测试的要求,这就是生物样品预处理方法的确定。相关方法与采集的样品种类密切相关,对血液样本和尿液样本的处理方法我们在血药浓度法和尿药浓度法中加以阐述。在此,我们首先应明确所建立的测试方法应达到的总体要求,即应达到的方法学评价标准。

生物样品的药物分析方法应具备灵敏、准确和稳定的特点。因此在选择的方法用于最终样品的测定前,必须经由方法学的验证来确保其适用性。方法学验证的内容一般包括专一性、准确度、精密度、灵敏度、重现性、稳定性等研究。

1. 专一性

应确定测定方法所检测的指标能代表预期的分析物。内源性物质和其他代谢产物应不干扰分析物的测定。一般使用空白样品加以对照,空白样品必须来自相同来源的生物体。

2. 标准曲线

标准曲线的建立应使用与待测样品相同的生物介质,这与一般的分析实验具有明显的差别。如测定血药浓度时应使用空白血样中加入不同浓度标准物质来制备工作曲线。标准曲线最大浓度与最小浓度最好有两个数量级级差,最少应有 5 个浓度水平。标准曲线的定量范围要能覆盖全部待测浓度,不允许将定量范围外推求算未知样品的浓度,也不应该使用增大或减小样品取样量的方法使测定值处于标准曲线范围内。当样品浓度低于标准曲线最低点时,应重新制备标准曲线,尽量下延最低点浓度,以使标准曲线能覆盖低浓度的样品点。如样品浓度高于标准曲线最高点时,应采用用空白生物介质稀释高浓度样品点后再测定的方法完成测定。

3. 灵敏度与定量下限

生物样品中药物浓度通常较低,所以对方法灵敏度要求较高,一般要求所选方法定量下限能检测出 3~5 个药物的半衰期后或达峰浓度 $1/10\sim1/20$ 的浓度,同时检出浓度的信噪比应大于 3。定量下限可采用逐级稀释标准曲线最低点的方法确定。

4. 准确度与精密度

准确度是指在确定的分析条件下,测得值与真实值的接近程度。精密度是指在确定的分析条件下,相同介质相同浓度样品的一系列测量值的分散程度。一般常选取高中低 3 个浓度的质控样品同时进行精密度和准确度考察。低浓度选择在定量下限附近,高浓度接近于标准曲线上限,中间浓度多选择标准曲线中点浓度。每一浓度每批至少测定 5 个样品。

精密度试验具体操作中经常进行日内和日间误差测定。日内精密度试验指同一日内完成同一浓度质控样品至少 5 个样本的一批次测定,以评价同一日内操作的重现性。日间精密度主要指连续数天,每天测定同一浓度质控样本,样本总数不低于 5 个一批次,以评价测试方法在不同时间的操作重现性。

精密度用质控样品的相对标准差(RSD)表示,相对标准差一般应小于 15%,在定量下限附近相对标准差应小于 20%。一般而言,日间精密度相对标准差较大于日内精密度,低浓度样本相对标准差较大于高浓度样本。

准确度,常用 $\dfrac{实测量}{真实值}\times100\%$ 表示,一般应在 85%~115%内,但在定量下限附近可适当放大至 80%~120%内。

5. 样品稳定性

样品稳定性包含有两种情况:第一种是对采集到的生物样本稳定性的考察。应根据具体情况,对含药生物样品在室温、冰冻或冻融条件下不同存放时间进行稳定性考察,以确定生物样品的存放条件和时间。第二种指对制备好的测试样本稳定性的考察。这同常规药品分析中稳定性考察相同,主要指对储备液的稳定性以及样品处理后的溶液中分析物的稳定性考察,以确定测试样本的存放时间。

6. 提取回收率

提取回收率主要是指对由生物样本向测试样本转化过程中待测试化学成分提取和转移效果的考察,同普通药物分析中加样回收率试验较为相似,但应以来自于同一生物体的空白样本作为加样基质。一般而言,样本处理方法步骤越多,相应测试样本提取回收率就较低,但同时测试样本干扰可能就越少,浓度就越高。试验时应至少考察高、中、低三个浓度的提取回收率,用其结果来评价测试方法的提取回收率。一般而言,低浓度样本提取回收率低于高浓度样本提取回收率。

通过准确度、精密度、专一性、灵敏度、重现性、稳定性等研究建立了测定方法,得到了工作曲线后,在检测过程中还应随时进行质控样本的测试,以确保检测方法的可靠性。

三、血药浓度法

血药浓度法是最常用的体内浓度研究法,即给药后测定不同时间点动物或人体的血液样本,测定其中药物浓度,用"浓度-时间"数据进行药物动力学模型拟合。

1. 采集方法

因为动脉血能真正代表体循环中与作用部位相关的药物浓度,因此直接的动脉或心脏采集是最为理想的血液样本采集方法。但因为动脉血采集时伤害性较大,不易多次操作,所以除了个别动物实验外,常常采用静脉血采集法。

2. 样本种类

常用的血液样本有全血、血清和血浆。因为药物进入体内稳定后,血浆浓度与药物作用部位浓度相关性较好,因此具体实验时最常使用血浆样本。

血浆的采集是在全血样本中加入抗凝剂后离心分离到的上层淡黄色体液,其量为全血量的40%～60%。常用的抗凝剂有肝素、枸橼酸、草酸盐等,以肝素较为常用。使用枸橼酸和草酸盐等化合物时,应注意避免待测化学成分不应与其发生反应。如测定黄芩苷等黄酮类化合物时不应使用枸橼酸作为抗凝剂,因两者可形成络合物。

血清是指全血样本未加入抗凝剂、血液中纤维蛋白原引起血块凝结后分离得到的上层淡黄色体液,其量为全血量的30%～50%。血块凝结时可能会造成待测物质的损失。一般常在取血后30min内分离血清。因室温高时血液凝结较快,因此如气温过低,可使用37℃水浴加速血清的析出。

全血样本净化处理较为麻烦,同时也不能提供较多的数据,因此较少使用。如需采用全血样本测定,取样后也应加入相应的抗凝剂抗凝处理。

全血、血浆和血清样本处理过程中都应避免剧烈振荡,以免血细胞破裂造成溶血,从而干扰测定。

3. 取样点

合理的血液样本取样点一般需经预试试验确定。采样时间点的设计应兼顾药物的吸收相、分布相(峰浓度附近)和消除相。一般在吸收相至少需要 2～3 个采样点,对于吸收快的血管外给药的药物,应尽量避免第一个点是峰浓度(c_{max});在 c_{max} 附近至少需要 3 个采样点;消除相需要 4～6 个采样点。整个采样时间至少应持续到 3～5 个半衰期,或持续到血药浓度为 c_{max} 的 1/10～1/20。另外,在试验中应注意根据具体情况统一给药后禁食时间,以避免由此带来的数据波动及食物的影响。口服给药用药时一般在给药前应禁食 12h 以上,以排除食物对药物吸收的影响。

4. 存储方法

血液样本采集后,很难一次完成全部样本的测定,因此常需冷藏保存。如样品较稳定,分析周期较短,可在 4℃ 条件下保存;若放置时间较长,可置 -18℃ 低温冷冻。冷冻样本解冻后多数应一次完成测定,最好不要出现冷冻-解冻-冷冻-解冻的反复循环过程。有时可能会在一些种类的样品加入血浆酶抑制剂和抗氧剂,以减少待测成分的损失,延长其稳定时间。但应注意其最终测定应在其稳定性规定时间内完成,不应过长时间放置。

5. 预处理方法

除少数测定方法外,血液样本测定前均需进行相应的预处理。其目的一为除杂纯化,二为提高浓度。这样可减少测试时的干扰,同时可提高测试时待测物的浓度。预处理过程最为复杂和困难,可采用的方法较多,常常需要考虑多方面影响因素综合确定。下面介绍最为常用的预处理方法。

(1) 除蛋白。常用加入与水混溶的有机溶剂(如甲醇、乙腈等)、可溶性的中性盐(如硫酸铵、硫酸钠等)或酸性沉淀剂(如高氯酸、苦味酸等)的方法,沉淀除去血液样本中的蛋白质。待沉淀后分离上清液,便可得到净化后的样本。

(2) 液液萃取。结合待测物质的化学性质,选用对待测物或杂质溶解性较优的有机萃取剂,将其加入血液样本或除蛋白后的上清液中,溶剂提取后分离相应液层,以得到净化或富集后的样本。萃取剂选定后,一般对样品均应进行多次萃取,以提高萃取转移率或除杂效率。部分药物中待测化合物在血液中可能以解离状态存在,因此可用相应的缓冲对控制萃取体系的 pH。液液萃取中应尽可能选择极性溶剂,以减少血液样本中干扰杂质的引入。血液样本的液液萃取由于样品体积较少,不太适宜于分液漏斗中进行,多采用萃取管或离心管作为萃取工具,常采用的方法是加入萃取液后以涡旋混合再离心的方式完成萃取分层。

(3) 富集。为了提高测试样品的终浓度,常常可将除蛋白后的上清液或液液萃取的液层先用氮气吹干或真空抽干,再将残渣转溶于小体积溶剂的方法来提高待测成分的浓度。

四、尿药浓度法

由于血药浓度一般都较低,并且分析时干扰多,所需预处理方法复杂,测定困难。尿液样本与其比较而言,具有取样时对机体没有损伤、采样方便、收集量大、样本杂质少等优点,因而尿浓度数据也常用于待测物药物动力学模型的计算。另外,尿药浓度法还可用于评价待测物剂量回收、肾清除率、生物利用度和乙酰化快慢型、氧化代谢快慢型的研究等。

1. 尿样的水解

尿中药物大多呈缀合状态。待测物在体内经结合反应代谢后,常与体内内源性物质如葡萄糖醛酸结合或与本身的某些代谢物结合,再排入尿中。所以为了测定尿液中待测物总量,常需要将缀合的待测物游离。常采用酸水解(如盐酸等)和酶水解的方法(如葡萄糖醛酸苷-硫酸酯混合酶等)。

2. 采集时间

尿药浓度常需测定一定时间内排入尿中的待测物总量,因此对规定时间内的尿液体积及浓度都要加以记录。尿药浓度的取样时间根据亏量法的计算要求至少需要延续 7 个半衰期的采集时间。尿样采集要保证整个阶段完整的取得,不得遗失部分样本,对动物而言可采用代谢笼法。样品取得后,要根据时间段混合均匀后再分取一定量测定。

3. 保存

尿液的主要成分是水、尿素和盐类,极利于细菌的生长,一般在取样后应立即测定。若需较长时间留样,则应置 4℃ 条件下保存。若在室温保存,应加入如甲苯、氯仿、无机酸、无机碱等防腐剂。若需更长时间留样,则应冷冻储存。

4. 预处理方法

可参照血药浓度法采用进行纯化和富集。

第五节　传出神经系统药理实验

传出神经系统分为自主神经系统和运动神经系统。自主神经系统包括交感神经系统和副交感神经系统。传出神经末梢释放的递质主要有乙酰胆碱和去甲肾上腺素,根据其释放递质的不同,将传出神经分为胆碱能神经和去甲肾上腺素能神经。胆碱能神经包括全部交感神经和副交感神经的节前纤维、运动神经、全部副交感神经的节后纤维和极少数交感神经节后纤维(支配汗腺分泌和骨骼肌血管舒张的神经),去甲肾上腺素能神经则包括绝大部分交感神经节后纤维。前者释放乙酰胆碱;后者主要释放去甲肾上腺素。

在传出神经系统效应器官上分布有不同的受体,当神经末梢释放的递质与效应器官的受体相结合后,可以产生不同的生理效应。例如,乙酰胆碱与位于骨骼肌上的 N_2 受体结合之后,引起骨骼肌的兴奋,产生震颤和抽搐;去甲肾上腺素与心脏 β_1 受体结合之后,引起心肌收缩力加强、心率的加快、心脏传导加快。

交感神经系统药物对心脏和血管的影响较为明显,研究该类药物常用的实验方法主要有心血管系统中的血压实验、离体和在体心脏实验、离体主动脉条实验等,还可采用一些体外实验分析药物的作用部位,如豚鼠气管链、豚鼠回肠、大鼠胃底条等。副交感神经系统药物对于平滑肌、腺体影响较为显著,研究中常观察其对胃肠道平滑肌、唾液、瞳孔及血压的影响,如观察药物对离体或在体动物肠平滑肌活动影响。此外,可通过测定传出神经递质儿茶酚胺和乙酰胆碱的含量,或采用放射性配基受体结合实验对胆碱能受体和肾上腺素受体进行定位、定性的研究,来探讨传出神经系统药物的作用机制。

一、一般药理实验

通常在进行药物对动物(犬、大鼠或猫)血压影响的一般药理学实验时,可初步发现药物对传出神经系统受体的影响。如果药物主要兴奋 α 受体,则会造成血压明显升高,并反射性地减慢心率;如药物主要兴奋 β 受体,可见血压下降和心率明显增快。另外,在测定受试药物的急性毒性(LD_{50})时,也可以根据动物的部分表现初步判定药物的作用,如果动物出现竖毛,活动度增加,激动兴奋,甚至发展为强直-阵挛性抽搐,初步考虑该药可能主要兴奋交感神经系统;如果动物出现流泪、流涎、排尿和排便等症候群,则认为药物可能主要兴奋副交感神经系统。基于以上基础,再利用心血管系统实验、空腔平滑肌实验等对药物的药效与作用的受体进行深入研究。

二、心血管系统实验

1. 传出神经系统药物对麻醉大鼠(犬、猫、家兔)血压的影响

(1) 基本原理。传出神经系统药物通过激动或者抑制心脏与血管平滑肌上相应的受体,对血压产生不同的影响。

(2) 动物。大鼠、犬、猫或者家兔。

(3) 操作步骤

1) 麻醉与手术。动物称量、麻醉、固定;动物(家兔、犬、猫)做颈正中切口,分离气管并插管;分离一侧颈总动脉并做动脉插管。

2) 仪器调试。将动脉插管与压力换能器连接,通过生物机能实验系统对动物的血压进行监测记录。记录前根据实验要求适当调整各参数。

3) 数据采集。给予传出神经系统药物后,观察记录动物动脉血压的曲线变化。

(4) 注意事项

1) 动物麻醉药量应适量,麻醉过程中密切观察动物的痛觉、角膜反射等,防止麻醉过量造成动物死亡。

2) 手术过程中应尽量避免出血。分离神经时应认真仔细,操作要轻,不可过度牵拉,以免损伤神经。

3) 首先应观察记录动物的正常血压曲线,再给予药物进行观察。

4) 实验中应注意保护颈动脉插管,以免动物挣扎弄破血管壁。颈动脉插管口以靠远心端为宜,以便断裂后可在近心侧重插。

5) 动脉插管所用的塑料管均应肝素化,防止血液凝固,堵塞插管,影响实验结果。

(5) 评价。通过观察给药前后动物血压的变化情况,以及药物对血压作用的特点,评价并初步判定药物作用的主要受体。动物血压实验是研究传出神经系统药物极其敏感的方法,一般采用急性血压实验。动物以狗、猫、兔和大白鼠常用。其中,家兔不适用于降压实验,其血压稳定性较差,易于死亡。

2. 传出神经系统药物对家兔离体主动脉条的影响

家兔主动脉血管平滑肌上分布有 α 受体,受体激动剂与其结合后可引起血管平滑肌的收缩,α 受体阻断剂则可以拮抗血管平滑肌的收缩作用。该实验通过制备家兔离体主动脉条,置于体外反应体系中,通过生物信号采集系统观察加入不同的药物对主动脉条收缩的影响,分析受试药物对血管的作用。家兔主动脉条上的 α 受体对于浓度较低的拟交感药物很敏感,是拟交感药物和拮抗药物分析的常用方法。

3. 传出神经系统药物对离体心脏冠脉灌流量的影响

本实验的基本原理是利用哺乳动物离体心脏可在排除神经及体液因素影响下进行实验,制备动物离体心脏,从主动脉插管逆流灌注,灌流液经过冠状动脉,从右心房流出心脏,

流出量即代表冠脉流量。在灌注压恒定不变的条件下,可根据给药前后冠脉流量的变化,研究传出神经系统药物对冠脉流量的影响,也可研究心肌代谢。实验动物常用豚鼠、大鼠、家兔及猫。实验中应注意在恒温、恒压、氧饱和情况下进行,且操作动作轻柔,避免损伤心脏。由于冠脉流量不仅受血管张力的影响,而且受心肌收缩力挤压的干扰。例如,药物对心脏产生抑制时,血管收缩减弱,冠脉流量反而可增加。为排除此干扰,可用 6V 直流电产生的断续感应电震直接刺激心室,或用方波刺激器刺激,或用交流电刺激引起心室颤动,然后测定给药前后冠脉流量变化。

4. 传出神经系统药物对动物心脏的影响

研究传出神经系统药物对心脏的作用主要包括离体工作心脏实验法和在体心脏实验法。

离体工作心脏实验法是指,灌流液从左心耳流入左心室,左心室收缩克服主动脉阻力将心室内液体射入模拟的主动脉管道中,使心脏在生理状态下进行灌流实验。在此实验中,左心室充盈压(前负荷)及主动脉柱高(后负荷)可以保持恒定,心率可通过电起搏装置加以控制。因此,可以根据需要或将三者同时控制起来,观察药物对心肌收缩性能的影响;或控制其中任意两项,观察心肌收缩性与另一项的关系。实验可选用豚鼠、大鼠及家兔等多种哺乳动物的心脏进行实验。该实验稳定性较好,各项心功能指标均能稳定 1h 以上,较为常用。

在体心脏实验法中可直接将麻醉动物(常用家兔)心前区打开,剪开心包膜,对心脏收缩进行直接描记。

三、平滑肌实验

1. 传出神经系统药物对动物离体肠平滑肌的影响

由于动物的肠平滑肌受自主神经支配,肠肌上分布有 M 受体、α 受体和 β 受体等。动物离体肠肌在适宜的营养液环境中,仍具有兴奋和收缩特性。向营养液中加入受试药物,如果该药是拟胆碱药物或肾上腺素拮抗药则引起肠肌收缩;如该药为胆碱能拮抗药物或拟肾上腺素药物,则引起肠肌松弛。该实验通过制备动物离体肠段,将其置于含有台氏液的平滑肌浴槽中,连接于张力换能器,利用生物信号采集系统观察、记录正常及加入不同受试药物后离体肠肌的收缩变化来分析药物的作用。常用家兔、豚鼠制备肠肌。本实验是研究传出神经系统药物最常用的实验方法之一,实验简单易行,稳定性较好。

2. 豚鼠离体回肠实验

动物胃肠道、膀胱等平滑肌以胆碱能神经占优势,小剂量或低浓度的乙酰胆碱(Ach)即能激动 M 受体,产生与兴奋胆碱能神经节后纤维相似的作用。豚鼠的离体回肠自发活动较少,描记的基线较为稳定,可以用来观察拟胆碱药物的剂量-反应曲线。

3. 大鼠子宫平滑肌实验

大鼠子宫平滑肌上的肾上腺素能受体主要是 β 受体,最适用于进行 β 受体兴奋剂和 β 受体阻断剂实验。该受体对异丙肾上腺素最敏感,肾上腺素次之,对去甲肾上腺素极不敏感。因此,也可用来检定含肾上腺素与去甲肾上腺素的混合液中前者的含量。

此外还可利用大鼠胃底条,通过观察药物对胃纵行肌的作用检测儿茶酚胺类药物。由于鸡食道平滑肌受副交感神经支配,离体鸡食道标本则适合于观察拟副交感药物。

四、其他常用实验

在进行传出神经系统药物的实验时,除常用的心血管系统与平滑肌实验外,还可通过其他一些实验观察药物的作用,现简介如下:

1. 药物对动物瞳孔的影响

(1) 实验原理。虹膜上的瞳孔括约肌和瞳孔辐射肌共同支配瞳孔的开大和缩小。瞳孔括约肌上分布有 M 受体,受副交感神经支配,当应用拟胆碱药物,此神经兴奋,瞳孔缩小;而虹膜辐射肌上分布 α 受体,受交感神经支配,应用拟交感药后虹膜辐射肌兴奋,瞳孔散大。因此可利用动物瞳孔的变化来测试某药系拟胆碱药或拟交感药。

(2) 实验动物。兔和猫,猫瞳孔对药物反应较灵敏。

(3) 实验步骤。固定家兔或者猫,剪去两侧睑睫毛,在适当强度的光线下,用测瞳尺测出两侧瞳孔大小。同时用电筒作为光源,测定两侧瞳孔对光反射存在与否。给家兔眼睑点药,测定瞳孔大小,记录分析结果。

(4) 注意事项

1) 滴眼药时,先将下睑提成杯状,压住鼻泪管,滴药两滴,将眼睑闭合 1min。

2) 测量瞳孔时,测量者眼睛、测瞳尺缺口及兔瞳孔最大水平直径应保持在一条水平线,且三者之间的距离适当。以上测量条件以及自然光强度和角度应一致。

3) 测定对光反射时,手电筒的光线应从兔眼一侧以适当的速度闪过。同时观察瞳孔是否出现缩小反应。如瞳孔缩小说明对光反射存在,可用"+"表示,否则可用"-"表示。检查时避免过频或连续用光线刺激兔眼。

2. 药物对蛙腹直肌的影响

本实验基本原理是蛙腹直肌上分布有 N_2 受体,当 N_2 受体与乙酰胆碱或拟胆碱药物结合,可引起蛙腹直肌收缩。通过制备蛙或蟾蜍的腹直肌标本,置于含有任氏液的浴槽中,利用生物信号采集系统记录腹直肌的正常收缩曲线以及给药后曲线,比较给药前后收缩曲线的变化,检测阻断神经肌接头的药物反应和检定乙酰胆碱与拟胆碱药,方法简便易行,结果较正确。

另外,水蛭的背肌和蛙腹直肌一样,对乙酰胆碱较为敏感,在乙酰胆碱作用下发生收缩,用毒扁豆毒碱处理后,其对乙酰胆碱敏感性大增,即使乙酰胆碱的剂量低到 $5\sim10mol/L$ 或以下,也能使悬于浴槽中的肌肉收缩,因此适用于测试微量的未知拟胆碱药。

3. 药物对猫瞬膜的影响

瞬膜由颈上神经节后纤维支配,属肾上腺素能神经,瞬膜内存有 α 受体。猫的瞬膜大且反应灵敏,因此是进行瞬膜实验首选和最适合的动物。猫的瞬膜标本在鉴别神经节阻滞药和 α 受体阻滞药研究中常被采用。如受试药物是神经节阻滞药,则刺激节前纤维和注入乙酰胆碱均无瞬膜反应,而刺激节后纤维或注入去甲肾上腺素有瞬膜反应。若受试药物是影响神经递质的,则刺激节前纤维、节后纤维或给乙酰胆碱均无瞬膜反应,但给去甲肾上腺素瞬膜反应存在,甚至反应增强。

4. 兔耳灌流实验

兔耳灌流法是筛选肾上腺素能神经阻滞药常用的方法之一。肾上腺素能神经阻滞药物能抑制耳大神经刺激引起的血管收缩反应,使血管舒张,兔耳灌流量增加;相反,激动药能兴奋耳大神经刺激引起的血管收缩反应,使兔耳灌流量减少。根据上述作用,可以鉴别这两类药物。1960 年,Hukoric 在离体兔耳灌流研究中认为耳大神经除含有肾上腺素能神经外,还有少部分胆碱能神经,且用肾上腺素能神经阻滞药后胆碱能神经的作用表现得更充分。因此,在实验设计中,用阿托品 $8\mu g$ 阻断其毒蕈碱样作用,使其不干扰肾上腺素能神经阻滞药物研究。

5. 猫脾神经实验

脾神经-脾标本在肾上腺素能神经阻滞药或 α 受体阻滞药的研究中常被采用。若受试药物为肾上腺素能神经阻滞药,刺激脾神经,使脾静脉血中去甲肾上腺素含量降低;若受试药物为 α 受体阻滞药,则能使脾静脉血中去甲肾上腺素含量增加。

6. 豚鼠下腹神经-输精管(子宫)实验

下腹神经是交感神经节后纤维,支配输精管或子宫。如受试药物能阻滞刺激下腹神经引起的输精管或者子宫收缩作用,却不能影响去甲肾上腺素或肾上腺素的反应,甚至可增强其作用,则可确定该药为肾上腺素能神经阻滞药。该实验是研究肾上腺素能神经阻滞药和 α 受体阻滞药的常用实验方法之一。

7. 判断药物作用受体类型的实验设计

胆碱能受体有 M 和 N 两种,当 M 受体兴奋时,表现为心率减慢,心收缩力减弱,血压下降,胃肠道平滑肌收缩,瞳孔缩小,唾液分泌增加,支气管平滑肌收缩等,已知典型的 M 受体阻滞药阿托品等能阻滞上述作用。因此,欲确定一个未知药是否作用于 M 胆碱受体,其作用性质是兴奋、抑制或阻断,可选离体豚鼠回肠、兔的瞳孔、兔的唾液腺分泌、大鼠或猫的血压、离体蛙心等实验,与已知药物匹鲁卡品或阿托品比较,即可获得明确结论。

N 胆碱能受体分为 N_1 和 N_2 两种。N_1 胆碱受体兴奋时,植物神经节兴奋及肾上腺髓质分泌。以阿托品化猫为研究对象,凡不具有血管收缩作用的药物如果表现出升高血压的效应,初步可认为其作用部位在 N_1 胆碱受体。N_2 胆碱受体兴奋时骨骼肌收缩,可采用水蛭背肌或蛙腹直肌标本实验去判断。

肾上腺素受体有 α 和 β 两种,当 α 受体兴奋时,表现为皮肤、黏膜及内脏血管收缩,胃肠道平滑肌松弛,瞳孔扩大,瞬膜收缩,子宫收缩等。已知典型的 α 受体阻滞药酚妥拉明能阻断上述作用。因此,欲确定一个未知药是否作用于 α 受体,常选用离体兔主动脉条、离体豚鼠或大鼠输精管、离体猫脾条、离体大鼠胃底条、离体兔空肠等进行实验判断。β 受体兴奋时,表现为心率加快,心收缩力加强,传导加速,骨骼肌血管和冠状动脉扩张,胃肠道平滑肌松弛,支气管扩张,糖原和脂肪分解等,已知典型的 β 受体阻滞药普萘洛尔(心得安)等能阻断上述作用。β 受体又分 β_1、β_2 两种,一般以心脏效应作为观察 β_1 受体的作用,以气管、支气管效应作为观察 β_2 受体的作用。研究中常选用离体蛙心、兔心灌注、在体猫(或兔)心实验、兔(豚鼠)离体心房实验、离体大鼠子宫、离体豚鼠气管片等进行评价药物是否作用于 β 受体的实验。

此外,由于未妊娠兔的离体子宫对 α 受体兴奋药十分敏感,能产生强烈收缩,故用于鉴定 α 受体兴奋药或阻滞药。脂肪组织存在 β 受体,凡能兴奋 β 受体的药物均能引起游离脂肪酸的释放增加,如预先加入 β 受体阻滞药,则可使游离脂肪酸的释放量明显减少,甚至完全阻断,可用此法鉴定作用于 β 受体的药物,通常选用非饥饿状态的雄性大鼠的副睾脂肪垫进行实验。

综上所述,传出神经系统药物的药理作用较广泛,因此实验方法也较复杂,但均存在一定的侧重点,因此在具体实验中,应根据不同实验的要求和实验目的,选择合理、经济的实验方法。

第六节　中枢神经系统药理实验

中枢神经系统是神经系统的主要部分,是神经组织最集中的部位,是由多个自由度的神经元和多个突触连接的信息处理和决策系统,含有丰富的神经递质和相应的受体。中枢神经系统药物研究中,行为学实验方法被广泛采用。由于人的思维、认知、精神活动能直接观察,通过药物干预动物后的行为表现,可以了解药物对神经精神活动的影响,以及在药物作用下机体对外界刺激的应答与适应的改变。行为学实验建立的基础是条件反射,常用在筛选镇静催眠药、抗抑郁药、抗焦虑药、抗衰老药、抗老年痴呆(医学上称为阿尔茨海默病)药、学习记忆等实验中。此外,中枢神经系统药理实验还包括镇痛、解热等实验。

一、镇静作用实验

自发活动是正常动物的生理特征,自发活动的多少往往能反映中枢兴奋或抑制作用状态,小鼠自发活动的变化常作为评价药物镇静作用的指标,自发活动减少的程度与中枢抑制药的作用强度成正比。镇静实验是研究中枢神经系统药物的常用方法,通过观察受试药物对动物自发活动,或对化学物质诱发中枢兴奋状态的影响,反映药物对中枢的抑制或兴奋效应。但要注意动物的自发活动具有一定的昼夜节律,一般上午多,下午少,傍晚多,半夜少,进行实验时应选择好时间段。常用方法有间歇观察法、开阔法、洞板法及遥感大鼠脑电图分析等实验。

1. 间歇观察法实验

本实验是通过中枢兴奋药增加动物的活动,然后给予受试药物观察动物的自主活动及活动类型。实验常用小鼠。中枢兴奋药可选用甲基苯丙胺 0.5mg/kg 皮下注射,一般甲基苯丙胺处理后,动物在 1h 的活动总数在 120～150。实验时将小鼠置于观察箱内记录小鼠局部活动、站立、理毛或嗅等活动状态,进行评分,连续 60min。有效的镇静药物能使活动数减少并呈现量效关系。该实验可以直接肉眼观察,也可以利用间断摄影法进行判断。实验一般固定在上午 8:00～12:00 进行,实验前应将动物在测试环境中适应一段时间,实验时环境保持安静。

2. 开阔法实验

本实验是将动物放在特定的实验装置中,借助光电计数装置,测量一定时间内动物的活动计数。近年来,Ericson 等使用的装置可以同时记录动物局部运动,站立以及运动速度等。小鼠或大鼠均可用于实验。一般每只动物测定 15min。

3. 洞板法实验

本实验是在开阔法实验的基础上,为进一步观察动物的探究行为,在测试箱底部的板上加洞。洞的大小刚好让小鼠或大鼠的鼻子伸进为宜。该实验既可记录动物的空间活动又可记录其钻洞活动等共 13 项指标(即活动量、向前运动、总运动量、探洞次数、探洞时间、拐角处活动次数、拐角处活动时间、站立次数、站立时间、向前运动和总运动量的比值、探洞时间和探洞次数的比值、拐角处时间和拐角处次数的比值、习惯性),全面考察药物对动物活动与探究行为的影响。目前多数实验装置与计算机联机,将所得数据进行自动处理。

4. 遥感大鼠脑电图分析

本实验是在雄性成年大鼠前脑皮层、纹状体、丘脑和网状结构部位,植入与 4 通道微型无线发射器相连的电极,利用遥感技术,通过无线发射的接收装置,记录自由运动状态下大鼠不同脑区的脑电图,进行脑电功率谱分析来反映药物的作用。该方法是近年发展起来的新技术,敏感度高,但手术操作方法较复杂,且需要特定的仪器装置。一般动物给药前记录 3 次,每次 15min,给药后记录 15min,进行给药前后的结果比较。

二、催眠作用实验

动物实验中,催眠药引起深度的中枢抑制,导致动物失去清醒并伴有肌张力和翻正反射消失。因此,多数观察受试药物对正常大、小鼠催眠作用的实验中,以翻正反射消失作为入睡指标。此外,通过评价受试药物与巴比妥类药物的协同作用或对抗中枢兴奋药的作用,也能反映药物的镇静催眠作用。失眠动物模型作为评价催眠药的载体同样至关重要,目前有物理因素所致的失眠模型,如平台法、强迫运动法以及刺激法等;化学因素如对氯苯丙氨酸(PCPA)、5-羟色胺 7(5-HT7)受体拮抗剂 SB-269970、硒化物等化学物质诱发的失眠模型。实验过程中可用睡眠时间、脑电图(EEG)、眼动电图(EOG)以及肌电图(EMG)对睡眠状况进行描述。本节主要简介巴比妥类药物的协同实验和大鼠足休克失眠模型。

1. 协同巴比妥类药物作用实验

(1)基本原理。巴比妥类药物是中枢抑制药,阈剂量具有镇静催眠作用,使小鼠翻正反射消失,通过观察药物是否延长小鼠睡眠时间,判断药物的中枢抑制作用。此方法可用于催眠药、镇静药、抗精神病药以及高剂量的抗抑郁药物筛选。镇静催眠药一般都能延长巴比妥类药物的睡眠时间。常用药物为戊巴比妥钠。

(2)实验动物。小鼠,体重 18~22g,雄性。

(3)操作步骤

1)戊巴比妥钠阈值剂量睡眠实验。实验前,取同批小鼠数只,腹腔注射不同剂量的戊巴比妥钠,以使 100% 动物入睡,但又不使睡眠时间过长的剂量作为实验时戊巴比妥钠的催眠阈值剂量,一般在 30~60 mg/kg 内,腹腔注射参考剂量为 35 mg/kg。小鼠给药,在药物作用峰值前 10~15min,小鼠腹腔注射阈值剂量的戊巴比妥钠,记录睡眠时间,比较药物组与对照组的差异。

2)戊巴比妥钠阈下催眠剂量实验。将能使 90%~100% 的小鼠翻正反射不消失的最大剂量作为戊巴比妥钠的阈下催眠剂量(范围在 20~30mg/kg,ip)。小鼠给药,在药物作用峰值前 10~15min,小鼠腹腔注射最大阈下催眠剂量的戊巴比妥钠,注射后 30min 内小鼠翻正反射消失达 1min 以上者,表明发生了睡眠。用 χ^2 值检验对照组与给药组入睡动物数之间的差别。该实验与前面实验相比优点在于,单纯抑制肝药酶减少戊巴比妥钠代谢的药物不会明显影响实验结果。

3)再入睡实验。即给予睡眠剂量的戊巴比妥钠,在动物醒后立即给受试药物,如果动物再次入睡并且与对照组间有显著差异,表明该剂量的受试药物具有镇静催眠作用。此方法主要用于注射后很快吸收的药物。

（4）注意事项。实验环境需安静,室温以 15～20℃为宜。应该严格区分是安全范围内的镇静催眠作用,还是药物毒性引起的中枢抑制作用。

（5）评价。比较给药组和对照组动物在睡眠时间、入睡动物数或再入睡动物数等指标上的差异,三者综合起来评价药物的作用。

2. 大鼠足电休克失眠模型

本实验采用雄性成年大鼠,在麻醉和立体定位条件下手术埋藏 4 根皮层电极（银/氯化银电极）和 2 根肌电极。手术 10 天后进行试验,将大鼠放入一底部带有金属栅条的隔声睡眠记录箱装置中,通过导线记录试验大鼠的脑电图（EEG）和肌电图（EMG）,运用计算机程序自动分析出大鼠处于清醒还是睡眠状态。首先记录无应激状态下 8h 内大鼠的脑电和肌电,然后记录大鼠经受 8h 足电休克（每次足电休克刺激 30s 后有 30min 间歇,然后重复交替进行,共进行 8h;参数:波宽 15ms、强度 0.5mA、频率 1Hz、时间 30s）时的 EEG 和 EMG,进行药物组与对照组的比较。足电休克是一种应激,能明显改变睡眠-觉醒周期,使觉醒和浅睡眠时间增加,而深睡眠和异相睡眠时间减少。苯巴比妥类和苯二氮䓬类药物可以对抗这种变化。但是,因为方法费时且仪器条件要求高,所以一般不用于药物筛选,仅用于深入研究药物镇静催眠作用的特点与机制。

三、镇痛作用实验

疼痛是复杂的神经病理与主观感受症状,产生的原因多种多样,近年来,在疼痛和镇痛药研究领域已建立了多种模拟临床患者急、慢性或持续性疼痛的实验模型。其建立方法多种多样,有化学性和物理性（热、电、机械）刺激引起疼痛的模型、神经源性损伤模型、内脏牵拉疼痛模型以及其他多种模型,各自具有优缺点。由于致痛原因各异,因此筛选镇痛药的常用致痛方法也有所不同。机械、热、电刺激法适用于筛选麻醉性镇痛药,而不适合解热镇痛药。化学性刺激法比较适合解热镇痛药研究。实验常用的动物有小鼠、大鼠、豚鼠、家兔、狗、猴等。动物实验中常用的痛反应指标为嘶叫、舔足、甩尾、挣扎及皮肤、肌肉抽搐等。在研究药物的镇痛作用时,最常用的方法有小鼠热板法、扭体法,大、小鼠热辐射-甩尾法和家兔热辐射-甩头法。

1. 热板法镇痛实验

本实验是最常用的镇痛实验方法之一。电生理研究结果表明热刺激强度使皮温升高至45～55℃时动物产生痛反应,低于此范围则无明显痛反应,高于 55℃则有可能灼伤动物。利用该原理让小鼠的足部接触热板,受热刺激而产生疼痛反应（即舔后足）,以产生痛反应所需时间为痛阈值,通过测定给药后小鼠痛阈值的改变来反映药物的镇痛作用。实验使用雌性小鼠,体重 18～22g。通过比较小鼠给药后不同时间其痛阈值的提高百分率来比较药物镇痛作用的强弱、快慢及持续时间。热板法装置简便,评价指标明确,对动物组织损伤小,动物可反复利用,但要注意具有镇静作用的药物常在实验中出现假阳性结果。

2. 大、小鼠尾根加压法镇痛实验

本实验基本原理是通过特殊的压痛刺激装置给予动物尾部施加一定程度的机械压力,致使动物产生疼痛反应,出现缩尾或全身退缩或嘶叫等反应,以此时压力值作为动物的痛阈值。实验动物可选用大鼠或小鼠。同样以给药后痛阈值的提高百分率来比较药物的镇痛作用。本实验重现性好,强、弱效镇痛药均能检测,室温 15～30℃对实验结果无明显影响。

3. 大、小鼠热辐射-甩尾法镇痛实验

本实验基本原理是用小型聚光灯产生一定强度的光束,通过透镜聚焦成光热刺激源照射大鼠或小鼠的尾部进行致痛,动物出现甩尾反应,即作为疼痛反应,以甩尾反应潜伏期(tail-flick latency, TFL)为评价指标。实验动物可选用大鼠或小鼠。实验前同样进行筛选,将基础痛阈值少于 2s 或大于 10s 的反应过敏或迟钝动物剔除,通过比较给药后动物痛阈值的变化来评价药物的镇痛作用。实验中应注意,常选用尾部的下 1/3 处作为光热刺激的测痛点,但反复连续测定时,需将测痛部位稍加挪动,防止局部烫伤,影响实验结果,且测定次数也不宜过多;实验时一般将室温保持在 20℃±1℃;光热刺激法的仪器装置简单,反应灵敏,重复性好,此法适于筛选麻醉性镇痛药,弱效镇痛药如阿司匹林一般不适合使用此法。

4. 热辐射-甩头法镇痛实验

一般以家兔为实验对象。将家兔用特制的布袋悬空吊起,令其四肢自由伸展,并蒙蔽眼睛。实验前小心剪去家兔口唇部胡须。待动物安静后,用上述的光热刺激源照射家兔口唇,待家兔出现明显的逃避反应——头部移开,电子计时器测定此反应的潜伏期,作为动物的痛阈值。注意其最长照射时间不要超过 10s。

5. 冷水、热水刺激逃避法镇痛实验

实验动物可用大鼠或小鼠。刺激部位可以选择尾尖或后足。将动物适当固定后,令尾尖或后足自然下垂。待动物安静后,将被刺激部位浸于 10℃ 的冷水或 46℃ 的热水中,记录从开始浸入到被刺激部位逃离水面或出现明显挣扎行为的时间作为伤害性感受阈,以 15s 为最长刺激时间的上限。

6. 扭体法镇痛实验

本实验基本原理是采用小鼠腹腔内注射化学药物,刺激腹膜引起深部、大面积且持久的疼痛,导致小鼠出现"扭体"反应(腹部内凹、躯干与后肢伸展、臀部抬高),以出现扭体反应的潜伏期和一定时间内小鼠扭体反应次数作为评价指标观察药物的镇痛作用。扭体法敏感、简单、便于操作,重现性好,适用于中枢和外周镇痛药筛选,尤其适合解热镇痛药的筛选。其不足之处在于特异性较差,具有抗炎作用的药物也能抑制扭体反应,实验中应注意鉴别。药物扭体反应抑制率达 50% 以上才被认为具有镇痛作用。

四、解热实验

发热反应是由各种刺激因子影响机体产生内热原而引起体温调节中枢的体温调定点上移,使机体产热加强,散热降低,引起体温升高的表现。研究药物的解热作用时,首先造成动物发热模型,然后给予受试药物,观察有无解热作用。常用致热原有生物刺激因子(如伤寒、副伤寒疫苗、细菌培养液、啤酒酵母混悬液等)或化学刺激因子(如内毒素、二硝基酚、松节油、蛋白胨等),采用皮下或静脉注射给药,引起动物发热。解热实验所用动物,家兔最为适宜,因家兔体温较为恒定,尤其对内毒素敏感且重现性良好。大鼠种系对内毒素所致发热反应一般不恒定,个体差异大,内毒素量不易掌握,一定剂量下引起发热,而剂量稍大则体温反降。酵母、角叉菜胶、二硝基酚所致发热可选用大鼠。小鼠一般不宜用于解热实验。通常通过组间比较发热家兔给药前后体温的变化来反映药物的解热作用。家兔解热实验的具体操作及注意事项见下篇内容。

五、抗惊厥、抗癫痫实验

惊厥是由中枢神经系统过度兴奋而引起的骨骼肌不自主和不协调的抽搐。实验研究中常用物理(电、声刺激)、化学或精神性的刺激引起动物实验性惊厥来筛选抗癫痫药。目前广泛应用的电惊厥法有最大电休克发作和精神运动性发作两种方法。前者被认为是很好的癫痫大发作实验模型;后者相当于精神运动性发作癫痫模型。化学物质引起的惊厥反应实验可被用作进行作用原理分析。

大剂量化学药物应用导致动物中枢神经系统过度兴奋而出现惊厥反应。常用药物有硝酸士的宁、戊四氮、印防己毒素、氨基脲和尼可刹米等。实验动物常选用小鼠,也可采用大鼠。每次实验前,应对化学药物的惊厥阈值进行预试,然后再进行正式实验,一般以惊厥发生潜伏期、发生百分率、死亡百分率等作为评价指标。

某些敏感动物(主要是鼠类)在受到强铃声刺激时,能产生一种定型的运动性发作,称为"听源性发作",是研究抗癫痫药物的一种常用动物模型。此外,实验中可采用一些药物来提高大鼠听源性发作阳性率。如在亚惊厥剂量的戊四氮(16mg/kg)、士的宁(1mg/kg)、苦味素(1mg/kg)或咖啡因(150mg/kg)作用基础上,给予铃声刺激,可使部分听源性发作阴性表现的大鼠产生发作。

1. 药物抗中枢兴奋药(戊四氮)惊厥实验

(1) 基本原理。戊四氮是主要兴奋延髓的中枢兴奋药,常用其制造癫痫小发作动物模型,来筛选抗癫痫药物。

(2) 实验动物。小鼠,体重18～22g。

(3) 操作步骤

1) 动物称量,分组,给予受试药物。

2) 给药后10min,各组小鼠均皮下注射(sc)戊四氮120mg/kg。观察动物出现痉挛、跌倒、强直或死亡的时间以及发生百分率。

(4) 注意事项

1) 室温影响惊厥的发生率,应维持在20℃左右。

2) 动物给药剂量一定要准确。

(5) 评价。本法操作简便、不需要特殊仪器装置,是常用抗惊厥实验方法。目前将戊四氮惊厥发作实验作为筛选癫痫小发作有效药物的基本方法。

2. 药物抗电惊厥实验

(1) 基本原理。强电流刺激小鼠头颅可引起全身强直性惊厥,若药物能预防强直性惊厥发生,初步推测该药有抗癫痫大发作作用。

(2) 实验动物。小鼠,体重18～22g。

(3) 操作步骤

1) 筛选。将药理生理多用仪的刺激方式置于"单次"位置,"A"频率置于"8Hz",后面板上开关拨向"电惊厥"侧,电压调至最大。输出线前端鳄鱼夹用生理盐水浸润,分别夹在小鼠的两耳上,接通电源,按下"启动"按钮,即可使小鼠产生前肢屈曲,后肢伸直的强直惊厥,如未产生强直惊厥,可将频率调至"4Hz"试之,否则更换小鼠。

2) 选择典型强直惊厥小鼠,称量标记。分别给予受试药物。给药40min后,再用各动物的原惊厥阈值给予刺激,观察并记录动物是否出现挣扎反应或强直惊厥。

(4) 注意事项

1) 引起惊厥的刺激电流参数因动物的个体差异,须通过实验测得,不宜过大,以免引起动物死亡。

2) 鳄鱼夹严防短路,以免损坏仪器。

3) 动物惊厥可分为五个时期:潜伏期、僵直屈曲期、后肢伸直期、阵挛期与恢复期。

(5) 评价。本法主要用来筛选抗癫痫大发作药物。

六、抗抑郁实验

抗抑郁药物的实验方法目前以整体抑郁症动物模型的行为学方法为基础,选择神经化学、电生理学、细胞和分子生物学技术进行综合评价。抑郁症动物模型的复制是研究抑郁症的关键,抑郁动物模型目前主要分为应激模型、孤养动物模型、神经生化模型、转基因动物模型等类型。抗抑郁药物的实验方法涉及面较广,具体实验时可参阅相关专著描述。

七、抗老年痴呆症实验

老年痴呆是一种慢性的大脑退行性变性疾病,可以导致病人进行性记忆缺失,以及行为、语言、视觉空间障碍,最终导致死亡。由于人口老龄化,老年痴呆的发病率增加,抗衰老研究成为研究热点。衰老成因错综复杂,选择合适的模型和方法,对于评价药物的作用至关重要。目前已建立的老年痴呆症动物模型包括自然衰老模型、损伤性动物模型、脑室注射模型及颈总动脉结扎模型等。近年来,老年痴呆转基因动物模型的建立日臻成熟,已成功建立了十余种转基因大、小鼠模型。此外还利用无脊椎动物建立了相应的转基因模型,常见的有线虫、果蝇等。体外实验如体外培养神经细胞 $A\beta$ 损伤模型等也常用于进行抗老年痴呆药物作用机制的研究。具体实验方法参阅相关专著。

八、抗帕金森病实验

帕金森病是一种常见于老年人的基底节神经元进行性退行性病变,主要累及黑质-纹状体多巴胺递质系统,以静止性震颤、运动迟缓、肌肉僵直等运动障碍为症状特征,伴有记忆力减退、抑郁等精神障碍。目前筛选抗帕金森病药物的实验方法,包括观察药物对帕金森病动物模型的影响、药物对神经递质的影响及体外细胞水平上检测细胞凋亡、毒性作用、线粒体功能等方法。常见的帕金森病动物模型有化学药物(6-羟基多巴胺、利血平、去氧麻黄碱、3-硝基酪氨酸、毒扁豆碱等)诱导的帕金森动物模型、生物毒性物质(对甲基-苯基-四氢吡啶、百草枯和鱼藤酮等)诱导的帕金森动物模型以及转基因帕金森动物模型。具体实验方法参阅相关专著。

九、影响学习记忆实验

学习记忆是大脑的高级功能,是构成智能的要素。学习记忆障碍是老年痴呆、血管性痴呆、脑供血不足等疾病的重要症状之一。学习记忆实验方法的建立基础是条件反射,众多方法均由此衍化而来。主要是对动物的行为学进行观察。现简单介绍常用的动物学习、记忆实验方法。

1. 小鼠或大鼠跳台实验

利用小鼠或大鼠置于一个开阔的空间里,一般大部分时间都在边缘与角落里活动的特性,在方形空间中心设置一个平台,平台底部铺以铜栅,铜栅通电。正常情况下,当把动物放在平台上时,依据特性动物会立即跳下平台,并向四周进行探索。但当平台底部给予电刺激后,动物跳下平台会受到电击,其正常反应是跳回平台以躲避伤害性刺激。如此反复训练一定时间,记录动物受到电击的次数称为错误次数,以此作为学习成绩。24h 后重做测验,即记忆保持测验。记录受电击的动物数、第一次跳下平台的潜伏期和 3min 内的错误总数,作为评价药物效应的指标。此法简便易行,有较高的敏感性,适合初筛药物,但动物的个体差异较大。

2. 小鼠或大鼠避暗实验

本法利用小鼠或大鼠具有趋暗避明的习性而设计。实验装置分明、暗两室,两室之间有一小洞相连。两室底部铺有铜栅,暗室底部中间位置或中后部的铜栅可以通电。将小鼠面部背向洞口放入明室时计时,动物穿过洞口进入暗室即受到电击,停止计时,该段时间称为潜伏期。24h 后重做测验,记录进入暗室的动物数、潜伏期和 5min 内的电击次数,作为评价药物效应的指标。此法简便易行,对记忆过程特别是记忆再现有较高的敏感性。以潜伏期作为指标,动物间的差异小于跳台法。

3. 穿梭箱回避实验

穿梭箱在学习、记忆实验中较为常用。训练时,将动物放入箱内任何一侧,20s 后开始呈现灯光或(和)蜂鸣声,持续 15s,后 10s 内同时给予电刺激。最初,动物只对电击有反应,即逃至对侧回避电击。20s 后再次对动物施加前面的刺激,迫使动物跳至另一侧,如此来往穿梭。最后,当灯光或(和)蜂鸣声呈现时,动物立即跳至对侧安全区以逃避电击刺激,即认为出现了条件反应(或称主动回避反应)。连续训练 4～5 回,动物主动回避反应率可达 80％～90％。此法可同时观察被动和主动回避反应,另外从动物的反应次数也可以了解动物是处于兴奋还是抑制状态。

4. 辨识学习实验

本实验也称迷津实验。迷津种类和装置繁多,基本由三个部分组成:起步区用来放置动物;目标区用来放置食物或系安全区;中间跑道有长有短,或直或弯,至少有一个或几个交叉口供动物选择到达目标区的方向或路径。常见的方法有多臂迷宫分析模块(Y-迷宫、辐射迷宫)、高架十字迷宫、水迷宫等。实验动物常用小鼠和大鼠。迷津实验中通常采用动物达到某一指定标准前所需要的学习次数、每轮实验中动物的错误次数、每轮实验所需时间等作为评价指标。目前,Morris 水迷津法被较广泛地采用,通过图像自动采集和处理系统,实验结果更客观,动物游泳轨迹的分析有助于判断动物的学习、记忆、空间定向和认知功能等方面的能力。

5. 学习记忆障碍动物模型

下面简单介绍在回避性条件反射实验方法中,动物记忆获得、记忆巩固和记忆再现缺失模型的制备方法。

(1) 记忆获得障碍。在训练前给予动物阻碍记忆的药物,最常用的是抗胆碱药物东莨菪碱,其次樟柳碱使用也较多。其他药物还可选择利血平、戊巴比妥钠、氯丙嗪、利眠宁等中枢抑制剂达到阻抑记忆获得的作用。

（2）记忆巩固障碍。动物训练结束后，可通过立即给予动物电休克刺激、缺氧、腹腔注射蛋白质合成抑制剂（环己酰亚胺、氯霉素、茴香霉素）等方法破坏记忆巩固。

（3）记忆再现缺失。训练小鼠于重测验前 30min 腹腔注射 20%～40% 酒精 0.1ml/10g，可明显干扰记忆的再现。

综上所述，作用于中枢神经系统的药物较多，实验方法也较复杂，在具体实验中，应根据不同实验的要求和实验目的，参阅相关专著，选择合理的实验方法。

第七节 循环系统药理实验

循环系统包括心脏和血管。心脏是循环系统的动力器官，它在神经和体液的调节下，有节律地收缩和舒张，不停地将血液从静脉吸入，由动脉射出，使血液在心血管内不停循环，终生不止。血管是输送血液流动的管道，血管系统与心脏共同构成一个基本密闭的循环通道，包括动脉、毛细血管、静脉，主要发挥输送血液和物质交换的作用。血管内流动的血液对单位面积血管壁的侧压力就形成血压。心血管系统发生病变，可导致心衰、高血压、心律失常、心肌缺血等疾病。因此循环系统药物研究主要包括心功能测定、血压测定、抗心律失常、抗心肌缺血等药理实验方法。

一、心功能的测定

测定心脏功能的实验方法主要有离体心脏实验法和在体心脏实验法。

1. 离体心脏实验法

经典方法有斯氏法和八木氏法灌流离体蛙心或蟾蜍心脏、Langendorff 法灌流哺乳类动物离体心脏。近年来，离体乳头肌实验、离体心房肌实验和体外心肌培养实验方法更为常用。

（1）斯氏法离体蛙心灌流实验。青蛙或蟾蜍是两栖动物，当把含有任氏液的蛙心套管直接插入心室，蛙心离体后，能维持蛙心的正常跳动；再将心尖部连线通过生物信号采集系统或通过多道生理记录仪的机械张力换能器，描记正常心脏的活动曲线，分析节律和心率等心功能指标。

（2）离体 Langendorff 法灌流法。离体动物（大鼠、豚鼠、家兔）心脏在恒温恒压条件下，将心脏套管插入主动脉，逆行灌流含氧的 K-H 液，由冠状动脉灌流心肌，灌流液经冠状静脉窦从右心房、肺动脉和腔静脉断端流出，此流出量为冠脉流量，同时还可以记录心肌收缩力。另外，从左室插水囊或气囊，测其左室内压、左室舒张末期压力、左室内压变化速率及心率。实验中应注意向主动脉插心脏不宜过深，以防损伤主动脉瓣或堵塞冠状动脉入口。本方法排除了神经和体液因素的控制，直接观察药物对心脏功能和冠脉流量的影响，是筛选作用于心血管药物的常用方法之一。

2. 在体心脏实验法

将实验动物心脏心尖处与位移换能器连接，可将心脏收缩情况及心率记录于多道生理记录仪上，其搏动幅度的大小与频率，可反映心肌收缩力和心率，并同步记录血压情况。本实验可用蛙、大鼠、兔、猫、犬的心脏观察药物对心肌收缩力、频率、节律、血压、心电图等影响。

二、血压测定

血压测定法大体分为直接测压法和间接测压法,每种又可以细分几种,常用动物为大鼠、狗和猫,一般不宜用兔做血压实验,因为兔血压易波动,对药物反应与人相差较大。

1. 直接测压法

(1) 麻醉动物直接测压法。先将实验动物麻醉后,仰卧固定在手术台上,注意四肢不可束缚过紧以免影响血液循环,用线绳通过门齿将颈部拉直以便手术操作。用手术剪剪毛以暴露手术部位,做颈部正中纵向切口,分离气管做一气管插管;然后手术分离颈总动脉或者股动脉进行插管,将动脉导管与压力换能器相连,信号放大后记录于信号采集计算机系统,可以记录收缩压、舒张压、平均动脉压等,也可以记录血压波形。注意,手术操作要仔细,以免大出血,压力换能器应预先定标,导管内预先充满 0.05% 肝素生理盐水,以免血液凝固。

(2) 清醒动物直接测压法。主要用大鼠进行实验,用聚乙烯管制作动脉导管,先将动物麻醉,仰卧固定于手术板上,手术区剪毛,沿股动脉切开皮肤,分离出股动脉,用眼科剪开一小口,将动脉导管插入股动脉,将导管继续插入至腹主动脉,先将导管固定在股动脉上,防止动物在接记录系统时将导管拉出,在导管隆起处穿线将导管固定于腿部肌肉上,导管内注满 PVP 溶液,切口缝合。动物清醒后单笼喂养 36h 后连接测压系统进行实验。将导管内 PVP 溶液清除,换入肝素化生理盐水,用计算机测压系统进行血压测定。如果是口服给药,可在麻醉时造胃瘘给药。

2. 间接测压法

采用充气加压压迫动脉,使血流中断,脉搏消失,然后减压,通过检测局部组织容积改变或动脉脉搏改变或动脉血流改变来间接测定血压。检测容积的方法有水容积法、光电容积法等,检测脉搏的方法有描记法、听诊法和触诊法,检测血流的方法有多普勒超声血流计法、显微镜观察法等。各种方法适用的广度和精度具有差别,目前以大鼠尾动脉脉搏描记法和狗颈总动脉脉搏听诊法较常用,与直接测压有良好的相关性。

三、微循环实验

微循环是生命的基本特征之一,是机体与周围环境不断进行物质、能量、信息传递活动的场所。微循环是指微动脉和微静脉之间的血液循环。基本功能是进行血液和组织液之间的物质交换。正常情况下,微循环的血流量与组织器官的代谢水平相适应,保证各组织器官的血液灌流量并调节回心血量。如果微循环发生障碍,将会直接影响各器官的生理功能。现已发现许多疾病的发生均与微循环障碍相关,涵盖神经、心血管、呼吸、消化等各大系统。因此,运用现代先进仪器,研究各种器官组织微循环已成为必不可少的手段。

关于微循环的研究方法与手段,大体包括形态学观察、活体微循环观察、血液流变学观察以及内皮细胞培养等方法,其中最为重要、常用的是活体微循环观察法。此法可以直接观察药物对用药局部以及全身微循环的影响。根据观察部位的不同,一般分为体表微循环和内脏微循环两大类实验方法。体表微循环主要观察皮肤(甲皱)、黏膜(齿龈、唇、舌)、眼球结膜等;内脏微循环主要观察心、脑、肺、肾、肝、脾、淋巴结、肠系膜、甲状腺、肾上腺乃至骨髓等组织器官,观察指标有微血管形态(包括微血管的外形、管径大小、毛细血管网交叉点记数)、微血流动态(包括血色、血细胞流态、血浆流态)以及微血管周围变化(主要观察微血管周围是否有渗出和出血现象,以反映微血管管壁通透性和完整性的变化)三方面,同时在实验时还应注意温度、湿度、酸碱度、渗透压等因素对实验的影响。

小鼠软脑膜微循环障碍模型:KM 小鼠,体重 18～22g,雌雄各半,实验时将各组小鼠腹腔注射 20％乌拉坦(1g/kg)麻醉,腹卧位头部固定,颅顶正中皮肤"T"形切开,以矢状缝外 3mm,冠状缝下 3mm 为中心,用手术刀片掀开颅骨,暴露脑膜,形成一个直径约 5mm 的颅窗,加入(37℃温热)生理盐水止血,术后稳定 30min 后开始实验,整个实验过程保持动物体温 37℃。将实验动物置于微循环显微镜下,选择直径为 30～50μm 微动脉及微静脉,测定正常管径大小,测定后给予相应药物,给药 10min 后尾静脉注射 10％高分子右旋糖苷 0.1ml/10g 引起脑膜微循环障碍,观察造模 30min 后微动脉、微静脉管径大小的变化以及每视野毛细血管交叉网点数目的变化。环境温度空调控制在 25℃±2℃,生理盐水等液体用恒温水浴箱恒定在 37℃。

四、血流动力学实验

血流动力学方法是研究药物对心血管机能影响时较常用的一种方法,实验可选用大鼠或猫,犬、小型猪。通过连续动态观测受试动物血压、心率、心电图、心输出量、心脏指数、心搏指数、左室内压、左室内压最大上升速率、左室舒张末期压、左室做功指数、总外周阻力、冠脉流量及心肌耗氧量等指标的变化,研究受试药物的正性肌力作用、升血压或降血压作用、冠脉扩张作用和抗心肌缺血作用等。

血流动力学评价指标及意义:①血压(BP):包括平均收缩压(SAP)、平均舒张压(DAP)、平均动脉压(MAP)、脉压差(PP)。SAP 是指收缩期的平均压力,与心脏收缩力和搏血量有关系。DAP 是指舒张期的平均压力,与心搏血量和血管的阻力状况有关系。MAP 是指动脉内压力自收缩期到舒张期保持的平均压力。PP 是指收缩压与舒张压之间的压力差,与心搏血量的多少关系密切。以上指标的单位均为 kPa(或 mmHg)。当 BP 下降时,DAP 下降大于 SAP 下降,表明降压主要由外周阻力下降所致。②左心室压力(LVP),表示等容收缩期左心室内压力的变化,当心肌收缩力加强或前后负荷升高时 LVP 上升。其中,LVSP 为左心室收缩期峰压。单位为 kPa(或 mmHg)。③左室舒张末期压(LVEDP),代表左室前负荷,是分析心功能的重要参数,也可间接反映左室功能。LVEDP 反映左心室的充盈程度和舒张功能及顺应性。左心室舒张功能不全或回心血量增加时,LVEDP 可升高;反之,左室收缩加强或回心血量减少,则 LVEDP 降低。单位为 kPa(或 mmHg),一般在±10mmHg 以内。④左室等容期压力变化最大速率($\pm dp/dt_{max}$),在一定程度上反映室壁张力的变化速率。$\pm dp/dt_{max}$是反映等容收缩期心肌收缩及舒张功能的常用指标,但它对负荷状况及心率(HR)改变的依从性大大限制了生理意义的准确程度。等容收缩期左室内压最大上升速率$+dp/dt_{max}$是评价心肌收缩性能的常用指标,在一定程度上受心率及前、后负荷的影响并与其成正相关。当心率、前后负荷不变或降低时,$+dp/dt_{max}$上升或不变则表示心肌收缩性能增强。等容舒张期左心室内压最大下降速率($-dp/dt_{max}$)是心肌舒张参数,是评价心室舒张功能的重要指标。单位为 kPa(或 mmHg)/s。⑤左室开始收缩至左室内压上升速率峰值时间($t-dp/dt_{max}$):在变力因素作用下$+dp/dt_{max}$与$t-dp/dt_{max}$变化方向相反,而负荷状态改变时变化方向相同。单位为 ms。⑥左室压力对数值变化速率($dp/dt \cdot P^{-1}$):反映心肌收缩性能的指标,较少受心脏前后负荷的影响。单位为 s^{-1}。

五、实验性高血压动物模型

实验性高血压动物模型包括肾性高血压模型、内分泌高血压模型、神经源性高血压模型、遗传性高血压动物模型等。

直接对肾或对肾血管实施手术造成的高血压模型称肾性高血压模型，其机制与肾缺血导致肾素-血管紧张素系统激活有关。肾性高血压动物模型的病理生理表现与人类高血压有许多相似之处，其手术操作较简便，适用于抗高血压药物的筛选和疗效评价。

(1) 肾血管性高血压模型。常用动物为成年狗或者大鼠，分为 2 肾 1 夹型（两侧肾完整，一侧肾动脉狭窄）、1 肾 1 夹型（一侧肾切除、一侧肾动脉狭窄）、2 肾 2 夹型（两侧肾完整，两侧肾动脉狭窄）。实验中注意肾动脉狭窄程度，一定范围内，动物血压升高速度和程度与动脉狭窄程度呈正比，但如果肾动脉狭窄过度，则易引起肾坏死，从而引起实验失败。

大鼠两肾一夹型肾血管性高血压模型：选用 Wistar 大鼠，体重 200～250g，雌雄兼用，术前用大鼠无创血压测定仪测定尾动脉血压 3 次。戊巴比妥钠（30mg/kg）腹腔注射麻醉，右侧位固定于鼠台上。体外触及左侧肾脏，剪去局部 3cm×3cm 被毛，消毒铺巾。在肾脏与脊柱之间沿与脊柱平行方向切开皮肤，切开 2～5cm，逐层分离皮下筋膜及肌肉，并以生理盐水棉球推开肾周围脂肪囊，用开睑器拨开充分暴露手术视野，用手指追查肾脏，仔细分离肾动脉。检查无误后在肾动脉自主动脉分叉处放置标准钢丝（直径 0.2mm），银夹钳夹闭银夹，肾脏颜色由红色变浅为度，然后取走标准钢丝，观察 2～3min，如果肾脏没有恢复原来的红色或变得更浅表示狭窄程度合适，逐层关闭肌肉和皮肤，用青霉素溶液消毒。以后每天同一时间点连续测量观察 12 周，一般术后 2 周达到高血压标准，4 周左右达到高峰保持稳定水平。观测指标包括血压水平和肾脏、心脏病理学检查等。

(2) 肾外包扎性高血压模型。常用实验动物为大鼠，在肾外包扎异物，可致肾周围炎症，出现增生造成肾缺血，分为 2 肾 1 扎型（两侧肾完整，一侧肾包扎）、1 肾 1 扎型（一侧肾切除、一侧肾包扎）、2 肾 2 扎型（两侧肾完整，两侧肾包扎）。

(3) 内分泌高血压模型。如去氧皮质酮（DOC）盐性高血压模型，将大鼠麻醉后，切除左肾，术后每天用去氧皮质酮皮下注射，连续 5 周，同时饮用 1％NaCl 水溶液，约经过一周左右大鼠血压开始升高，5 周时大约 70％大鼠出现持续性高血压表现。

(4) 遗传性高血压动物模型。以自发性高血压大鼠、Dahl 盐敏感大鼠和米兰种高血压大鼠应用较多，该类动物的血压升高多是由基因遗传决定的，和人类高血压发病与遗传密切相关一致，是研究高血压发病机制和筛选降压药物较为理想的动物模型。

六、抗心律失常实验

引起实验性心律失常的方法大致包括：①药物诱导心律失常；②电刺激引起心律失常；③结扎冠脉引起心律失常；④应用心肌培养技术和电生理技术研究药物对心肌细胞作用的分子机制等。

从引起心律失常类型来看可以分为：①房性心律失常，如电刺激心房；②室性心律失常，如药物诱发模型（乌头碱、哇巴因、钡盐、钙盐、氯仿、肾上腺素等）、电刺激诱发模型、麻醉开胸狗结扎冠状动脉前降支引起的心律失常模型等；③缓慢型心律失常模型，如无水酒精诱发的房室传导阻滞；④对心肌电生理特性影响的实验动物模型。

常用做心律失常动物模型的实验动物有大鼠、小鼠、豚鼠、兔、猫、狗等,但它们各有特点,应根据具体情况选用相应动物。实验中常记录动物的Ⅱ导联心电图以观察药物发生心律失常的时间、心律失常的类型、持续时间等,当诱发心律失常持续时间较短暂时,可以预防给药,观察其保护作用,如果心律失常持续时间较长时,可以在稳定期给药,观察其治疗作用。

垂体后叶素诱发大鼠心律失常模型:该模型较常用。选用SD大鼠,体重220g左右,雄性。大鼠腹腔注射乌拉坦2g/kg体重麻醉,固定于手术台上,皮下插入心电图电极,记录Ⅱ导联心电图,然后尾静脉注射垂体后叶素0.75U/kg。恒速10s推完,连续记录Ⅱ导联心电图10min,可出现心律不齐、室性期前收缩、室性心动过速、心室纤颤等各种类型心律失常,计算心律失常的发生率。大鼠注射垂体后叶素后一般30s～2min发生心律失常,持续20s～5min不等。

七、抗心肌缺血实验

造成动物心肌缺血的方法很多,主要通过结扎动物的左冠状动脉前降支引起心肌缺血,与人类急性心肌梗死发病相似,并可进行血流动力学、心电图ST段分析、组织染色和血清酶学等综合指标测定,确定心肌缺血的程度。另外还有药物诱发冠状动脉痉挛(垂体后叶素、麦角碱、异丙肾上腺素或肾上腺素等药物)而造成的心肌缺血动物模型。常用的动物有大鼠、兔、猫、狗、猪等。下面简要介绍大鼠冠状动脉结扎型心肌缺血模型。

大鼠冠状动脉结扎型心肌缺血模型:①用25%乌拉坦腹腔注射麻醉,将动物仰卧位固定鼠台上,四肢皮下插入心电图针状电极连接心电图机记录Ⅱ导联心电图。②开胸前30min,于剑突下腹中线处开一小口,经十二指肠给药后,迅速缝合腹腔(即结扎冠脉前30min给药);或其他给药方式。③行气管插管术,剪开胸部皮肤,钝性分离皮下肌膜、肌肉,连接动物呼吸机辅助呼吸。④于第3、4肋间钝性分离肋间肌以人用泪囊牵开器撑开,充分暴露心脏,剪开心包,于左冠状动脉前降支穿线以备结扎(假手术组只穿线不予结扎),稳定10min左右,记录,然后结扎冠脉。迅速关闭胸腔,挤出胸腔中的空气,逐层缝合肌肉与皮肤,稳定5min左右,撤去呼吸机,恢复自主呼吸。⑤分别记录结扎前Ⅱ导联心电图(ST段)J点、T波及心率值,冠脉结扎后,记录结扎后各时间点的Ⅱ导联心电图(并读出ST段(J点)、T波值)及心率值。

八、抗心力衰竭实验

心力衰竭又称心功能不全,是心脏功能从完全代偿阶段发展到失代偿阶段的整个过程,它包括心脏的收缩、舒张与泵血功能、电生理功能、内分泌功能等的不正常状态,它是各种心血管疾病发生发展不同阶段的临床综合征,其发病率高,严重威胁人类生命安全,现代治疗目的重点在于防止和延缓心衰的发生与发展,同时降低病死率。

心力衰竭动物模型种类较多,主要有:①结扎大鼠左冠状动脉主干诱发大鼠充血性心力衰竭模型;②腹腔动静脉造瘘术诱发大鼠慢性容量超负荷心力衰竭模型;③腹主动脉缩窄诱发大鼠慢性充血性心力衰竭模型;④冠状动脉结扎与腹主动脉缩窄所致大鼠慢性心力衰竭模型;⑤阿霉素致大鼠心力衰竭模型;⑥切除睾丸加阿霉素诱发大鼠慢性心功能不全模型;⑦切除一侧肾脏加去氧皮质酮诱发大鼠慢性心衰竭模型;⑧异丙肾上腺素致大鼠心力衰竭模型;⑨主动脉缩窄诱发豚鼠慢性充血性心力衰竭模型;⑩结扎兔冠状动脉左室支诱发兔急性缺血性心力衰竭模型等。

以上动物模型的观测指标包括动物的生存率、血流动力学指标检测[测定其收缩压(SBP)、舒张压(DBP)、平均动脉压(MAP)、左室收缩压(LVSP)、左室舒张末压(LVEDP)、左室内压最大上升速率($+\mathrm{d}p/\mathrm{d}t_{max}$)、左室内压最大下降速率($-\mathrm{d}p/\mathrm{d}t_{max}$)]、心率(HR)、心肌梗死面积测量、心脏质量、心重/体重比值、左室重/体重比值、右室重/体重比值等。下面简要介绍结扎大鼠左冠状动脉主干诱发大鼠充血性心力衰竭模型,其余模型制备方法参见相关专著。

结扎大鼠左冠状动脉主干诱发大鼠充血性心力衰竭模型:选 SD 大鼠,体重 200～300g,雄性。乙醚吸入麻醉后仰卧固定在手术台上,连接微量人工呼吸机行常压口腔通气,并经呼吸机持续乙醚吸入麻醉。大鼠四肢皮下连接心电监护电极,在术中做监护用。在左前第 2 肋间开胸,皮肤切口长约 1.5cm,逐层分离,向上推开胸腺,切开胸膜及心包膜,以无菌湿棉球向下压迫左肺,用开睑器牵开肋间切口,镊子提住左心耳,暴露主动脉根部,在右室流出道与左心房之间,距主动脉根部 2～3cm 处用 5-0 丝线穿过左冠状动脉主干,连同一小束一起结扎。结扎后左室壁立即变苍白,并出现室壁运动减弱。心电监护可见肢体导联振幅明显升高,随后出现 I、aVR 导联 S—T 段明显抬高,证实结扎成功。如果没有出现可重新结扎。模型组按上述操作,假手术组只穿线绕过左冠状动脉主干而不结扎。取出湿棉球,退出开睑器,加大通气量使左肺膨胀,然后逐层关胸。切口用青霉素溶液消毒,整个过程无菌操作,关胸同时停用乙醚,大鼠清醒后分笼饲养 4 周后检测。整个过程注意保证良好的人工呼吸,手术视野清晰,避免损伤左肺,尽量缩短手术时间,术后严密观察,及时处理严重心律失常。观测指标见前。

九、抗休克实验

休克是各种原因引起的有效循环血量锐减的反应,是组织血流灌流不足引起的代谢障碍和细胞受损的病理过程。动物休克模型较多,根据原因主要分为:①创伤性休克模型,包括打击性和捆绑性;②过敏性休克模型;③失血性休克模型;④心源性休克模型;⑤内毒素性休克模型;⑥烫伤性休克模型等。常用的实验动物有大鼠、豚鼠、家兔、猫、狗。下面简要介绍家兔肠系膜上动脉夹闭性休克模型,其余模型制备方法参见相关专著。

家兔肠系膜上动脉夹闭性休克模型:通过夹闭家兔肠系膜上动脉,使小肠循环出现障碍,长时间缺血缺氧引起肠壁坏死和通透性增加,大量液体从肠腔丢失,肠道内细菌及毒素进入血液,从而引起心血管及其他脏器功能障碍,并且开夹后导致再灌注损伤,引起休克。选用家兔,2.5kg 左右,雌雄兼用。麻醉,分离一侧颈总动脉,经生物信号采集系统记录动脉血压和II导联心电图,同时切开正中腹壁,分离出肠系膜上动脉,用无创动脉夹夹闭肠系膜上动脉 1h,开夹后血压降低,5～10min 后稍有回升,15～20min 达恢复高峰,然后血压开始逐渐下降,造成休克模型。观测指标包括:动脉血压、休克发生率、腹腔渗液量及小肠病理学检查。

第八节　泌尿系统药理实验

肾是人体重要的生命器官,通过其排泄功能而维持人体内环境相对恒定。一旦肾脏受到损害,功能减退,代谢产物在体内蓄积,会导致机体各个系统功能障碍及器官损害,最终发展为尿毒症甚至死亡。影响肾脏生理功能的主要影响因素有肾血流量,肾小球滤过率和肾小管重吸收及浓缩稀释功能。此外,临床检验常以一些生化指标(肌酐、尿素氮等)反映肾功能,因此在进行药物影响泌尿系统功能的药理实验时,通常从以上几方面来设计实验评价药物的作用,主要有肾血流量测定、肾小球滤过率测定、肾小管功能测定、肾功能生化检验、利尿药作用观察等实验,其次还涉及一些肾脏疾病动物模型的复制。

一、肾血流量测定

肾血流量测定主要有放射性核素肾图检查法和对氨马尿酸清除率实验法。目前以前者常用,但后者简便。

放射性核素肾图检查法的基本原理是通过将邻[131]I-马尿酸静脉注射给动物,标记物随肾动脉血流入肾,经肾小球过滤和近端肾小管分泌能很快被清除,然后随尿经输尿管和膀胱排泄,通过计数器的测定获得放射性核素肾图,不仅能动态反映两侧肾的供血情况,而且能反映肾小管分泌功能及输尿管是否通畅。对于药物作用的评价,可通过给予药物后,与正常肾图比较,反映药物对肾血流量和肾功的影响;若动物造模,则比较模型动物与正常动物肾图差异,再观察药物的治疗作用。一般采用2~2.5kg健康、活泼未做过任何实验的家兔进行实验。

对氨马尿酸清除率实验法的基本原理则是将一定剂量的对氨马尿酸(PHA)静脉注射给予实验动物,PHA随血液循环流经肾脏时,能从血浆中全部由肾小球过滤,肾小管排泌至管腔,且不在肾小管内被重吸收,因此该物质血浆清除率就等于肾的每分钟血浆流量,可将PHA的清除率作为有效肾血浆流量的客观指标。对于药物作用的评价,可通过给予药物后,与正常组或模型组动物的肾血浆流量/min比较,来评价药物对肾血流量的影响。此实验一般选用大鼠或狗,其中大鼠更为常用。实验中,注意每次采血后应立即补充等量的其他鼠血,以保持动物循环血量的恒定。收集尿液的容器可加放一些液体石蜡,以防尿液蒸发。尿量测定可采用称量法。

二、肾小球滤过率测定

肾小球滤过率(CFR)是指单位时间(min)内从双肾过滤的血浆毫升数。主要有菊粉清除率和内生肌酐清除率实验法。

菊粉清除率法的基本原理是利用菊粉在体内的清除只从肾小球过滤,不被肾小管重吸收或排泄,且体内既不能合成又不能分解的特点,符合CFR测定要求。由于菊粉的血浆浓度也不影响CFR测定的准确性,故被认为是测定CFR的金指标。此实验一般选用大鼠或狗,其中大鼠更为常用。将一定剂量的菊粉静脉注射给大鼠后,通过不同时间点采集尿液和血液,测定菊粉浓度,按公式计算菊粉的清除率,即是其滤过率。该实验的药物评价方式及注意事项同对氨马尿酸清除实验。也可标记菊粉,用放射性核素法测定。

内生肌酐清除率法(Ccr)的基本原理是利用血浆肌酐为内源性物质,血浆浓度相对稳定,几乎完全由肾小球过滤,不被肾小管重吸收、仅小部分由肾小管分泌的特点,可替代菊粉用作CFR的测定。实验动物一般选用大鼠(8~12周,雌雄不限)。将所测定的大鼠血、尿肌酐值及尿量代入公式即可得Ccr。药物给予后,通过与正常组或模型组动物的Ccr比较,来评价药物对肾小球滤过率的影响。一般而言,正常情况下血肌酐值较实际为高,尿肌酐值与实际相符合,因此正常时 Ccr 大致等于 CFR,两者之比为 1.05∶1。进行性肾功能衰竭时,血肌酐值误差减少,Ccr 也较 CFR 为高。

三、肾小管功能测定

1. 肾小管重吸收实验

一般采用葡萄糖重吸收试验(TmG)。其基本原理是利用正常情况下,从肾小球过滤的葡萄糖几乎全部由近端肾小管重吸收的特点,因此当葡萄糖浓度升高到某种程度时,重吸收达极限,肾小球过滤的葡萄糖由尿中排出。在此浓度下,单位时间内肾小球过滤的葡萄糖量减去尿中排泄量即为 TmG。该实验的动物选择、操作步骤、药物评价及注意事项类似氨马尿酸排泄实验。

2. 肾小管浓缩稀释功能测定

可通过尿液渗透压和尿中游离水生成测定的实验方法,反映肾脏对尿液浓缩与稀释能力的影响。一般用冰点下降法测定尿渗透压,任何溶液冰点均低于原来的纯溶剂,冰点降低的程度与溶液中溶质微粒的数量呈正比,1 渗量的溶质可使 1kg 水的冰点下降 $1.858℃$,根据实际测得的冰点下降度数,再用 1.858 去除,即可算出所测尿液渗透或血浆渗透压。

此外,在尿液稀释过程中会生成低渗尿,其中一部分是无溶质水,即自由水(CH_2O),在尿液被浓缩时自由水又被重吸收,CH_2O 为负值,一般用 TCH_2O 来表示。为观察药物对尿液稀释和浓缩过程的影响,此实验必须在两种生理极端情况下进行,即排除抗利尿激素的影响,或在抗利尿激素分泌受到抑制后,可测知肾稀释能力;后一种情况可由严格控制水分,注射高渗盐水或给予外源性抗利尿激素所诱发,以测定肾浓缩能力。在上述实验条件下,分别测定健康动物给药前后 CH_2O 和 TCH_2O 值,比较数值的变化,即可间接推断利尿药的作用部位,此实验一般选用大动物为实验对象,如犬。

四、肾功能生化指标测定

血清肌酐和尿素氮都是机体蛋白质的代谢产物,它们的浓度取决于氮的分解和肾脏的排泄功能,在摄入食物和体内分解代谢比较稳定的情况下,两者浓度的高低取决于肾的排泄能力。因此,血清肌酐和尿素氮浓度在一定程度上反映了肾小球的过滤功能。其中,血清肌酐不受高蛋白饮食、消化道出血、高分解代谢等肾外因素的影响,比尿素氮更能准确地反映肾小球功能。两者对肾功能反映直观、确切,实验方法简便(具有常规试剂盒),为临床判断肾功能的一项良好指标,然而敏感性较差。药理实验中,可通过与正常组或模型组动物血清肌酐和尿素氮值的比较,评价药物对肾功能的影响。某些动物的血清肌酐和尿素氮的正常值如表 4-2 所示。

表 4-2　实验动物血清尿素氮和肌酐正常值

动物	尿素氮/(mg/dl)	肌酐/(mg/dl)
小鼠	13.9～28.3	0.30～1.00
大鼠	5.00～29.0	0.20～0.80
豚鼠	9.00～31.5	0.62～2.18
兔	13.1～29.5	0.50～2.65
狗	5.00～23.9	0.80～2.05
猫	14.0～32.0	0.40～2.60
恒河猴	7.00～23.0	1.00～2.00

五、利尿药实验

利尿药的动物实验方法主要包括急性实验和慢性实验两类。前者可在短时间内得到结果,缺点往往是在麻醉或手术等非生理状态下进行实验,如直接从输尿管或膀胱收集尿液。后者过程较长,但是由于在生理或接近生理状态的条件下进行,所得结果较为可靠,主要是代谢笼实验法。为回避急性实验的缺点,可对动物进行膀胱造瘘,然后将动物固定于特制装置中在清醒状态下进行实验,但操作复杂,筛选实验极少使用。

1. 代谢笼利尿实验

(1)基本原理。利用代谢笼集尿装置,可将动物粪尿分开,便于准确收集尿液,同时动物处于正常生理状态,能较为准确地反映药物的利尿作用,是常用的筛选实验方法。

(2)实验动物。大鼠、小鼠均可使用,大鼠较为常用,同一性别,体重100～200g。

(3)操作步骤

1)适应环境。将动物预先置于代谢笼中适应1～2天,观察自由饮水条件下尿量是否稳定。

2)筛选。实验前动物禁食不禁水18h,给药前按体重灌胃去离子水2.2ml/100g,使动物体内水平衡,置代谢笼中,收集2h尿液,凡尿量超过40%水负荷者为合格动物,可进行正式实验。

3)动物给药后,放置代谢笼中(每笼1只),每小时收集尿液1次,连续5～6h。

(4)注意事项。实验开始时轻压大鼠腹部,排出余尿。尿液收集过程中注意尿液蒸发和粪便污染。室温调控在20℃左右为好。

(5)评价。通过药物给予后,与正常组或模型组动物的尿量比较,评价药物的利尿作用,还可进行尿液中钠、钾、氯离子含量测定,并可做出时效曲线。

2. 输尿管或膀胱集尿实验

(1)基本原理。利用手术操作,直接从动物输尿管或膀胱收集尿液,该方法适用于较大的动物,如猫、狗或兔,但动物处于麻醉状态。

(2)实验动物。猫、狗、兔均可使用,兔较为常用。

(3)操作步骤

1)动物麻醉、固定。将动物麻醉后,以灌胃方式(50ml/kg)作为水负荷(或静脉插管,恒速静脉滴注任氏液)。动物仰卧位固定,脐下正中切口剖开腹腔,找到膀胱。

2)插管。可进行膀胱插管或输尿管插管。前者在膀胱腹面纵向切口,于膀胱三角上方找到输尿管开口处,插入玻璃导管,膀胱外输尿管开始处丝线结扎。后者操作则是在膀胱后方找到输尿管,仔细分离2cm左右,剪一V形口,向肾脏方向插入聚乙烯塑料导管或玻璃导管,丝线结扎固定。

3)收集尿液。导管连接橡皮管,预先用温生理盐水注满,通过漏斗将尿液收集于量筒中。

(4)评价。可通过动物自身比较,观察给药前后动物的尿量变化反映药物的利尿作用,还可进行尿液中钠、钾、氯离子含量测定。

六、肾脏疾病的动物模型

肾脏疾病的动物模型主要包括肾小球肾炎、肾小球肾病、间质性肾炎或肾损害、急性肾衰竭、慢性肾功能不全、糖尿病肾病及肾脏或尿路结石等模型。

肾小球肾炎动物模型制备方法较多,包括Heymen肾炎(免疫复合物性肾炎)、Masagi肾炎(抗肾抗体性肾炎、肾毒血清性肾炎)、Stebly肾炎(自身抗体性肾炎、实验性过敏性肾炎)、柴田肾炎、血清病肾炎、IgA 肾炎、抗 Thy-1 肾炎及局灶节段性肾小球硬化八种模型。前七种模型均是通过给予动物异种或同种的抗原物质,如动物肾皮质匀浆、血清蛋白、抗肾抗体、鼠类胸腺细胞的糖蛋白等,诱发动物产生抗体,导致异常免疫性反应,引起肾炎。实验动物多选用大鼠与兔。第八种模型则是通过嘌呤霉素注射、肾大部分切除及抗 Thy-1 抗体诱发系膜增殖性肾炎等方法,在动物身上模拟人类局灶节段性肾小球硬化的病理改变进行造模,此模型伴有进行性的肾功能减退。

肾小球肾病动物模型包括氨基核苷肾病、阿霉素肾病与氯化汞肾病。通过给大鼠注射氨基核苷嘌呤霉素、阿霉素可产生与人类肾病综合征极为相似的症状,如出现大量蛋白尿、全身浮肿、高脂血症等表现,肾小球上皮细胞亦表现出足突融合、消失、胞浆空泡变性等病理改变。低剂量的氯化汞重复皮下注射能诱发大鼠产生抗肾小球基膜抗体,使大鼠产生膜性肾病,为一种 T 细胞依赖性的自身免疫反应。动物出现蛋白尿,肾小球基膜(GMB)呈弥漫性、局灶性增厚、免疫复合物沉积等病理改变,动物同时出现免疫失调的表现。

间质性肾炎或肾损害的动物模型制备,包括抗 TBM 抗体间质性肾炎、药物性间质性肾炎、重金属性间质性肾炎、低钾性肾炎及返流性肾病模型。前 3 者通过给予动物 TBM 抗原、外源性抗原物质与重金属导致动物的急性或慢性间质性肾炎。动物可选用大鼠、小鼠、兔或山羊。反流性肾病模型则是通过机械方法引起膀胱输尿管反流,最终引起肾组织瘢痕形成,造成局灶节段性肾小球硬化,常选用大鼠进行操作。

急性肾衰竭(ARF)动物模型的制备方法也较多,包括缺血性 ARF,氯化汞、氨基糖苷类抗生素、血红素及甘油等物质导致的 ARF,以及肾部分切除所致的 ARF。缺血性 ARF 的制备,可通过出血性休克法、去甲肾上腺素滴注法及肾动脉血流阻断法进行造模,前 2 种方法制备的模型在组织学上能观察到近端肾小管坏死病变,但病变程度与性质难以均一化;第三种方法制备的模型由于病理上易于观察,且与临床接近,实验动物可用小鼠、大鼠或兔,因此常被采用。对于不同物质所诱导的 ARF 动物模型,常选择大鼠进行实验,重现性较好,肾小管急性坏死病理表现明显。肾部分切除所致 ARF 模型,一般选择大鼠,通过部分肾组织机械切除或肾动脉分支结扎方法制备。

慢性肾功能不全动物模型,可通过给大鼠静脉注射嘌呤霉素配合单侧肾切除进行造模,亦可对大鼠进行 5/6 的肾切除或结扎来造模。两种方法均涉及右侧肾的切除,实验中应注意止血、减少手术创伤,从而提高模型动物存活率。

糖尿病肾病动物模型的制备,通常采用化学物质破坏动物胰岛 β 细胞,导致机体胰岛素分泌减少,水平低下,进而发生中重度的高血糖症。常用化学物质有链脲菌素(STZ)和四氧嘧啶(alloxan),动物可选择大鼠、小鼠、兔等,大鼠较常用。

肾脏或尿路结石动物模型的制备,通常依据人类尿路结石多为含钙结石,多以草酸钙结晶形式沉积于尿路的特点,给予动物活性维生素 D_3 增加肠道钙离子吸收,同时给予乙烯葡萄糖增加体内草酸生成,使尿的草酸排泄增多,易形成草酸钙形式沉积,从而造成结石模型。实验动物常选择大鼠。

综上所述,可以发现以上肾病动物模型在制备方法方面具有一定的交叉性,但各自侧重点不同。因此,在进行药物药效作用的观察时,应注意密切结合药物的临床适应病证,合理地选择相关动物模型,准确反映出药物的疗效。

第九节　呼吸、消化系统药理实验

一、呼吸系统药理实验

机体与外界环境之间的气体交换过程称为呼吸。通过呼吸,机体从外界摄取新陈代谢所需的氧气,排出代谢中产生的二氧化碳,以维持机体血气平衡和内环境的稳定,因此呼吸是维持机体生命活动所必需的基本生理过程。

临床上,咳嗽、咯痰和哮喘是呼吸系统疾病的主要症状,三者往往互为因果关系。痰可刺激呼吸道感受器引起咳嗽,还可阻塞细支气管诱发哮喘;支气管痉挛可引起哮喘,同时因肺泡膨胀,刺激牵张感受器,引起咳嗽;咳嗽可引起呼吸道黏膜充血,分泌物增加,从而引起支气管痉挛而诱发哮喘,同时由于管腔狭窄,使痰液积聚,不易咳出。因此,呼吸系统药物的药理实验主要涉及祛痰、镇咳、平喘三方面。

1. 祛痰药实验

呼吸道液是气管、支气管腺体及杯细胞的分泌物。支气管腺分泌浆液和黏液的混合物,杯细胞产生和分泌黏液。呼吸道液一方面可湿润气道黏膜、保护上皮纤毛运动;另一方面可包裹微粒、细菌等异物,使之从黏膜表面清除,即形成痰液,痰液可通过纤毛运动的输送经由呼吸道咳出。

祛痰药物往往可通过增加呼吸道分泌液,使附着于呼吸道黏膜的痰变稀,易于从气道壁脱落及咳出。同时,增加的分泌液还可覆盖于黏膜表面使之光滑,保护黏膜免受有害刺激。因此,观察药物对于呼吸道液分泌量的影响,是祛痰药药效研究中常见的实验方法。此外,由于纤毛运动对于异物的排除发挥重要的作用,观察药物对于纤毛运动的影响,也可证明药物的祛痰作用。

(1) 呼吸道分泌液量测定(小鼠酚红排泄法)。呼吸道分泌液量测定可采用小鼠、家兔为实验对象,以酚红、酚磺酞等为指示剂,采用分光光度法测定色素由呼吸道的分泌量。其中,小鼠酚红排泄法的基本原理是利用小鼠腹腔注射酚红后,酚红可部分从气道排泄,通过测定小鼠气道中酚红的排泄量,来反映药物对气道分泌液量的影响。获取呼吸道含有酚红分泌液的方法有浸泡气管和冲洗气管两种方法,比较给药组与正常组动物的酚红排泄量,来评价药物是否具有促进呼吸道分泌液分泌的作用。

此外还可在麻醉状态下收集大鼠、家兔在固定时间内分泌的呼吸道液体,直接测量分泌量的多少。大鼠气管毛细管引流分泌液量测定法常用:大鼠腹腔注射乌拉坦 1.0g/kg 麻醉,仰位固定,分离气管,在甲状软骨下缘正中两软骨之间插入已知重量的玻璃毛细管(长10cm,内径 0.8mm 左右),使分泌液沿毛细管上升,收集 60min 内的气管分泌引流液,称量后计算 60min/100g 体重的引流液毫克数。

(2) 呼吸道纤毛运动实验。从末梢细支气管至上呼吸道黏膜上皮布满纤毛,纤毛不断向上摆动,可以促进痰液的排出,其运动速度为 2~3cm/min。利用此原理,通过观察墨汁或木屑在动物气管黏膜表面运行一段距离所用时间或一定时间内运行的距离,可以了解药物对于纤毛运动的影响,间接反映药物的祛痰作用。实验动物常用家鸽,因其性情温顺,气管长且壁薄,易于观察。实验以墨汁移行距离,来评价药物是否具有促进纤毛运动的作用。

2. 镇咳药物实验

咳嗽反射的感受器主要存在于呼吸道上皮下、平滑肌肌束中及软骨周围,经由迷走神经、喉上神经、舌喉神经及某些交感神经支等传入神经传入咳嗽中枢,经传出神经引起肌肉运动等反应,引发咳嗽动作。药物可通过降低呼吸道感受器的敏感性或抑制咳嗽中枢,产生止咳作用。前者称为外周性镇咳作用,后者称为中枢性镇咳作用。

从咳嗽的反射弧来看,可通过刺激感受器和传入神经的方法来诱发咳嗽,常用方法有机械刺激法、化学刺激法、电刺激法等。其中,化学刺激法因具有简便、刺激强度可控等优点而较为常用。

在动物选择方面,小鼠和豚鼠使用较多,猫也被选用。其中,化学刺激法诱发小鼠产生咳嗽实验,可用于镇咳药物的初筛,但由于刺激后诱发的喷嚏与咳嗽动作不易区分,因此可靠性相对较差。豚鼠无论对化学刺激、机械刺激,还是对电刺激喉上神经均较为敏感,且动物易于获得,常被选用。通常应用初筛实验提示药物是否具有镇咳作用,再选用刺激喉上神经方法进一步确定药物的镇咳作用。

(1) 化学刺激引咳法(小鼠氨水引咳法)。浓氨水是一种强化学刺激物,动物吸入氨水气雾后,会刺激呼吸道感受器引起咳嗽反射。基于此原理,让小鼠吸入一定量的氨水,诱发咳嗽反应(小鼠腹肌收缩,同时张大嘴,有时有咳声),以咳嗽潜伏期、2min 内咳嗽次数及镇咳率为指标评价药物有无镇咳作用。

此实验也可以采用引起一半小鼠咳嗽的喷雾时间(EDT_{50})作为考察指标。实验过程为:小鼠接受恒压氨水刺激至预定时间,喷雾终止后立即取出小鼠,以 1min 内出现 3 次以上典型咳嗽动作者为"有咳嗽",否则视为"无咳嗽"。按序贯法求半数有效量的原理,改变每只小鼠的喷雾时间(相邻两个时间的对数组距固定在 0.08~0.1),按公式计算小鼠 EDT_{50} 和 R 值,$R > 130\%$ 认为有止咳作用,$R > 150\%$ 认为有明显止咳作用。公式如下:

$$EDT_{50} = \log^{-1} \frac{c}{n}$$

式中:n 为动物数;c 为 rx 值的总和,r 为每剂量组动物数,x 为剂量(即喷雾时间)的对数。

$$R = \frac{\text{给药组 } EDT_{50}}{\text{对照组 } EDT_{50}} \times 100\%$$

(2) 化学刺激引咳法(枸橼酸刺激法)。枸橼酸是一种较强的化学刺激物,豚鼠吸入枸橼酸后,作用于呼吸道感受器可反射性地引起咳嗽反应。此方法的基本原理同上,常用体重 200~250g 豚鼠,将豚鼠置于 2~4L 密闭钟罩内,以 600mmHg[①] 恒压喷入 17.5% 枸橼酸,流速为 15L/min,喷雾 1min,记录 5min 内咳嗽次数。以 5min 内咳嗽次数为指标评价药物的镇咳作用。该实验在进行前应进行预选,5min 内咳嗽次数少于 10 次的豚鼠应予以弃除。

(3) 电刺激猫喉上神经引咳法

1) 基本原理。电刺激猫喉上神经可引起咳嗽反应,通过本实验可进一步考查药物是否具有中枢性镇咳作用。

2) 实验动物。猫较常用。

3) 操作步骤

----

① 　1mmHg=1.333 22×10²Pa,下同。

A. 安装电极。取 2kg 左右猫,戊巴比妥钠 20～25mg/kg 腹腔注射麻醉。将猫背位固定于手术台,颈部正中切开,分离皮下组织,露出甲状软骨背部,找到迷走神经,沿迷走神经向头端找到结状神经节,可见一神经由此发出,即喉上神经。分离该神经,不要损伤神经,用线结扎末梢端(即靠近迷走神经干一端),将末端剪断,保留向心端,安装保护电极,固定。为避免神经干燥,并保证神经与电极接触良好,可用低熔点液体石蜡涂在神经与电极接触部位。

B. 刺激。一般采用刺激频率 40～50 次/s,脉冲宽度 0.5ms,连续刺激 5s,两次刺激时间间隔为 2～5min,刺激电压由小到大逐步递增,测出每侧喉上神经在连续刺激 5s 出现咳嗽的电压值,即为该猫的咳嗽阈值。给药后重复测定阈值变化情况。

4) 注意事项

A. 麻醉时不宜过深,以防刺激喉上神经不能引起咳嗽反应,从而造成假象。

B. 牵拉喉上神经时动作要轻柔,以免损伤神经。

5) 评价。以给药前后咳嗽反应的阈值变化为指标评价药物是否具有中枢性镇咳作用。

3. 平喘药物实验

平喘实验分为离体与在体两类实验方法。在体实验多采用喷雾致喘法、肺溢流法,离体实验包括气管容积法、离体气管条法等。在体实验多以豚鼠为实验对象,离体实验常分离豚鼠的气管进行相关操作,原因在于与其他动物相比,豚鼠的气管更接近于人的气管,且对药物较为敏感。

(1) 喷雾致喘法。本实验利用磷酸组织胺与氯化乙酰胆碱混合液气雾给予豚鼠,诱发其支气管痉挛、窒息,从而出现抽搐和跌倒,类似人类支气管哮喘发作的表现,然后观察药物的平喘作用。主要以用药后引喘潜伏期的变化情况作为评价药物有无平喘作用的指标。

(2) 肺溢流法

1) 基本原理。肺溢流法是一种测量支气管平滑肌张力的实验方法,是在整体动物上根据肺容量的增减变化观察药物的平喘作用。基本原理是通过人工呼吸机输送一定量的空气,除扩张动物的肺外,其超过容量的多余空气则可经过侧管溢流进压力换能器,从而测定支气管平滑肌的舒缩状态。

2) 实验动物。豚鼠,体重 250～300g。

3) 操作步骤。取豚鼠称量,腹腔注射戊巴比妥钠 30mg/kg 麻醉。颈正中切开皮肤,分离气管,插入气管套管。将气管套管与人工呼吸机和肺溢流装置系统相连,人工呼吸机频率 70 次/min,每次供气量 8ml。在胸壁上开一小洞,造成人工气胸,抑制动物的自发性呼吸,通过压力换能器记录溢流曲线。

4) 注意事项

A. 必须抑制豚鼠的自发性呼吸。

B. 豚鼠气管插管不宜太细,以免分泌物堵塞气管。

5) 评价。通过观察给药前后溢流曲线的变化情况,评价药物是否具有扩张支气管平滑肌的作用,也可观察药物对磷酸组胺所致气管收缩是否具有对抗作用。

(3) 气管容积法

1) 基本原理。将离体气管两端与毛细玻管相连,中间充满营养液。当离体气管产生舒缩反应时,与之相通的毛细玻管液柱的高度也随之发生改变。根据其高度的变化,可判断离体气管的舒缩程度,评价药物对气管平滑肌的作用。

2)实验动物。豚鼠,体重350～450 g。

3)操作步骤

A. 分离气管。将豚鼠用木棒击后脑至昏迷,立即切开颈部皮肤及肌肉,分离气管,从甲状腺下至气管下端分叉处取完整气管段,放入预先配好的离体气管营养液中,剥去其外附组织,冲净管腔内容物。

B. 安装装置。将气管段一端结扎固定于毛细管尖端,另一端固定于 U 形管上,U 形管一端连接注射器,注射器内吸有营养液。将营养液缓慢注入气管内以排出气泡,并调节毛细玻管内液面高度。将气管与连接装置一同放入盛有 20ml 营养液的浴槽中,气管调至适当长度,使之维持适当张力。浴槽温度保持在 37℃±0.5℃。在浴槽底部通入氧气,1min 15～20 个气泡为宜。稳定 20min 后以此时毛细玻管液柱高度作为原点。

C. 给药及观测。先在浴槽中加入磷酸组胺溶液 0.2ml,观察并记录 5min 内毛细玻管液柱高度的变化。随即加入受试药物,同样观察并记录 5min 内毛细玻管液柱高度的变化情况。然后用营养液冲洗 5 次后重复上述操作 2～3 次。

4)注意事项。每次观察的时间应保持一致。

5)评价。以毛细玻管液柱高度变化为指标,评价药物是否具有扩张支气管平滑肌作用。

(4)离体气管条法

1)基本原理。豚鼠气管剪成螺旋条后放入营养液中,再加以一定的负荷,可以在生理记录仪上描记到舒缩曲线。在使用组胺或乙酰胆碱等药物刺激气管收缩的基础上,给予受试药物,可进一步观察药物是否具有松弛支气管平滑肌的作用,从而验证其平喘作用。

2)实验动物。豚鼠,体重200～400g。

3)操作步骤

A. 制备气管条。同气管容积法中的方法取豚鼠完整气管段,放入盛有营养液的培养皿中,剔除气管周围结缔组织,在营养液中将气管剪成螺旋条状,一段气管可制成 2～3 个螺旋条。

B. 安装装置。将气管条一端固定于 L 形通气沟,一端穿线后与肌张力换能器相连。放入麦氏浴槽中,通入氧气,调整每 1min 40～60 个气泡。

C. 描记并给药。调整肌张力换能器初始负荷至 2～3g,让气管条在营养液中平衡 30～60min,然后记录一段正常曲线,开始加入磷酸组织胺溶液或乙酰胆碱溶液,当气管平滑肌张力升至最高点时,加入受试药物,观察给药后曲线下降的幅度,并计算药物的解痉百分率,即

$$解痉百分率(\%)=\frac{给药前曲线高度-给药后曲线高度}{给药前曲线高度}\times100\%$$

4)注意事项

A. 1h 内需换液 3～4 次,每次用药间隔 15min 为宜。

B. 该标本对乙酰胆碱的敏感性较组胺高。乙酰胆碱最低反应浓度(g/ml)为 10^{-7},而组胺为 10^{-6}。

5)评价。以给药后曲线下降的幅度、解痉百分率为指标,评价药物是否具有松弛支气

管平滑肌的作用。

二、消化系统药理实验

人体消化系统包括消化道和消化腺。消化道是指从食管到肛门的管道,消化道的运动对食物的输送、消化及吸收非常重要,消化功能障碍涉及临床多种症状、病理过程或疾病的发生、发展。消化腺包括存在于消化道黏膜的腺体和附属于消化道的唾液腺、胰腺和肝脏。消化腺分泌的消化液中含有大量的消化酶,对于食物中营养物质的分解起着重要的作用。

消化过程从口腔开始,经过胃内、小肠内、大肠内消化等过程,完成食物的传输、消化、吸收、排泄等多个环节,使摄取的食物转化成为人体可利用的物质,此过程中需要机体神经与体液的共同调节。作用于消化系统的药物可能具有影响消化器官运动、消化器官分泌消化液等方面的作用。此外也可考察药物对消化系统常见疾病如胃及十二指肠溃疡动物模型的治疗作用。

1. 消化器官运动实验

胃肠道平滑肌在功能上具有自律性运动,耗能较少,舒缩速度较慢,较易发生同步性收缩的特点。药物可以通过兴奋或抑制胃肠道平滑肌的运动,使失调的胃肠功能恢复正常状态。消化器官运动实验包括离体和在体两类实验方法。

(1) 离体肠管运动实验。肠道平滑肌在合适的营养液中可表现出自主肌源性舒缩活动。利用这一特点,可以观察药物体外对离体肠管舒缩运动的影响。通过观察给药前后肠肌张力的变化情况评价药物的作用,也可事先滴加乙酰胆碱、组胺等引起肠道平滑肌收缩后,观察药物的对抗作用。该实验可选用兔、豚鼠、大鼠的肠肌,其中兔肠肌最为常用。

(2) 在体肠管运动实验(小鼠小肠炭末推进实验)。本实验以黑色炭末为指示剂,观察炭末在小鼠肠道内的推进距离,评价药物对小肠运动的影响。以小鼠炭末推进率作为指标评价药物干预小肠运动的作用。

(3) 在体肠管运动实验(水囊法)

1) 基本原理。胃、肠、胆囊等收缩时,由于肌张力的增加,腔内压升高,舒张时腔内压降低。通过在肠腔内放置水囊,并与传感器相连,可直观描记到在体肠道收缩曲线。

2) 实验动物。大多采用狗或兔等较大的动物,有时也可用大鼠或豚鼠进行观察。

3) 操作步骤。家兔以戊巴比妥钠 30mg/kg 静脉麻醉,背位固定。左上腹切口,找到空肠,做约 1.5cm 切口,荷包缝合。向上端插入水囊,荷包缝合,扎紧缝合线,将整个传导系统充满液体,驱除气泡,并与传感器相连,连接记录装置。待稳定后进行正式实验。

4) 注意事项

A. 水囊须有良好的顺应性。

B. 水囊适度充盈,充盈不良或过度均不利于压力的传导。

C. 传导系统内须充满液体,不能有气泡。

5) 评价。以给药前后肠收缩频率及收缩幅度的变化值为指标,评价药物对在体肠运动的影响。

2. 消化器官分泌实验

消化液是将食物进行化学性消化的重要因素,主要包括唾液、胃液、肠液以及胰液、胆汁等。其中,胃液的主要成分是胃酸、胃蛋白酶和黏液,通过测定胃液分泌量、胃液酸度、胃蛋白酶活性、胃液黏液成分及相关激素的水平,可以反映药物对胃液分泌量及胃液成分的影响。此外,胆汁也是一种重要的消化液。胆汁由肝细胞分泌后储存于胆囊中,经胆总管流入十二指肠。胆汁中含有胆酸、胆固醇及胆红素等多种化学成分,胆汁的分泌排泄与消化功能及黄疸的形成密切相关。通过测定胆汁流量、分析胆汁成分等方法可以反映药物对胆汁分泌及排泄的影响。

(1) 胃液的收集与分析

1) 基本原理。胃液分泌量、胃液酸度变化、胃蛋白酶活性等指标可以反映药物对于胃酸分泌的影响。将大鼠禁食并结扎幽门一定时间后收集胃液测定胃液量,在此基础上可采用酸碱滴定法测定胃液酸度,利用胃蛋白酶分解血红蛋白生成酪氨酸的原理,结合酚试剂显色法测定胃蛋白酶活性。

2) 实验动物。常采用大鼠或狗。

3) 操作步骤

A. 收集胃液。大鼠禁食不禁水 24h,在乙醚麻醉下,沿腹正中线切口,轻轻找到胃,结扎幽门,缝合肌层及皮肤。2h 后拆线开腹结扎贲门,摘除全胃,用滤纸擦净血迹,沿胃大弯侧剪开胃壁,倾出胃内容物,收集于刻度离心管中,以 1500r/min 速度离心 10min,精确记录胃液量。

B. 胃酸的测定。取收集的胃液标本(0.1～1.0ml,视收集的量而定),以 1％酚酞为指示剂,用 0.1mol/L NaOH(胃液量少时可用 0.01mol/L)滴定到 pH＝7.0 的终点,所耗量×10 即为胃液中所含游离酸量;再继续滴加至出现酚酞色所耗用的 NaOH 总量即为总酸度。此外,也可用酸度计测定胃液酸度。

C. 胃蛋白酶活性测定。取胃液用 0.04mol/L 的 HCl 稀释 50 倍,取 0.5ml 加血红蛋白基质液 2.0ml,混匀后置 37℃水浴孵育 10min,加入 5％三氯乙酸 5.0ml,振荡混匀,在室温中放置 30min,3000r/min 离心 10min,取上清液 1.0ml 加入 0.5mol/L Na_2CO_3 溶液 5.0ml,再加入酚试剂 0.5ml 迅速混匀,再在室温下放置 60min 以 640nm 测定吸光度,对照管不加血红蛋白基质液,其余操作步骤相同。取一定量的 L-酪氨酸用 0.2mol/L 的 HCl 溶液稀释成不同浓度,制备标准曲线。

4) 注意事项

A. 禁食期间鼠笼要垫高,防止大鼠异食。

B. 手术切口尽量要小,时间要短,避免手术对于实验结果的干扰。

C. 幽门结扎后至取胃液的时间应控制在 2h,过长会出现胃出血或胃溃疡。

D. 实验中所用蛋白亦可采用牛血清白蛋白或酪蛋白。

E. 由于大鼠的基础胃液量较少,可以采用事先给予组胺或胃泌素刺激的方法来刺激胃液分泌。

5) 评价。以胃液分泌量、胃液酸度、胃蛋白酶活性等为指标,观察药物对于胃液分泌的影响。

(2) 胆汁分泌实验

1) 基本原理。大鼠无胆囊,其肝脏分泌的胆汁经胆总管直接进入十二指肠,采用胆总管插管法制作胆瘘,通过收集胆汁可以直接反映肝脏分泌胆汁的能力,而不会受到胆囊储存胆汁的干扰。

2）实验动物。大鼠较常用。

3）操作步骤

A. 胆总管插管。取禁食不禁水 12h 的大鼠，腹腔注射戊巴比妥钠 30mg/kg 麻醉，仰位固定，腹正中切口，暴露胃幽门部，沿十二指肠降部肠系膜中可看到白色透明有韧性的胆管。在其下穿两根线，结扎乳头部，向肝脏方向做 V 形切口，插入塑料管，即可见淡黄色胆汁流出，结扎固定塑料管，关腹。

B. 胆汁收集。手术完毕后稳定 10min，以带刻度试管接取胆汁，观察给药前后在相同时间内（如 30min）的胆汁分泌量。将收集的胆汁置于 110℃ 恒温干燥 1h，称量，作为胆汁中固体物的含量。

4）注意事项

A. 分离胆总管时手法要轻柔，勿伤及其他组织。

B. 胆总管切口应接近十二指肠壶腹部，插管顶端接近肝脏。

5）评价。以给药前后胆汁流量、胆汁内固体物的含量为评价药物对于胆汁分泌及排泄影响的指标；也可收集胆汁后进一步测定胆汁酸、总胆红素、直接胆红素的含量。

3. 消化系统常见疾病实验模型制备

急性出血性浅表性胃炎，尤其是应激性溃疡是消化系统常见疾病，该病的发生与化学、物理刺激以及神经、体液等多种因素有关。制备模型的方法较多，如可采用应激刺激法、幽门结扎法等方法制作胃溃疡模型，也可采用盐酸-乙醇化学方法制作急性胃黏膜损伤模型等。

（1）实验性胃溃疡模型（应激反应法）。目前认为，消化性溃疡是攻击因子增强或保护因子减弱所造成的。大鼠受到应激刺激后，引起保护因子减弱，出现黏膜缺血、缺氧等表现，而攻击因子如胃酸分泌增加、胃蛋白酶活性增强、胃泌素分泌增加等，从而引发应激性溃疡。该实验采用大鼠，禁食不禁水 24h 后将其固定，直立浸于 23℃ 的恒温水槽中，水面以齐剑突为宜，水浸应激 20h 造成动物应激性溃疡。以胃组织溃疡长度总和作为溃疡指数，也可进行组织学检查。

（2）急性胃黏膜损伤模型（盐酸-乙醇法）

1）基本原理。胃液酸度升高或服用高浓度酒精均可导致胃黏膜急性损伤，故可采用盐酸-乙醇法造成大鼠急性胃黏膜损伤。

2）实验动物。多采用大鼠，体重 180～200g。

3）操作步骤。取大鼠灌胃给予盐酸-乙醇混合液 2ml（15ml 盐酸加无水乙醇 600ml，加蒸馏水至 1000ml），1h 后过量乙醚麻醉大鼠致死，开腹取胃，将贲门夹闭，由幽门注入 1％ 甲醛溶液 5ml，夹紧幽门，将全胃置于 1％ 甲醛溶液中固定 10min。沿胃大弯剪开，将胃外翻，用清水洗去胃内容物，平铺后测量胃黏膜损伤长度。

4）注意事项。胃黏膜损伤宽度大于 1mm 者加倍计算。

5）评价。以黏膜损伤长度总和作为胃黏膜损伤指数，以此评价药物对急性胃黏膜损伤是否具有保护作用。

第十节　内分泌系统药理实验

内分泌系统是通过化学信息而起调节作用的。内分泌系统包括内分泌腺（如垂体、肾上腺、胰岛、甲状腺、生殖腺)和分散存在于机体各处的内分泌细胞(如消化道黏膜中)。内分泌系统是机体机能调节的重要系统,与神经系统紧密联系,互相配合共同调节机体的各种生理功能。内分泌功能障碍会影响到机体多种生理功能,引起相应疾病。内分泌系统药物的实验主要包括有肾上腺皮质激素类药物实验、甲状腺药物实验、抗糖尿病药物实验、性激素实验、计划生育药物实验等。

一、肾上腺皮质激素类药物实验

肾上腺皮质激素类药物实验主要包括肾上腺皮质激素样作用实验、肾上腺皮质功能测定等。

1. 肾上腺皮质激素样作用实验

(1)肝糖原沉积作用测定。糖皮质激素类药物能提高肝糖原含量,肝糖原可分为结合型和游离型两种。一般认为,测定游离型肝糖原,即可反映出肝糖原含量的变化。实验常用动物是去肾上腺的大鼠或小鼠,或饥饿的小鸡。应注意动物的种系、性别、饮食和实验时间可明显影响实验结果。一般认为,小鼠的敏感性低于大鼠,一日龄小鸡或模型孵育12～16h的鸡胚肝具有操作简易、敏感、精确的优点,尤以鸡胚肝显著。

实验可取人工孵育12～16天的鸡胚,卵黄囊给药1次,容量为0.05ml,注射后4天取出胚胎,切下肝,匀浆后测定肝糖原的含量;小鸡法则是将1日龄小鸡分组后空腹灌胃给药0.05ml,17h后处死取肝脏,匀浆。将上述肝匀浆离心或过滤,以除去蛋白质等沉淀物,取上清液,可按碘试剂法或蒽酮试剂法定量测定肝糖原的含量。

(2)对水和电解质代谢的影响。肾上腺分泌的盐皮质激素主要作用是调节钠、钾代谢,其中醛固酮有潴钠排钾作用,皮质醇除有轻度潴钠排钾作用外,还能增高肾的排水力。动物去除肾上腺后,可导致失钠和排水力下降,醛固酮及其类似物可以增加动物的钠吸收及增加排水力,因此可以检测具有皮质激素样作用的药物。实验可用150～200g的大鼠,切除肾上腺后,给予生理盐水。2天后,改用无盐饲料和蒸馏水。手术第4天每鼠灌以5ml蒸馏水,同时将膀胱尿液排空,放入代谢笼内收集5h尿液,记录尿量,原子吸收分光光度法或火焰分光光度法测定排钠量,所得数据作为动物给药前正常值(如果5h尿量少于0.3ml或排钠量低于30μmol的动物应剔除)。第5天将动物随机分组后分别给受试药物和蒸馏水,测定动物排尿、排钠量。以动物给药前后的排尿量与排钠量比值的差异,评价药物的活性。

(3)对大鼠生存和生长的影响。肾上腺皮质激素是维持机体生存和生长所必须的物质。动物切除肾上腺后,将导致水盐平衡的严重紊乱而死亡。寒冷、饥饿、创伤等应激刺激可提高去肾上腺动物对皮质激素类药物的敏感性。

一般实验:选择约30日龄(体重50g左右)的雄性大鼠,去肾上腺并用1‰NaCl溶液作饮水,1天后分组给药,每天记录体重和生存鼠数。一般以肾上腺切除后10天、25天、50天、75天和100天时的生存率表示,比较用药组与对照组之间的差异。

寒冷实验:选用22～24日龄(体重35～50g)雄性大鼠,分组给药后,将动物放入广口瓶中,每瓶1鼠,将瓶置于5.5℃±1.5℃的暗室内。实验期间禁食和禁水,每隔30min观察、记录一次,直至大鼠全部死亡,以各组平均生存时间评价药物的作用。

(4)大鼠胸腺退化实验。糖皮质激素可促进肝外组织蛋白质分解,过多的糖皮质激素常引起淋巴组织(胸腺、脾脏、淋巴结等)萎缩,故常以胸腺质量变化反映胸腺萎缩退化程度来观察药物类皮质激素样作用。因胸腺随年龄增长而退化,故实验需选用同龄未成熟动物。选体重约 100g 的同龄雄性未成熟大鼠,去或不去肾上腺,分组给药,连续 5 天;或 1 次注射给药后 48h 颈椎脱臼处死大鼠,分别称体重和胸腺质量。结果以每 100g 体重的胸腺质量(mg/100g)表示。

2. 肾上腺皮质功能测定

(1) 影响下丘脑-垂体-肾上腺轴(HPAA)功能实验

1) 整体动物实验。一般选用雄性大鼠(150g±30g)进行整体动物实验。实验前,将动物置空调室(22℃±1℃,明、暗 12h 交替一次)饲养 1～2 周,动物每天捉拿 1 次,使其适应环境。动物分组、给药。实验一般于上午 7:30～10:00 将大鼠断头放血约 2ml,置含有肝素(10U/ml)的抗凝管作血浆皮质酮测定,或置含有 14%EDTA 溶液 $100\mu l$、2.5%马来酰亚胺溶液的塑料管中,做 ACTH 放射免疫分析。血样应尽快离心,分离血浆,保存于 $-40℃$～$-70℃$。鉴于 HPAA 的功能有昼夜节律变化,故每批动物实验应在相同时间,每一动物的采血操作时间一般不超过 30s。大鼠断头后,立即取下下丘脑、垂体与肾上腺,分别测定促皮质素释放因子(CRF)、ACTH 和皮质酮的含量,以观察药物对 HPAA 轴的作用及作用部位。

2) 内分泌细胞的体外培养。常用小牛、羊、狗、兔和大鼠等动物的肾上腺、脑垂体和下丘脑,分别制成组织块、切片或细胞等,放入含血清的培养基(如 Krebs-Ringer 碳酸盐缓冲液、改良的 Hanks-HEPES 缓冲液等)中,在 37℃、湿度饱和的 5%CO_2 环境下,与受试药物一起温育,经一段时间后,分别测定组织和培养液中有关激素的含量。多种分泌细胞可在无血清的培养基中生长,从而避免血清中激素或其他物质的干扰。

(2) HPAA 各段主要激素测定。体液中激素的浓度很低(10^{-6}～10^{-12} mol/L),故对检测方法的灵敏度、精确度及专一性等要求很高,生物检定法、物理化学法等方法由于难以达到上述要求,所以目前最为常用的方法是放射免疫测定法,利用放射性物质如 ^{125}I 标记抗原进行免疫学中抗原-抗体结合反应,测定体内激素水平。目前国内已生产出皮质醇、皮质酮、醛固酮、促肾上腺皮质激素等放免法测定试剂盒,操作简便,灵敏度、稳定性均已接近国外水平。

二、甲状腺药物实验

1. 甲状腺摘除实验

甲状腺激素是维持机体正常生长发育必需的激素,幼年动物(大、小鼠等)摘除甲状腺后,其生长发育停滞,体重较同年正常动物显著减轻。如给适量的甲状腺素或类似制剂作替代治疗,动物的生长发育和体重即可恢复。

幼年大鼠(出生 6～30 天)剥离摘除甲状腺,恢复两天后,分组、给药,连续 30～50 天对照组大鼠可出现明显生长发育停滞,体重减轻,并出现其他甲状腺功能缺乏症状,如动物身体外形矮小、肌肉萎缩无力、活动减少等。动物性器官的发育及胸腺的退化皆停滞、变慢。给甲状腺药物治疗后则可不出现生长发育停滞等一系列甲状腺功能缺乏症状。实验可采用测量动物体重、身体长度及睾丸(或子宫)、胸腺的湿重等指标与对照组比较,评价受试药物作用。利用动物甲状腺摘除法评价甲状腺激素类药物的作用,是最原始而简单可靠的实验方法。

2. 耗氧实验

甲状腺素能提高机体基础代谢,促进细胞氧化过程,增加耗氧量和 CO_2 产量。将小鼠单独放在密闭广口瓶中,观察其缺氧生存时间,评价甲状腺激素类药物。甲状腺激素类药物可使小鼠缺氧生存时间缩短。本实验方法简便易行,不需特殊仪器但实验动物应体重相近,在实验室同样条件下饲养一周后再进行实验。动物活动量的多少,室温的高低及上、下午时间不同皆可影响动物耗氧量。实验室温度应保持相对恒定(20～25℃),有报道雄性动物实验结果较稳定。

3. 致甲状腺肿和抗甲状腺肿实验

甲状腺分泌甲状腺激素受垂体前叶的促甲状腺激素(TSH)的调节,而 TSH 的释放与血液及组织中甲状腺激素的水平有关。正常情况下两者处于平衡状态。当给动物丙硫氧嘧啶抗甲状腺药物时,抑制了甲状腺激素的生物合成,使体内甲状腺激素含量减少,反馈性刺激垂体前叶,分泌大量 TSH,致甲状腺代偿性增生,腺体肿大。抗甲状腺药长期应用有致甲状腺肿作用。如同时给予甲状腺制剂,通过负反馈作用,抑制 TSH 分泌,可防止或减轻丙硫氧嘧啶引起的甲状腺增生、肿大。本方法操作简便,重复性强,以年轻大鼠为宜,各组平均体重应接近。

4. 甲状腺摄取^{131}I 实验

甲状腺摄取碘离子合成甲状腺激素,摄取碘离子的数量和速度与其功能状态有关。利用^{131}I 能放射 γ 射线的特性,可测甲状腺对^{131}I 的吸收率和速度,以判定甲状腺的功能状态和药物的作用。受试动物选择雄性 SD 大鼠,体重 120～150g,末次药后 1h,给大鼠腹腔注射^{131}I 0.1～0.25μCi①/只。麻醉处死动物后,剥离摘除整个甲状腺,放入盛有 2ml 蒸馏水的小试管中,用闪烁计数器测其放射性(脉冲数)。同时测定给大鼠注射等量^{131}I 标准源的放射性。计算甲状腺吸^{131}I 率[(甲状腺放射性计数率－本底计数率/标准源放射性计数率－本底计数率)×100%]。

5. 尿中排出^{131}I 实验

碘进入血液后,除被甲状腺摄取外,其余部分只能从尿排出。因此,甲状腺摄取^{131}I 的量与尿中排出^{131}I 量之间呈相反的关系。故尿中^{131}I 排出量能间接地了解甲状腺的功能状态。选择雄性 SD 大鼠,体重 120～150g,末次给药后 1h,给大鼠腹腔注射^{131}I 0.1～0.25μCi/只。将大鼠置于代谢笼内,收集 24h 尿液,加入 2.5mol/L NaOH 溶液 1ml,0.1% KI 0.5ml,以减少放射性碘的挥发。测定 24h 尿液总量,取 2ml 在闪烁计数器中测量其放射性,标准源采取给动物注射^{131}I 量的 1/10,测其放射性。计算 24h 全部尿中排出^{131}I 的百分率,评价受试药物作用。

三、抗糖尿病药物实验

1. 血糖测定

测定血糖含量的变化是观察药物对血糖影响的主要指标。目前,测定血糖常用的有葡萄糖氧化酶法、己糖激酶法、邻甲苯胺法等。葡萄糖氧化酶法特异性高,结果准确,操作简单,易掌握,适合大量标本的检测。现国内已有按此法设计的血糖试剂盒。己糖激酶法测血糖的特异性较葡萄糖氧化酶法高,是目前公认的参考方法,但试剂盒价格昂贵。

---

① 1Ci＝3.7×10¹⁰Bq,下同。

2. 血清胰岛素测定

目前普遍采用放射免疫分析法测定血清胰岛素含量。用人或猪胰岛素作为免疫原制备胰岛素抗血清(抗体),将待测血清样品(或胰岛素标准品)与放射标记的^{125}I-胰岛素和限量抗血清(此量抗血清仅能结合50%^{125}I胰岛素)充分反应后,检测反应物的放射活性,分别计算出血清样品或标准胰岛素与抗血清的结合率。根据标准胰岛素的含量与结合率绘制出标准曲线,在标准曲线上查出血清样品中胰岛素的含量。可直接采用市售试剂盒,按说明书进行操作。

3. 糖尿病动物模型的制备

糖尿病动物模型包括实验性糖尿病动物和自发性糖尿病动物。

(1) 实验性糖尿病动物模型。实验性糖尿病动物模型是用各种方法损伤胰或胰岛β细胞,导致胰岛素缺乏,或用各种拮抗剂拮抗胰岛素的作用,结果均可以引起实验性糖尿病或实验性高血糖。

1) 胰腺切除法。全部或部分切除动物的胰腺可引起胰岛素缺乏性糖尿病。由于缺乏选择性,也可引起胰腺内的其他激素如生长抑素、胰高血糖素和胰多肽的缺乏。全部切除胰腺除可引起高血糖外还可导致酮症酸中毒,引起死亡,故一般主张切除75%～90%的胰。实验可用狗和大鼠进行,狗易于合作,手术较易进行,术后感染少。大鼠进行胰部分切除后1～2月可形成稳定的高血糖症,术后感染也较少。

2) 化学性糖尿病。给动物注射四氧嘧啶、链佐霉素、双硫脲等化学药物可选择性破坏胰岛β细胞,引起不同程度的糖尿病,直至酮症酸中毒。

四氧嘧啶(alloxan)是一种β细胞毒剂,可选择性地损伤多种动物的胰岛β细胞,不同种属动物对四氧嘧啶的β细胞毒性的敏感性各异,常用狗、兔、大鼠和小鼠,性别不限。注射前需禁食24h,注射四氧嘧啶后,动物血糖水平的变化通常出现三个时期:①早期短暂的高血糖期(1～4h);②低血糖期(可持续48h左右);③48h后形成四氧嘧啶糖尿病。注射四氧嘧啶后产生的低血糖期可使动物惊厥、死亡,为避免严重的低血糖反应,可给予葡萄糖进行预防。四氧嘧啶易溶于水及弱酸,其水溶液不稳定,易分解成四氧嘧啶酸而失效,故应临用前配制成1%～5%水溶液使用。

链佐霉素(streptozotocin)是无色链霉菌属(streptomyces achromogenes)的发酵产物,也能选择性损伤胰岛β细胞。不同种属动物对此药的β细胞毒性的敏感性各异,多选用狗、大鼠和小鼠进行实验,以大鼠最为常用,性别不限,实验前需禁食24h,给动物注射链佐霉素后,血糖水平的改变也可分为三个时期:①早期高血糖(持续1～2h);②低血糖期(持续6～10h);③24h出现稳定的高血糖期,即糖尿病阶段。链佐霉素易溶于水,其水溶液在室温下极不稳定,故其水溶液应在低温和pH=4的条件下配制并保存。链佐霉素引起的低血糖反应较四氧嘧啶糖尿病更为严重,致命性惊厥发生率高,防治措施同四氧嘧啶(表4-3)。

表4-3 四氧嘧啶和链佐霉素的常用剂量和给药途径

动物种属	致糖尿病剂量/(mg/kg)		给药途径
	四氧嘧啶	链佐霉素	
狗	50～75	50或15×3	静脉注射
兔	150～200	—	静脉注射
大鼠	40～80	50	静脉注射

续表

动物种属	致糖尿病剂量/(mg/kg)		给药途径
	四氧嘧啶	链佐霉素	
大鼠	200	40～65	腹腔注射
大鼠	100～175	—	皮下注射
小鼠	50～70	175～200	静脉注射
小鼠	200	48～60	腹腔注射
地鼠		50	腹腔注射

3) 免疫性糖尿病。制备豚鼠抗胰岛素血清,将此血清 0.25～1.0ml 静脉注射体重为 150～200g 的大鼠,此抗血清与大鼠血液循环中的胰岛素发生中和反应,导致胰岛素缺乏,引起剂量依赖性血糖升高,并可持续数小时,产生一过性糖尿病症状。本模型系一过性,故可自行缓解。用于观察药物的作用时应选好给药时间。

(2) 自发性糖尿病动物模型。自发性糖尿病动物又称为自发性高血糖动物。其临床表现与人类糖尿病相似,可用于研究糖尿病病因和发病机制,也可用于筛选抗糖尿病药及研究其作用机制,是较理想的糖尿病动物模型。大多数自发性糖尿病动物的发病均与遗传基因和环境因素的影响有关,如饮食的质与量、基因种类及遗传性基因变异与肥胖型高血糖症的发生密切相关。多数自发性糖尿病均存在基因变异,包括单基因显性遗传、单基因隐性遗传和多基因遗传。目前用于研究的自发性糖尿病动物有多种,如 KK-A^{Y} 小鼠、肥胖高血糖小鼠、糖尿病小鼠、NOD 小鼠、新西兰肥胖小鼠、KK 小鼠、BB 大鼠、Zucker 肥胖鼠等。

四、性激素实验

1. 性激素测定

(1) 血浆雌二醇测定。测定血浆雌二醇是通过放射性同位素标记抗原(^{3}H 雌二醇)和未标记抗原(被测物雌二醇)共同竞争特异性抗体而实现的。当标记雌二醇和抗体的量一定时,加入样品中未标记抗原越多,则标记抗原抗体复合物的生成就越少。采用加膜活性炭吸附游离标记抗原,离心沉淀后吸一定量上清液,用液体闪烁计数器测其放射性分布,可以反映出标记抗原抗体复合物及未标记抗原抗体复合物生成的量,以确定药物是否有雌激素样作用。目前有市售雌二醇放免试剂盒。

(2) 血浆睾酮测定。放射免疫分析法测定睾酮是通过放射性核素标记的抗原(^{3}H-睾酮)和未标记抗原(被测物睾酮)与抗体的竞争作用实现的。同上述雌二醇测定一样,可通过绘制标准曲线,计算样品含量。目前也有市售睾酮放免试剂盒。

2. 性激素样功能实验

(1) 子宫重量实验。雌激素具有同化作用,可促进蛋白质的合成,使子宫质量增加,子宫系数的增加与雌激素的剂量呈正相关。将未成熟的幼年健康小鼠或成年(18～22g)小鼠摘除卵巢后随即分组,给药。末次给药后 24h 称体重,颈椎脱白处死后剖开腹腔,迅速称取子宫湿重,计算子宫系数。具有促性腺激素样作用的药物可使卵巢分泌的雌激素增加,因此也可以使子宫的质量增加。为区分雌激素样和促性腺激素样作用,可将能使雌性幼鼠子宫质量增加的药物给予摘除卵巢的成年雌鼠,如能使子宫质量增加说明药物有雌激素样作用,否则是促性腺激素样作用。为保证实验的准确性应剔除卵巢摘除不完全的动物(摘除卵巢后 5～8 天进行阴道涂片检查,每天一次,连续 5～10 天。涂片呈动情期反应的即为卵巢摘除不全的动物)。

(2) 精液囊、前列腺重量实验。雄激素的主要作用是刺激雄性附属器的发育并维持它们的成熟状态。因此常用动物精液囊、前列腺增重的方法来测定药物的类雄激素作用。实验选取雄性幼年小鼠(大鼠 50g 也可),切除两侧睾丸,术后 3～7 天分组、给药。末次给药后 24h,将动物处死,剪取精液囊和前列腺,称取湿重,观察雄激素样作用。也有用不切除睾丸的幼鼠做实验,如果药物可使其精液囊和前列腺增重而不能使切除睾丸的幼鼠精液囊、前列腺增重,说明药物有促性腺激素样作用。

(3) 阴道上皮角化实验。动物的动情周期,可从阴道涂片中观察测定。雌激素能使未成熟或摘除卵巢的小鼠、大鼠出现动情期,阴道涂片出现大量角化上皮细胞,利用此作用观察药物是否具有雌激素样作用。实验选用未成熟或摘除卵巢的雌性小鼠做阴道涂片,选取连续 5 天呈现间情期的小鼠,随机分组、给药。给药后第 2 天开始,每日进行 1～2 次阴道涂片检查,连续 3～4 天。若给予受试药物后短期内动物出现较多角化上皮细胞(出现动情期)则说明该药具有雌激素样作用。动情期持续时间可作为药物作用时间长短的指标。本法灵敏可靠。摘除卵巢的手术按无菌操作规程进行。

小鼠阴道涂片性周期分四期:①动情前期。主要是大量上皮细胞,有少量无核角化细胞,无白细胞。②动情期。为大量无核的角化上皮细胞,形态大而不规则,间有少量上皮细胞。③动情后期。为大量白细胞,也有少量融合的角化上皮细胞。④间情期。主要为大量多形核白细胞,也有少量上皮细胞。

3. 孕激素实验

人类孕激素是在月经周期由黄体所分泌,其主要作用为促进子宫内膜的增生与发育,由增生期转化为分泌期,为受精卵着床做准备。应用孕酮标准品与同位素标记孕酮对抗体竞争结合的情况来制作标准曲线,在不加标准品的情况下测定血浆孕酮,以确定药物是否有孕酮样作用。

4. 促性腺激素实验

促性腺激素属于多肽类,包括 HCG、LH、FSH、PRL 等,临床上常测定 HCG。动物的 HCG、LH、FSH 等实验目前还是使用生物效应法。如小鼠子宫增重法、大鼠睾丸增重法、大鼠前列腺头叶增重法、大鼠卵巢增重法等。有时还需切除动物垂体进行实验。如大鼠垂体摘除法,该手术比较精细,一定要严格消毒,正确取出垂体。加强术后护理,术后可常规地使用抗生素,以减少死亡。

五、计划生育药物实验

计划生育药物的实验方法主要包括抗排卵实验和抗生育实验两个方面。抗排卵实验可以选用成年雌性大鼠,通过阴道涂片,观察阴道上皮细胞的变化来反映药物对大鼠排卵的影响;也可选用健康成年雌兔,预先皮下注射雌二醇油剂 $2.5～5\mu g/kg$,再给予受试药物,然后以交配排卵法诱发排卵,24h 后,麻醉剖腹,检查两侧卵巢,记录排卵点,计算排卵抑制率。抗生育实验分为雌性动物和雄性动物的抗生育试验,实验动物可选用大鼠、小鼠。可根据研究药物的目的,选择适当的给药时间及解剖时间,以达到观察药物避孕、抗着床、抗早孕、抗中孕、抗晚孕等活性。雄鼠的生育能力以雌鼠的怀孕百分率表示。

第十一节　化学治疗药物药理实验

化学治疗是指对病原体所引起的感染性疾病以及对恶性肿瘤采用的药物治疗。针对病原体种类的不同,化疗药物分为抗病原微生物药物(抗菌药、抗病毒药、抗真菌药)、抗寄生虫药和抗恶性肿瘤药。不同的化学治疗药物的药理实验也根据病原体的不同而要求不同,但总的来说,分为体外抗病原体实验和体内保护实验两类。

一、抗菌药物实验

观察药物的抗菌活性及活性大小,有体内和体外两种方法。通常先进行体外实验,如发现药物有抑菌作用或杀菌作用,可进一步做体内实验观察。

1. 体外抗菌实验

体外抗菌实验主要用以筛选抗菌药物,或测定细菌对药物的敏感性,包括药物抑菌实验、杀菌实验。

所测细菌应与受试药的抗菌谱一致,并能反映其抗菌特点。革兰阳性球菌包括金黄色葡萄球菌(包括产 β-内酰胺酶与不产酶菌株、耐甲氧西林与甲氧西林敏感株)、链球菌属、肠球菌属。革兰阴性球菌包括淋病奈瑟菌。革兰阴性杆菌包括流感杆菌、肠杆菌科细菌8～10种,铜绿假单胞菌与其他假单胞菌属及不动杆菌属等。革兰阳性杆菌包括李斯特菌属、棒状杆菌属等。厌氧菌包括脆弱类杆菌、消化球菌和消化链球菌等。

所选菌株应为近 2 年内的临床分离,要能反映当前流行的菌株特性。实验时应包括有国际公认质控菌株(如金葡萄 ATCC25925、大肠埃希菌 ATCC25922 和铜绿假单胞菌 ATCC27853 等),与临床菌株同时测定 MIC,以对实验过程进行质控。

一般选用 MH(Muller-Hinton)培养基。链球菌属、流感杆菌需接种到巧克力琼脂平板或加 5％羊血。淋球菌接种到哥伦比亚培养基上。

抑菌实验用于测定抗菌药物体外抑制细菌生长的效力与抗菌谱。评价指标主要是最低抑菌浓度(MIC)。杀菌实验测定抗菌药物体外杀灭细菌生长的效力与抗菌谱。常用的定量评价指标主要是最低(或最小)杀菌浓度和杀菌曲线。

(1) 最低抑菌浓度(MIC)测定。根据需要采用肉汤稀释法或琼脂稀释法。肉汤稀释法以肉汤倍比稀释药物,根据菌株特点选用培养基、培养条件及观察时间。琼脂稀释法以含琼脂的培养基稀释药物,培养后肉眼观察。无细菌生长平皿或试管中所含抗生素最低的浓度即为最低抑菌浓度(MIC)。链球菌、流感杆菌、淋球菌置于 37℃、5％CO_2 孵化箱中培养 24h 观察结果。厌氧菌置于厌氧环境培养 48h 观察结果。实验结果应按照菌株分别统计报告 MIC 范围、MIC_{50}、MIC_{90}。

(2) 最低杀菌浓度(MBC)测定。采用肉汤对倍稀释平板活菌计数法测定最低杀菌浓度(MBC),即先测出 MIC,再依次将未见细菌生长的各管培养物分别吸取 0.1ml 倾倒于平皿上,37℃再培养 18h,平皿上菌落数小于 5 个的最小稀释度的药物浓度即为最低杀菌浓度(MBC)。

(3) 杀菌曲线(KC)实验。选择适当的浓度测定杀菌曲线。将所试菌液与抗菌药物混合后,定时取样于平皿培养基孵育后计算其活菌数,并绘制出时间-杀菌曲线。实验应设空白对照管与已知药物对照管。

（4）培养条件对 MIC 的影响。

1）pH 的影响。将培养基的 pH 调整（如 pH＝5,7,9,…），测定药物对所试细菌（临床常见致病菌）1～2 株 MIC 的影响。

2）细菌接种量的影响。在其他条件不变时，改变细菌接种量（10^3 CFU/ml、10^5 CFU/ml、10^7 CFU/ml 等浓度）比较不同菌株量对 MIC 的影响。

3）血清蛋白结合的影响。如采用 25％、50％、75％等不同的血清浓度与不含血清的培养基观察血清含量对 MIC 的影响。

2. 体内抗菌实验

体内抗菌实验是采用感染致病菌的动物模型（即模拟临床细菌感染疾病）进行抗菌药物实验治疗或预防，对抗菌药物药效做定量评价，主要以半数致死量或半数保护量表示，还可通过计算药物的治疗指数，对药物的有效性和安全性进行评价。实验时根据所试药物的抗菌作用特点选择不同菌株进行实验。常选用的致病菌有金黄色葡萄球菌、肺炎链球菌、大肠埃希菌、肺炎克雷伯菌、变形菌属、伤寒杆菌、痢疾志贺菌、铜绿假单胞菌等。广谱抗感染药物实验的感染菌株应包括金黄色葡萄球菌与革兰阴性菌各 1～2 种。所选致病菌应对小鼠有毒力，能够支撑感染模型。感染前需先测出所试菌株的 100％最小致死量（MLD_{100}），感染菌量可选 1 倍或 2 倍的 MLD_{100}。将致病菌原液用 5％胃膜素（或干酵母）稀释至所需浓度（应用胃膜素、干酵母强化毒力，链球菌属不需要强化毒力），经腹腔（0.5ml）或尾静脉（0.2ml）注射感染小鼠，如果是局部感染，则按照需要接种到相应部位。感染小鼠随机分组，不少于 5 组，每组 10 只。一般于感染后即刻、6h 或 12h 后，根据临床给药途径给药，注意观察动物反应，连续 7 天，逐日观察记录动物的活动、反应、死亡时间和数量。

3. 抗生素后遗效应（PAE）的观察

抗生素后遗效应，指细菌与抗生素短暂接触后当药物浓度已经下降，低于 MIC 或消除后，细菌的生长仍然受到持续抑制的效应。PAE 的测定方法有体外、体内的不同。体外测定是将受试菌和一定浓度的抗生素短暂接触后清除抗生素，然后与未处理的对照组比较细菌恢复再生长的时间。体内测定法是在体内制造细菌感染模型，给予抗菌药物后检测药物浓度变化并定时获取感染部位组织或体液进行菌落计数。

二、抗病毒药物实验

抗病毒药物实验主要是以人类病毒进行的实验。根据临床病症特点，病毒学诊断和病毒模型的特性选用有针对性的病毒种类或同类动物病毒作为毒种，体内外实验的病毒毒种可不相同。例如，流感病毒，细胞培养可用流感病毒甲乙型不同毒株，动物实验只用鼠肺适应株。抗病毒药理学实验主要分为无细胞实验、体外细胞培养实验和动物体内实验三种。

1. 无细胞实验

病毒复制主要依赖于病毒复制酶或有关酶系统，抑制病毒复制酶或与病毒复制有关的酶可以抑制病毒繁殖。自病毒感染组织或细胞培养内提取，或采用生物工程方法克隆表达，纯化制备这些酶类，用来研究抗病毒药物的作用，可阐明抗病毒作用机制，可作为抗病毒药物筛选模型。酶活性检测可在体外进行，不需感染活细胞和动物机体，为体外无细胞实验系统。

2. 体外细胞培养实验

根据病毒种类,选用敏感细胞培养,感染病毒作为体外细胞培养模型。不同病毒的敏感细胞不同。人或易感动物的原代细胞以及胚胎细胞一般容易感染病毒。但是由于原代细胞不易获得,可以用传代细胞。例如,流感病毒需用狗肾传代细胞培养,疱疹病毒和柯萨奇病毒可用非洲绿猴肾细胞培养,艾滋病毒用传代人 T 淋巴细胞和人外周血单核细胞培养。有些病毒难于在体外细胞培养中繁殖,采用病毒全基因转染易感细胞,可形成暂时转染细胞培养,或长期稳定的传代细胞系。例如,乙型肝炎病毒用病毒转染的 2215 细胞培养。在具体实验中,应根据病毒特性和诊断方法,选用观察指标和方法,判断药物的药效。

3. 动物体内实验

根据病毒种类类别和感染致病特点,选用与临床感染近似的易感动物或模拟动物,用与临床近似的感染途径感染动物使其致病,建立病毒感染动物实验模型,经不同途径给药预防或治疗,观察发病过程、死亡数、检测病毒动态、病变或病理反应,研究和评价药物对各种病毒感染的效果。例如,呼吸道感染和流感用病毒滴鼻感染;局部性疾病如疱疹病毒角膜炎用角膜划痕感染,擦入病损皮肤致皮肤感染,全身性感染用静脉、腹腔、皮下注射感染;病毒滴入小鼠或豚鼠阴道引起阴道炎。出血热病毒细胞培养液,直接腹腔注射乳鼠,可引起发病。当易感动物不足或病情与临床不一致时,可用临床分离或实验室保存的病毒株感染动物,连续传代适应,建立与临床病情或发病机制相似的病毒适应感染动物模型进行实验。例如,流感病毒鼠肺适应病毒株模型、巨细胞病毒兔视网膜炎病毒株模型。一些病毒的易感动物难以获得,可采用同类病毒建立动物模型。例如,动物嗜肝 DNA 病毒与乙型肝炎病毒同属,病毒基因结构和复制机制也十分类似,主要引致肝脏感染,可作为抗乙型肝炎病毒药物的动物模型研究和评价药效。我国多用鸭乙型肝炎病毒自然或人工感染鸭作为乙型肝炎药物实验动物模型。又如,人免疫缺陷病毒除感染黑猩猩为易感动物外,可用与人免疫缺陷病毒同属动物逆转录病毒作为模型。其中,猴免疫缺陷病毒与人艾滋病病毒同属逆转录病毒,其感染类型、基因结构和复制环节相似,一般公认为艾滋病病毒的动物模型,用以评价抗艾滋病病毒药物效果。另外,猫免疫缺陷病毒、鼠白血病逆转录病毒,也作为抗艾滋病病毒药物药效评价的参考动物模型。

4. 抗病毒药效结果的评价

病毒复制酶抑制实验主要采用放射性核素或酶联免疫方法测量酶的活性和作用。体外细胞培养实验要做出半数有效浓度和 90% 有效浓度。动物体内实验要做出半数有效剂量和 90% 有效剂量。由于病毒不能直接观察,因此可以从病毒学、生物化学、免疫学和分子生物学的角度间接观察药物对病毒的作用。如可观察病毒感染引起的细胞病变和细胞存活率;用活性染料对细胞培养染色,区别病毒感染或药物处理后引起的细胞病变或死亡;检测抗原表达;检测病毒核酸;检测病毒易感细胞受体或辅助受体;观察动物感染病毒后的症状、体征变化、死亡、生活日数、血清或局部组织内病毒酶活性或病毒核酸动态或病毒抗原、抗体水平、分布状况等。通过计算选择指数(SI)或治疗指数(TI)判断药物效果的安全范围。体内外抗病毒实验必须重复 2~3 批实验。

此外,实验时注意防护以避免造成实验人员的感染,对人类危害大的病毒实验需在设备齐全的严密封闭的实验室内进行,乙型肝炎病毒需用 P2 实验室,艾滋病和出血热病毒需用 P3 实验室。

三、抗肿瘤药物实验

肿瘤是人体中正在发育的或成熟的正常细胞,在某些不良因素的长期作用下,某部分的细胞群出现过度增生或异常分化而生成的新生物,在局部形成肿块。恶性肿瘤细胞还能向周围浸润蔓延,甚至扩散转移到其他器官组织,继续成倍增生,对人体或生命形成极大的威胁。抗恶性肿瘤药物的药理研究围绕恶性肿瘤的发生发展机制进行,主要有体外抗肿瘤细胞实验、动物体内模型实验、抑制肿瘤细胞侵袭转移实验、抑制新生血管实验、诱导肿瘤细胞分化实验、生物反应调节实验、肿瘤细胞凋亡诱导实验、肿瘤耐药性逆转实验,配合常规治疗药物的减毒增效实验等。其中,抗肿瘤药物的药效学实验主要包括体内、外抗肿瘤实验,评价药物的抗癌活性时,以体内实验结果为主,同时参考体外实验结果以做出正确的结论。

1. 动物体内模型

体内抗肿瘤实验结果是评价候选抗肿瘤化合物有效性的最重要指标。体内抗肿瘤实验必须选用三种以上肿瘤模型,其中至少一种为人癌裸小鼠移植瘤模型或其他人癌小鼠模型。实验结果三种模型均为有效,再重复一次也为有效,才能评定该化合物对这些实验性肿瘤具有治疗作用。

(1) 动物移植性肿瘤模型。动物移植性肿瘤实验法是最通用的方法。现有移植性肿瘤接种成功率达100%,可在同一时间内获得大量(数十至百余只动物)生长相对均匀的肿瘤,以供实验需要。一般动物接种后给药7~10天,在第8~11天可解剖动物获得结果。通过动物一般状况的观察、体重变化及死亡率,可以判断在动物耐受剂量下,药物是否有明显抑制肿瘤生长的作用。可应用的小鼠肿瘤模型包括淋巴细胞白血病腹水瘤L1 210和P 388、白血病L-615、宫颈癌U 14、肝癌H22、Lewis肺癌、黑色素瘤B16、网织细胞瘤M5076、肠癌26、肠腺癌38、乳腺癌CD8F1、艾氏腹水瘤(EAC)、肉瘤S180等,以及以上各种小鼠肿瘤的亚型和耐药瘤等。肿瘤实验要求健康、符合等级动物要求的实验动物,雌雄均可。但同一批实验中动物性别必须相同。评价同一物质的活性时,不同批次的实验必须采用同一品系的小鼠。实体瘤观察瘤重抑制率,腹水瘤或白血病观察生命延长率。选择与临床拟治肿瘤的性质、部位等相近似的瘤株,如拟治疗肝癌,可首选肝癌瘤株等,给药途径应与临床一致,并设三个或三个以上剂量组。对每一种瘤株的实验治疗应获得可重复性的结果。

(2) 人体肿瘤裸鼠异种移植模型。裸鼠因具有先天性胸腺依赖性免疫功能缺乏,其T细胞功能接近于零,但B细胞功能基本正常,不具备排斥反应,是人体肿瘤异种移植的理想宿主。异种移植后的人体肿瘤在裸鼠体内仍保持其原有的组织形态及免疫学特点,以及特有的染色体组型和对抗肿瘤药原有的敏感性。移植后的人功能性肿瘤仍保持其原有的功能。疗效的评价方法可参照动物移植性肿瘤的方法称瘤重计算肿瘤生长抑制率,也可定时用卡尺测量肿瘤体积,比较治疗组与对照组肿瘤增殖曲线的变化。肿瘤组织形态学的变化可作为重要参考。

(3) 诱发性动物肿瘤实验。某些化学物质会选择性地集中于特定脏器,在一定条件下,能诱导动物细胞突变,造成与人体癌相类似的癌肿。诱发性肿瘤的病因与人癌约80%由环境因素诱导所致的情况相似,均经较长过程逐渐成癌。癌细胞增殖动力学在动物与人癌之间也比较接近,故诱发性动物肿瘤模型能在一定程度反应人体癌的特征。但是由于不同个体动物癌肿发生的先后时间及发展速度的不同,疗效评价时注意动态地观察各项指标,则更有意义。此模型一般不作为抗肿瘤药物的筛选,可用做筛选防癌的药物。

(4) 自发性动物肿瘤实验。一些动物在一定年龄组内均能自发地产生一定比率的某种肿瘤。利用这种生物学表现,培育基因型相同的动物,可获得一些特定高自发率的纯系动物。如 C3H 小鼠会自发乳腺癌,AKR 小鼠可自发白血病而作为肿瘤模型进行研究。但是动物自发肿瘤的病因往往取决于动物的遗传特性,与人体癌症病因有相当的距离,且实验动物获取的难度以及操作的难度大,因此此类肿瘤模型常用于特殊目的实验或作为"二级筛选"模型。

2. 常用的体外培养肿瘤细胞系

动物模型实验费用昂贵,周期较长,不适合大规模的抗肿瘤药物筛选与评价。而体外细胞筛选实验经济,周期短,效率高,可用于对候选化合物进行初步筛选;了解候选化合物的抗瘤谱;体外实验的结果可以为体内抗肿瘤实验提供参考,如剂量范围、肿瘤类别等。选用 10～15 株人癌细胞株,根据实验目的和所选用的方法选择相应的细胞系及适量的细胞浓度,按常规细胞培养法进行培养,观察药物对细胞的形态、细胞膜功能、生长曲线、集落形成能力、癌细胞代谢等的影响。实验应设阳性及阴性对照组,阳性对照用一定浓度的标准抗肿瘤药,阴性对照为溶媒对照。体外实验至少重复一次。

第五章　中药药理实验基本技能

第一节　概　　述

　　中药药理实验是在中医药理论指导下,应用现代药理实验技术和方法对中医药的研究。中医独特的理论体系及几千年的传统经验,加上中药品种繁多,且多为复方粗制剂,成分复杂,干扰因素多,用量大,起效慢,作用缓和,具有多向性等特点,使中药研究在实验设计上有一定的难度。中药药理实验除遵循药理实验基本原则外,还必须符合和体现中医药的特点。

　　首先,中药药理学的研究不仅是研究中药的作用及其作用规律,发挥作用的物质基础,还肩负着应用现代医学理论阐述传统中医药理论的重任。中药的药性理论如四性、归经、七情等,中药的炮制、中药的分类,都有其自身独特的特点。因此,在中药药理实验研究中的实验设计、实验过程和实验结论中应充分考虑这些理论特点,否则其研究将偏离中医药理论;同时还需要考虑如何设计合理的实验研究来探讨这些传统理论的科学内涵。

　　其次,中医的临床实践中多用中药复方,在中药药理实验研究中,必须注意复方、单味与物质基础之间的相互关系,才能准确阐明中药的作用、作用机制及其体内过程。中药的化学成分复杂,尤其是中药的复方,往往含有多种成分,甚至是不同作用或作用相反的成分,作用靶点也各不相同,因此对所观察的指标要加以充分的考虑,以全面反应中药的作用。同时,中药药理实验研究应与中药化学等相关学科紧密结合,才能准确揭示中药作用的物质基础。

　　再次,中医对人体病理状态的认识是证候,它与现代医学所认识的病理状态(病)之间存在差异,大多数证候没有对应或完全对应的病。因此,在中药药理实验研究中需要注意中医证的动物模型的运用;同时,在应用疾病动物模型研究中药作用时,对其结果的阐述应考虑到"病"与"证"的差异。

　　最后,中药药理实验研究中还存在中药材基源、产地、药用部位、采集季节、制剂等问题,虽然复杂,但都是必须加以控制的实验因素。

第二节　常用中医药动物模型

　　中医证候动物模型是指在中医药理论指导下,采用生物学等方法使动物出现中医证候表现的模型动物。其制备在证型确定、动物选择、造模因素确定、模型诊断与评价、实验指标选择、症病结合模型设计等方面有其自身规律。在复制原则上既要符合中医的致病因素,又要符合临床自然发病的实际过程。

　　与人类疾病的动物模型相比较,目前现有的中医证候模型基本上均是诱发性实验动物模型。中医证候动物模型的建立常用方法有以下几种。

　　(1) 根据中医传统病因病机建立动物模型。依据病因的多少,又可分为单因素和复合因素造模法。前者如根据中医"恐伤肾"原理,用猫吓孕鼠法,制成子代先天肾虚模型;根据苦寒伤脾,以生大黄、番泻叶等造成脾虚运化失常模型。后者如根据血虚证不外生血少和耗血多两方面理论,采用放血和限制饮食法复制"血虚"动物模型。

　　(2)根据现代医学病因病理建立动物模型。多是应用化学、生物、机械和物理等致病因素,复制中医病名的动物模型。如家兔静脉注入10%高分子右旋糖苷复制"血瘀"动物模型。用甲状腺素建立"阴虚证"或"阴虚火旺证"动物模型。

　　(3)复合方法建立动物模型。这类模型的造模方法是既运用了中医的发病学说,又考虑了西医的致病原理,也称为病证结合动物模型。例如,用饮食不节、劳倦过度等因素造成大鼠脾虚证模型。

一、常见中医药动物模型简表

　　常见中医药动物模型如表 5-1 所示。

表 5-1　常见中医药动物模型

病证	动物选择	造模方法
阳虚	大鼠、小鼠	肌内注射氢化可的松
	CFW 纯系小鼠	喂饲地巴唑
	小鼠	喂饲羟基脲
	大鼠	手术双侧切除甲状腺
	小鼠	喂饲甲状腺素片
阴虚	家兔	手术人工高位小肠侧瘘
	CFW 纯系小鼠	皮下注射 L-甲状腺素钠盐
脾虚	大鼠、小鼠	喂饲大黄
	金黄地鼠	喂饲大黄
	家兔	喂饲大黄、玄明粉、番泻叶
	大鼠	喂饲低蛋白
	大鼠、小鼠	喂饲甘蓝＋猪油
	小鼠	皮下注射利血平
血虚	大鼠、小鼠	皮下注射乙酰苯肼
	小鼠	隔日一次放血,共七次
血瘀	家兔、大鼠	皮下或耳缘静脉注射 10%的高分子右旋糖苷;10%葡萄糖盐水;0.1%肾上腺素;喂饲高脂饲料;放射线损伤;自然衰老的动物
肝郁	大鼠、小鼠	腹腔注射艾叶注射液,皮下注射 CCl_4 溶液
寒证	大鼠	腹腔注射三联疫苗或灌胃寒性药(如龙胆草、黄连、黄柏、石膏、银花连翘汤)
热证	大鼠	灌胃温热药(如附子、干姜、肉桂、党参、黄芪、白术等)
温病	家兔	耳缘静脉注射大肠埃希菌
里实证	狗	强毒细菌注入狗阑尾肌层

二、常见中医药动物模型建立方法简介

1. 血瘀证动物模型

（1）高分子右旋糖苷致家兔血瘀证模型。家兔，2～2.5kg。取平均相对分子质量为20万～40万单位的高分子右旋糖苷（HMWD），用加热生理盐水溶解，配成10%的浓度。用9号针经耳缘静脉，以15ml/kg的剂量快速注射10%高分子右旋糖苷，3min内注射完毕。

一般10min内即可出现以血细胞聚集为主的各种微循环障碍，并可持续12～24h。动物可见有血黏度升高、红细胞电泳时间延长等血液流变学异常。出现口唇紫绀、舌质暗红等外观特征。体内微循环中出现血流缓慢、血细胞聚集、微血管周围渗出等微循环变化。

（2）凝血酶-氨基己糖致大鼠血瘀模型。大鼠，150g左右，雌雄兼用。麻醉后，仰位固定于手术台上，行股静脉分离，将溶于生理盐水的凝血酶（10U/ml）从插管缓慢注入，剂量为40U/100g，于30min内注完。同时皮下注射6-氨基己糖（EACA），剂量100mg/kg。4h后，取血做血液流变学检查。

（3）肝气郁结和寒凝型大鼠血瘀模型。雄性大鼠，体重350～450g。动物皮下注射盐酸肾上腺素注射液（Adr）0.8ml/kg共2次，间隔4h，在第二次注射Adr之前，将大鼠置于冰水中浸泡5min，造成血瘀证模型。禁食24h后，于手术前30min给药1次，以10%水合氯醛麻醉（300mg/kg，ip），仰位固定，颈动脉插管放血，用3.8%的枸橼酸钠或肝素钠生理盐水溶液（500U/ml）按1∶9抗凝，检测血液流变学的各项指标。

（4）内毒素致家兔热毒血瘀证模型。家兔，2～2.5kg。动物称量后肌内注射氢化可的松10～15mg/kg，每天1次，连续7天。第8天耳静脉注射细菌内毒素（实验致热量的10倍），即可造成血液流变学异常改变。

2. 虚证动物模型

（1）甲状腺素致小鼠阴虚模型。7～8周龄小鼠，以甲状腺素300mg/kg皮下注射，连续1周，即可造成阴虚表现。

（2）氢化可的松致小鼠阳虚模型。25～30g雄性小鼠，肌内注射氢化可的松0.5mg/只、0.75mg/只、1.0mg/只或1.25mg/只，连续8～10天，即可出现阳虚现象。

（3）甲巯氧咪唑致小鼠阳虚证模型。7～8周龄小鼠，雄性。用0.03%甲巯氧咪唑溶液代替饮用水，连续2～3个月，即可出现阳虚现象。

（4）大黄致小鼠脾虚模型。18～20g小鼠，雌雄兼用。以100%大黄水煎液1ml/只灌胃，连续1～2周，即可出现脾虚症状。

（5）利血平致小鼠脾虚模型。20～25g小鼠，雌雄兼用。以利血平0.1mg/kg皮下注射，连续14天，即可出现利血平化脾虚。

（6）失血致小鼠血虚模型。20g左右雄性小鼠，用75%酒精棉球擦拭尾部，血管扩张充血后，剪去尾巴尖端，然后将鼠尾伤口浸入37℃左右温水中，直到动物失血约0.5ml。

（7）乙酰苯肼（APH）致大鼠溶血性血虚模型。180～250g雄性大鼠，于1天、4天、7天皮下注射2%APH生理盐水溶液，第1次剂量为1ml/100g，第2、3次剂量减半，即可致血虚模型。

3. 其他诸证动物模型

（1）CCl₄致大鼠肝阴虚证模型。160～180g大鼠，雌雄兼用。动物每周皮下注射含

40%CCl₄橄榄油,每次 3ml/kg,连续 5 周,第 6 周改为每周注射 1 次。第 5、6 周同时灌胃温热中药(含肉桂、附子、干姜)煎液 15ml/kg,1.2g 生药/ml,每日 1 次,连续 2 周。

(2) 多巴胺致家兔肝阳上亢模型。1.5～2.0kg 家兔,雌雄兼用。动物称量后,静脉注射多巴胺 4mg/只,每日 1 次,连续 5 天。

(3) 夹尾激怒法致大鼠肝郁证模型。300～400g 大鼠,雄性。将动物置于笼中,每笼 3～7 只。用尖端被纱布包裹的止血钳夹住一动物的尾巴,使笼中动物打斗。每次刺激 30min,每间隔 3h 刺激 1 次,每天刺激 4 次。一般刺激 2 天后动物即呈肝郁症状。

(4) α-萘异硫氰酸致大鼠阳黄证模型。成年大鼠,灌胃含 2% α-萘异硫氰酸橄榄油 6ml/kg 一次,4 天后即有黄疸形成。

(5) 小鼠心气虚证模型。20～25g 小鼠,雌雄兼用。动物控制饲料量为 75g/kg,同时每鼠每天进行室温下负重(自重 5%)游泳 10min。21 天开始动物每天灌胃 1mg/kg 普萘洛尔 0.5ml,连续 4 天。第 23 天,动物腹腔注射 5IU/ml 垂体后叶素 0.5ml。即可造成动物类似心气虚的心功能等指标异常。

(6) 仙台病毒致家兔肺热证模型。仙台病毒株,血凝效价 1:521。鸡胚传代后血凝效价为 1:640。将动物固定于手术台上,清醒状态下,将效价为 1:521 的仙台病毒液经皮下从环状软骨下注入气管,剂量 0.6ml/kg。一般于病毒攻击 1h 后动物体温升高,并维持 58h 以上。

(7) 潮湿环境致湿阳证大鼠模型。成年大鼠,雌雄兼用。每天将动物置于温度 25～30℃,相对湿度为 90%～100% 的环境中饲养 14h,连续 45d 即可成模。

(8) 家兔血虚寒凝证模型。2.5～3kg 家兔,雌雄兼用。将动物仰位固定后,自心脏抽取总血量的 1/20。抽血后 1h,将动物先置于 10℃环境中 30min,再回到 25℃环境中 20min,即可成模。

第三节　不同功效中药药效研究常用方法

近代中药学都按临床功效分类。以功效分类为基础进行中药群体的药理研究,寻找共同的药理作用,从而反映该功效的现代科学实质。已有研究结果证明,不同功效的中药群体其药理作用具有区别于其他功效中药的特点,因此药理研究方法有各自的侧重点,但也存在一定的交叉性。本节主要按照不同功效中药的现代药理研究现状,对其研究方法与思路进行简要介绍。

一、解表药

解表药是指以发散表邪,解除表证为主要作用的药物,主要治疗外感性疾病。根据外感六淫邪气和机体功能状态的不同,解表药有辛温解表、辛凉解表、扶正解表之分,分别用于表寒证、表热证和表虚证的治疗。在进行解表药的功效研究时,应依据外感疾病的主要症状(如汗出、发热、头痛、咳嗽等)和外感六淫邪气(病原微生物)设计实验指标,现代药理研究表明该类方药主要有发汗、解热、抗炎、抗病原微生物、抗过敏、镇痛、镇静、免疫调节等药理作用。因此,对本类药物的研究方法较多,应紧密结合解表药的功能主治选择实验指标。

1. 发汗实验

发汗实验方法主要有三种,即汗液着色法、汗液定量测定法和汗腺上皮组织形态观察法。此外,目前应用皮肤电生理技术也可以反映汗腺分泌状况。

（1）汗液着色法。大鼠、小鼠均可应用。该法根据碘-淀粉接触汗液呈蓝色的反应原理,以显色反应后汗点（深紫色着色点）出现的时间、颜色和数量判断药物的发汗强度,并可以粗略定量（汗点数）。该法操作简单易行,受环境因素影响大,但在控制好环境条件的情况下,本法可作为是筛选药物发汗作用的简便实用方法。

（2）汗液定量测定法。常用大鼠。该法是利用硅胶吸湿力强的特点,将大鼠双后肢足跖装入特制的集汗管内,按时用一定流量的干燥空气,将足跖部分泌的汗液吸入定量的干燥硅胶管内进行称量,比较给药前后干燥硅胶管的质量变化,即可求出发汗量的多少,即汗量（mg）＝干燥管湿重－干燥管原重。此法操作略为繁琐,需控制实验室温度和湿度,但重复性好,可以定量反映汗液的变化,从而更加直观地表明药物发汗作用的强度。

（3）汗腺上皮组织形态观察法。利用光镜和透射电镜技术观察汗腺上皮细胞的细胞形态和超微结构变化,可以在皮肤表层无明显可见汗液情况下,分析汗腺细胞的分泌活动情况。此法对发汗作用较弱的药物研究具有优势,但对实验设备和经费要求相对较高。此外,可根据发汗时皮肤汗腺导管扩张的程度与发汗量之间存在一定正相关的机制,通过测定腋窝部皮肤汗腺导管的内径间接反应药物的发汗作用和发汗强度。

（4）皮肤电生理技术。本法的原理是在电流一致的条件下,汗腺分泌情况可以间接地通过皮肤电压反射的潜伏期及电位振幅的改变来反映,尤其是皮肤电反射可以作为观察汗腺分泌的一个灵敏指标。本法对实验仪器要求较高,但指标反应灵敏、客观,是一种值得推广的研究方法。

2. 解热实验

解热实验常用动物为大鼠、家兔,实验时首先在正常动物皮下或静脉注入一定量的致热原（如伤寒、副伤寒菌苗;细菌培养液;内毒素;内生性致热原;啤酒酵母混悬液;松节油和二硝基苯酚等）,造成动物发热模型,然后给予受试药物,以发热动物体温变化值反映受试药物有无解热作用,解热强度如何。大鼠发热模型主要用于药物解热作用的初筛,家兔发热反应模型典型而稳定,主要用于药物解热作用强度和机制研究。一般研究中往往采用两种发热模型相互验证,保证结果的科学性和可靠性。

3. 镇痛、镇静实验

镇痛实验通常通过对实验动物的不同部位,进行热刺激、光电刺激、机械刺激和化学刺激等方法引起疼痛反应,观察药物对动物痛觉的影响,了解药物有无镇痛效果,强度如何。常用的实验方法有小鼠热板法、小鼠扭体法、大鼠尾尖部压痛法等。镇静实验常采用自主活动计数法、巴比妥类药物协同法、抗惊厥法等,观察药物对中枢神经系统的影响。

4. 抗炎实验

非特异性炎症可分为三个阶段（早、中、晚）,各阶段都有多种实验方法,如急性关节肿胀法、毛细血管通透性测定法和白细胞游走实验法、棉球肉芽肿法以及炎症介质测定法等;免疫性炎症模型有佐剂性关节炎、Ⅱ型胶原诱导的关节炎及抗原性关节炎等模型。通过实验,观察药物对炎症各期的影响,了解药物的抗炎强度、抗炎特点及探讨抗炎机理等。

5. 抗菌、抗病毒实验

抗菌作用研究方法包括体外抑菌实验法和体内实验（整体实验）法两种。体外法常用连续稀释试验（二倍稀释法）和扩散实验（平皿打孔法、泡沫海绵栓子法、管碟法、贴纸片法、挖沟法、画线法等），测定药物的最低抑菌浓度（MIC）和最低杀菌浓度（MBC），反映药物的体外抗菌活性。体内抗菌实验则通常预先在正常动物体内注入一定量的菌液或毒素造成感染模型，然后药物治疗，观察药物抗感染的效果。常用的抗病毒实验方法有三种：组织培养法、鸡胚培养法和整体动物实验法，基本原理同抗菌实验。

二、清热药

清热药是指药性寒凉，以清泻里热、治疗里热证为主要作用的药物。根据药物功效和主治不同，清热药分为清热泻火、清热凉血、清热燥湿、清热解毒、清虚热药五类。现代药理研究证明，里热证主要是多种病原体感染所致的急性传染性、感染性疾病。急性感染性疾病是清热药的主要适应证，这类药物也多具有抗病原微生物、抗毒素、解热、抗炎等作用。此外，还有免疫调节、抗肿瘤、降压、保肝等作用。在研究清热药时，结合药物的具体功效和临床应用，一般从抗病原微生物、解热、抗炎、调节免疫等方面设计实验指标。

1. 抗病原微生物实验

急性感染性疾病是清热药的主要适应证，病原微生物是引起感染的病因，可根据研究目的选用合适的病毒、细菌、真菌、螺旋体或原虫进行实验。用体外实验（含细胞培养）观察药物抗病原体作用的敏感谱及最低有效浓度，用感染动物的保护作用实验观察药物的全身用药效果。

（1）抗菌实验。致病性细菌是引起急性感染的最主要病原微生物，应根据中药的临床功效选择合适的细菌，但因中药对急性感染的治疗往往具有"广谱"的特点，因而在进行清热药的抗菌实验时，宜选用较广泛的菌株进行体外抗菌实验，选用敏感菌株进行感染动物的保护实验。

1）体外抗菌实验。清热药体外抗菌实验初筛常选用的细菌包括需氧菌中革兰阳性细菌（金黄色葡萄球菌、肺炎球菌、化脓性链球菌、粪链球菌）、革兰阴性细菌（大肠埃希菌、肺炎杆菌、普通变形杆菌、铜绿假单胞菌、伤寒杆菌、痢疾杆菌、流感嗜血杆菌、淋球菌）及厌氧菌（脆弱类杆菌、坏死梭形杆菌、梭状芽孢杆菌）。实验用培养基应根据细菌营养需要，一般细菌可选用肉汤培养基。如果研究发现药物对细菌有较强抑制作用时，应进一步测定其对临床新分离同一种细菌的菌株或更多菌株的抗菌效力。

中草药中杂质较多，体外抗菌实验有一定的局限性，易受多种因素的影响，一些非抗菌成分（如鞣质）可通过物理原因或非特异性抗菌原理抑制细菌生长，因此体外筛选阳性的药物必须通过体内实验验证后方可肯定。

2）体内抗菌实验。主要是观察药物与宿主的相互作用，不仅可以反映药物对细菌的固有直接作用，而且可以反映药物对机体反应性的影响，特别是非特异抗感染力的影响、药物到达感染部位的能力、机体对药物的灭活与代谢等，实验结果可以通过半数有效量、治疗指数等反映，是判定药物有无临床价值的抗菌作用研究的重要方法及关键指标。

（2）抗病毒实验。抗病毒实验主要有细胞（组织）培养法、鸡胚培养法和整体动物实验法三种。组织（细胞）培养法是观察药物对病毒感染组织细胞的代谢和病变的影响，主要检测中药或其提取成分对病毒的直接作用,适应于大规模的筛选研究。鸡胚培养法主要观察中药或其提取成分对接种致死性病毒的鸡胚存活率或延长寿命等指标的影响,从鸡胚死亡的程度或时间可以反映药物的抗病毒活性,但因鸡胚细胞与哺乳动物细胞特别是人体细胞有一定的差异,现除用于初选外已经较少应用。上述两种方法均需注意中药粗制剂本身对实验的干扰。整体动物实验法较前两种方法相比与临床有较强的相关性,常通过观察感染动物的致死量病毒来评价药物对病变的抑制率及死亡保护率等,反映药物的抗病毒效果。

抗其他病原体如真菌、支原体、钩端螺旋体、阿米巴原虫等基本同抗细菌和抗病毒实验。

2. 抗内毒素实验

中药抗内毒素作用研究最常用方法是体外鲎实验、半体内中和内毒素实验及动物保护实验相结合,体外鲎实验实验操作简单,可用定性或定量试剂进行,适应于大批样品初筛研究;半体内实验是将药物与内毒素体外孵育一段时间后再注射到小鼠、家兔或鸡胚以检测内毒素毒性的变化。上述两种实验都可以测定药物的最低抗体滴度浓度,研究药物对内毒素的直接解毒效果。体内实验是观察药物对内毒素休克所致死亡的影响,是检测抗内毒素作用最终效果的可靠方法。

3. 解热实验

解热作用是清热药的一个最重要的共性。具体研究中应根据研究目的和条件选择致热方法。解热作用研究首推内毒素所致家兔的发热反应;机制分析或特殊研究目的时,还可选用内生致热原所致发热实验、微量 PGE 脑室内或下丘脑注射致热实验、Lipid A、IL-1、干扰素及 TNF 性发热实验等。

4. 抗炎实验

炎症是感染性疾病的主要病理过程之一。清热药主要对早、中期炎症有较好的疗效,部分药物对免疫性炎症有一定的治疗作用。炎症早期主要表现为毛细血管扩张、通透性亢进、渗出和水肿;中期主要是白细胞向炎灶聚集和血小板聚集。常用毛细血管通透性测定、鼠耳肿胀法、大鼠足肿胀法、胸膜炎实验及大鼠气囊滑膜炎等炎症模型,观察清热药物的抗炎作用。也可根据临床治疗疾病的不同选用其他炎症模型,如小鼠流感病毒性肺炎、大鼠大肠埃希菌性腹膜炎、家兔肺炎球菌性角膜炎等。免疫性炎症可选用小鼠迟发性超敏反应、小鼠耳接触性皮炎、大鼠佐剂性关节炎、大鼠 PCA 实验等。

5. 免疫功能测定实验

机体免疫功能对感染过程有重要的影响,尤其在感染发病和转归上。免疫包括特异性免疫和非特异性免疫。用于筛选免疫药物的常用实验方法有以下几种。

(1)非特异性免疫功能测定。最常用的方法有免疫器官称量法和细胞吞噬功能测定法两种。前者是在给药一定时间后观察给药组和未给药组动物免疫器官(胸腺、甲状腺、脾脏淋巴结等)重量的差异;后者主要是用药后计算吞噬鸡红细胞或羊红细胞、胶体炭粒、刚果红染料炭粒、标记^{51}Cr 红细胞等数量来判断免疫功能是提高或抑制。

(2)特异性细胞免疫功能测定。常用的实验方法有玫瑰花环形成实验、淋巴细胞转化实验、皮肤迟发型过敏反应实验等。

(3)特异性体液免疫功能测定。常用实验方法有单向免疫扩散法、溶血空斑测定、血清溶血素测定、血清凝集素测定等。

此外,根据不同清热药性味、功效、主治的不同,可以进行其他相关实验的研究,如抗过氧化损伤、保护细胞器、抗肿瘤、降压、保肝等。

三、泻下药

　　凡能引起腹泻或滑利大肠，促进排便的药物称泻下药。祖国医学根据其作用和应用范围的不同，分为泻下药、攻下药和峻下逐水药三类。现代医学按泻下作用机制，将它们分为刺激性泻药、容积性泻药（机械刺激性泻药）和润滑性泻药。泻下药的主要药理作用有泻下、利尿、抗感染等，因此在泻下药的功效研究中，除进行药物致泻、致泻机理及致泻作用成分的研究外，还应依据药物的其他功效，适当开展利尿、抗病原微生物等研究。此外，应注意该类药物毒性反应的研究。药物泻下作用的研究多采用小鼠、大鼠实验动物，也可采用家兔或豚鼠。一般不宜用猫和狗，因猫易发生呕吐，狗对泻药反应迟钝。

　　1. 肠管运动在体实验

　　（1）炭末排出时间和数量测定。本法用于观察泻下药对动物排便活动的影响。实验动物多用小动物（尤以小鼠常用）。以炭末或墨汁作为指示剂。将含有指示剂的泻下药给动物灌服，观察泻下药起效时间（即排出含指示剂粪便的时间）、粪便性状、排便数量，与对照组比较，判断泻下药的泻下强度。

　　（2）肠推进运动实验。以色素为标志，用含有色素（炭末或墨汁）的泻下药给动物灌服或结肠给药，观察色素在肠道推进的距离，以此反映泻下药对肠道运动的影响，同时判断其对小肠和大肠的作用。常用方法有小肠推进实验、大肠推进实验和酚红排空定量测定实验。

　　（3）在体肠道平滑肌实验。记录整体动物不同部位肠管运动情况，观察泻下药对其运动的影响。通常有肠管悬吊法、肠内压测定法、压敏传感器贴壁法和肠生物电测定法。

　　2. 肠管运动离体实验（离体肠管法）

　　记录离体肠平滑肌活动情况，观察泻下药对肠肌的影响。实验常采用豚鼠、大鼠、家兔的离体肠管作为材料，其中十二指肠兴奋性、自律性较高，对药物反应比较敏感，较为常用；而回肠（特别是豚鼠回肠）因自发活动少，易获得稳定的基线。

　　另外，泻下方药"攻里通下"的功效，临床应用广泛，特别在急腹症的治疗上具有较好的疗效，如急性肠梗阻、急性梗阻性胆管炎、急性阑尾炎、急性胰腺炎等，提示攻下方药不仅可明显增强肠蠕动，还具有改善肠缺血、抗病原微生物、抗炎解热等作用，因此在其药理研究中，应紧密结合临床应用，拓展其研究内容。

四、祛风湿药

　　祛风湿药是一类能祛除风湿、解除痹痛的药物。传统常用的祛风湿药有秦艽、青风藤、汉防己、独活、五加皮、木瓜、雷公藤等以及它们所组成的各种复方。现代药理学研究结果证明，这类药物多具有抗炎、镇痛、免疫调节作用，还有镇静、降压、抗过敏及抗菌等作用。在研究祛风湿药时，一般从抗炎、镇痛、免疫调节、抗过敏等方面设计实验指标，并结合药物的具体功效和临床应用选择其他项目和指标进行实验。

　　1. 抗炎实验

　　（1）非特异性炎症模型。包括急性和亚急性时相的实验和增殖时相的实验。

　　1）急性和亚急性时相的实验。常用毛细血管通透性测定、鼠耳肿胀法、大鼠足肿胀法、胸膜炎试验及大鼠气囊滑膜炎等炎症模型，观察药物对炎症反应中血管通透性增高、炎性渗出、肿胀、白细胞游走聚集的作用。

2）增殖时相的实验。常用大鼠巴豆油气囊法、小鼠或大鼠棉球、海绵植入法、玻璃棒肉芽肿、纸片法等，观察药物对炎症反应后期组织变性和纤维化的作用。

（2）免疫性炎症模型。常采用大鼠佐剂性关节炎、Ⅱ型胶原诱导的关节炎及抗原性关节炎等模型，此类模型类似人类的类风湿性关节炎，用以筛选该类疾病的有效药物。

2. **镇痛实验**

常选用小鼠热板法、小鼠扭体法、大鼠尾尖部压痛法等，观察药物的镇痛作用。

3. **免疫实验**

常选用小鼠腹腔巨噬细胞吞噬功能、小鼠淋巴细胞增殖、小鼠血清溶血素抗体测定及二硝基氯苯所致小鼠迟发型皮肤过敏反应等实验，观察药物对非特异性免疫功能以及特异性免疫功能的作用。

此外，由于祛风湿药的单味或复方在临床上主要用于风湿性或类风湿性关节炎，目前结合传统中医药理论和现代医学对风湿性和类风湿性关节炎病因、发病机制的认识，其药理学研究思路方面表现出多样性。针对治疗类风湿性关节炎的中药，可从药物抑制免疫性炎症，纠正免疫功能障碍、抑制炎症因子、抗氧化、抗炎、镇痛、影响 RA 动物模型等方面进行研究。针对风湿性关节炎，可从药物调节免疫功能、抗炎、缓解疼痛、解热、影响血液流变性和改善微循环等方面进行研究。

五、化湿药

化湿药指以化湿运脾为主要功效的药物，主要针对湿邪困脾之证，现代医学中化湿药的主治证候主要与胃肠功能紊乱、自主神经功能失调、迷走张力过高、胃肠平滑肌收缩运动加快有关。因此化湿药的药理学实验研究多集中于抗腹泻、调整胃肠运动和抗溃疡等方面。

1. **抗腹泻实验**

常用小鼠，以湿粪计数为指标，观察受试药物对蓖麻油、大黄或番泻叶所致小鼠腹泻的影响。

2. **调节胃肠运动实验**

常见的有胃排空试验，灌胃给予小鼠一定量的营养性半固体糊，一定时间后，称量胃中残留的半固体糊质量，以半固体糊胃内残留率为指标，观察药物对小鼠胃排空运动的影响。在营养性半固体糊中也可加入炭末作为指示剂，同时观察药物对小鼠小肠推进的影响，以了解受试药物对排空机能的影响；也可观察药物对正常及新斯的明致肠运动亢进小鼠或大鼠小肠推进运动的影响。此外，在体胃肠运动实验或离体胃肠平滑肌实验等也多用于化湿药的药理研究。

3. **抗溃疡实验**

常选用应激型溃疡模型，用水浸或寒冷刺激，使皮层中枢的兴奋与抑制过程失调，引起植物神经调节紊乱而导致溃疡形成；幽门结扎型溃疡模型，在乙醚或氯胺酮麻醉下开腹，结扎幽门，使胃液滞留胃中，胃酸及胃蛋白酶等损伤因子作用增强，导致溃疡形成。另外，消炎痛及阿司匹林溃疡模型、利血平溃疡模型和醋酸损伤型溃疡模型也多见于化湿药的实验研究中。

六、利水渗湿药

利水渗湿药是指能通利水道,渗泄水湿,以治疗水湿内停病症为主要作用的药物。本类药物能渗利水湿,畅通小便,增加尿量,使体内蓄积的水湿从小便排泄,与化学药利尿剂有相似之处。因此本类药物药理学实验主要以利尿通淋为重点,但也应认识到利水渗湿药的适应证远比化学利尿剂更为广泛,还可用于淋浊、痰饮等水湿病证。此处重点阐述利水渗湿药对泌尿系统影响的相关实验方法。

1. 利尿实验

常用方法有代谢笼收集法和导尿管集尿法,实验操作方法可参见第四章内容。此外,应注意利水渗湿药在促进水排泄的同时,也促进尿液中钠、钾、氯等离子的排泄,因此检测尿液中这些离子的排泄量也可评价药物的作用。如常用的尿中氯离子的银滴定法。由于硝酸银可与尿液中的氯离子沉淀为氯化银,滴定加入的硝酸银沉淀反应后稍有过量时,便可与铬酸钾形成橘红色的铬酸银。因此采集尿液后加入一定量的铬酸钾,用硝酸银标准液滴定,直滴至不褪色的橘红色为止,记录所消耗硝酸银的毫升数,计算尿液中所含氯离子的量。

其他利尿实验还有肾消除率测定法、截流分析法、肾小管微穿刺法、碳酸酐酶体外活性抑制测定法、肾细胞膜片钳技术、肾脏生化检验和放射性肾图检查法等。

2. 治疗泌尿道结石实验

(1) 乙醛酸或草酸法结石实验。常选用雄性大鼠作为实验动物,实验时腹腔注射乙醛酸或草酸以增加尿的酸性和钙盐浓度,从而加速草酸钙结石的形成。造模后给予实验药物治疗,也可前期预防给药。

(2) 乙二醇慢性肾结石模型。乙二醇中毒时,在肾内形成草酸钙结晶,可加快结石的发生;氧化铵可增加尿酸性及钙盐浓度。常预防给药后,给药组和对照组大鼠在饲养时给予药物饼干(每100g饲料中加入乙二醇2g和氯化铵1g,混匀)以形成肾结石。一定时间后,处死动物,取下双肾,用显微镜观察肾剖面病理改变,常采用损伤评级方法判断受试药物疗效。

利水渗湿药的现代药理学研究中,除以上两方面实验外,也常观察药物对输尿管动作电位和平滑肌张力的影响。

七、温里药

温里药是指能温里散寒,以治疗里寒证为主要作用的药物。温里药治疗的里寒证主要与现代医学所指的心血管系统、消化系统的病变较为相似,包括了由心功能不全、休克等所导致的机体有效循环量不足、胃肠道的急慢性炎症与溃疡、组织炎症。温里药研究方法包括心血管系统如心脏、血压、微循环、血流动力学方法,常选用心肌缺血模型、心律失常模型、心力衰竭模型及休克模型;消化系统研究方法如离体和整体胃肠平滑肌实验法等;神经系统研究方法如镇静、镇痛、解热、抗惊厥等;抗炎作用的研究方法如各种致炎剂引起的关节肿胀、耳郭肿胀和皮肤肿胀实验、毛细血管通透性实验和肉芽组织增生实验;免疫系统研究方法包括体液免疫、细胞免疫实验或非特异性免疫测定法等。此处重点介绍温里药对心脏和循环系统的实验方法。

1. 心脏作用实验

(1) 离体心脏实验。蛙心采用斯氏法或八木氏法灌流,大鼠、豚鼠和家兔心脏则用

Langendorff 法灌流,以观察温里药对心肌收缩力、心输出量、冠脉流量及心率的影响。如常用的斯氏离体蛙心实验法,离体心脏标本制备好后,心脏套管固定在试管架上,用蛙心夹夹住左心尖部与肌力换能器相连,调节描记幅度最适宜后固定,记录收缩曲线,也可换入低钙任氏液后造成心脏抑制,加入受试中药后,可观察药物对衰竭心脏收缩幅度和心率变化的影响。

（2）整体心脏实验。常用动物为大鼠、兔、猫、犬等。实验动物在麻醉下进行人工呼吸开胸,剪开心包膜,缝于周围胸壁上,暴露心脏。用蛙心夹夹住左心尖部,与位移换能器相连,调节描记幅度最适宜后固定,记录收缩曲线,同步记录血压、心电图、心肌收缩力,观察药物对正常动物心脏的影响;也可经股静脉注入戊巴比妥钠,造成心力衰竭,使心肌收缩幅度为原来幅度的 1/3 左右时,给予受试中药,观察对衰竭心脏、血压、心电图等的影响。

另外,还可观察药物对离体心肌标本、离体心房标本或心肌细胞的作用。

2. 循环系统作用实验

可观察温里药对大鼠、兔、猫、犬等动物的正常血压和低血压状态的影响,以及对失血性休克、感染性休克、心源性休克的治疗作用。例如,用多道生理记录仪连续动态观测麻醉犬血压、心率、心电图、心输出量、心脏指数、心搏指数、左室内压、左室内压最大上升速率、左室舒张末期压、左室做功指数、总外周阻力、冠脉流量及心肌耗氧量等指标的变化,研究待测药物的正性肌力作用、升血压或降血压作用、冠脉扩张作用和抗心肌缺血作用等。也可将实验动物失血后观察上述指标以评价药物对失血性休克的治疗作用。

此类实验是观察药物对心脏功能和血流动力学的常用方法,实验条件要求高,需要一定的仪器设备,所得结果能反映心肌收缩功能、心脏泵血功能和血流动力学指标,是了解药物影响心功能和血流动力学必要的实验方法。

八、理气药

理气药是一类能疏畅气机、调整脏腑功能的药物。一般认为理气药的作用与其对消化系统运动及分泌的影响有密切关系,实验也着重于观察其对消化系统功能的影响,包括胃肠道运动和分泌功能测定方法、抗胃黏膜损伤实验方法、胆汁流量测定方法等。有些理气药还有镇痛、调节子宫平滑肌及血管平滑肌的作用,可进行如气管平滑肌解痉和平喘实验、子宫收缩活动实验等。有些理气药对心血管系统有所影响,也可开展动物血压和心脏功能测定等。本节主要讲述理气药对消化系统功能影响的研究方法。

1. 胃肠平滑肌运动实验

包括离体胃肠平滑肌实验和在体胃肠运动实验。离体胃肠平滑肌实验指理气药加入培养离体胃肠平滑肌的营养液中,可观察到其对胃肠平滑肌自发性收缩活动的影响,通过配对激动剂或阻断剂与受试中药,也可观察理气药对激动剂的拮抗作用,或阻断剂对理气药的拮抗作用。实验多采用兔、大鼠、豚鼠离体十二指肠或空、回肠标本。营养液常用台氏液,盛放营养液的浴槽应恒温通氧。

在体胃肠运动实验常见的有囊内压测定法和造瘘法。囊内压测定法常选用家兔作为实验动物,因家兔空肠内没有食糜,插入一充满水的水囊后,随着肠管蠕动,压迫水囊,通过与之相连接的压力换能器,便能将肠管的收缩活动记录到电生理记录仪或电生理数据采集处理系统。造瘘法常选用犬和大鼠,在麻醉状态下制作联通胃或肠壁与体外的瘘管,待动物术后恢复。实验时将动物在清醒状态下固定,将体积与胃腔或肠腔体积相符的球囊经瘘管插入胃或肠内,注入温水,通过导管与压力换能器相连,将胃和肠管的收缩活动记录到电生理记录仪或电生理数据采集处理系统。

2. 胆汁分泌实验方法

常用动物为大鼠,因大鼠无胆囊,可以在近肝门处的胆总管内插管引流并收集肝胆汁,以观察肝脏分泌胆汁功能。也可选用犬、猫、兔、豚鼠制胆囊瘘,在麻醉开腹后暴露胆囊,抽去胆汁,在胆囊底部切口并埋入导管,引流并收集胆汁,记录胆汁流量并分析测定胆汁中胆固醇、胆红素、胆汁酸以及无机离子如钙或磷等含量。

九、消食药

消食药是一类以消积化食为主要功效的药物。一般认为消食药的药理作用主要是助消化和调节胃肠运动。通常用增进食量实验、助消化实验、胃运动实验等来观察消食药物的药理作用。

1. 增进食量实验

主要选用体重相近的小鼠或大鼠,单笼饲养,以每天摄入实际饲料量为指标,观察受试药物的影响。

2. 助消化实验

消食药助消化实验方法包括消化酶(如胃蛋白酶、淀粉酶、脂肪酶)活性测定和胃液量及胃液酸度测定。实验前必须禁食,用小鼠或大鼠实验时,为防止禁食时吞食鼠粪与鼠毛,应用大孔鼠笼。常用的实验方法有幽门结扎法。通常进行胃酸的测定和胃蛋白酶活性的测定。

3. 胃运动实验

胃运动实验包括离体胃平滑肌实验、在体胃平滑肌运动实验及胃排空实验。离体胃平滑肌实验操作简便,实验条件容易控制,为常规药物初筛方法,但因受药物所含杂质、药液pH等因素的影响,离体实验后需进一步做在体实验。在体胃平滑肌实验包括麻醉状态的急性实验和清醒状态的慢性实验两种。

胃排空实验常用固体排空法。

十、止血药

止血药是以制止体内、外出血为主要功效,主治出血证的药物。止血是其最基本的药理作用。止血过程是重要的生理功能,包括血管收缩、血小板聚集和血液凝固三个过程。例如,小血管受伤后,首先由于损伤刺激引起局部缩血管反应,但持续时间很短,其次是血管内膜损伤,内膜下组织暴露,可以激活血小板和血浆中的凝血系统,血小板在血管破裂处聚集、破裂并释放出血管收缩物质及"凝血因子",而组织液及血浆中的一些凝血因子(因子Ⅴ、Ⅶ、Ⅷ、Ⅸ、Ⅺ、Ⅻ等)也受到激活而参与血凝过程,于是形成一个松软的止血栓以填塞伤口。接着,在局部又迅速出现血凝块,即血浆中可溶的纤维蛋白原转变成不溶的纤维蛋白分子多聚体,并形成了由纤维蛋白与血小板共同构成的牢固止血栓,有效地制止了出血。另外,当纤维蛋白形成后,血浆中的纤维蛋白溶酶原经激活因子(组织激酶、尿激酶)作用而变为纤维蛋白溶酶(蛋白分解酶),可使纤维蛋白分解,将血管内的血块溶解,以恢复局部血流畅通。在生理止血中,血凝、抗凝与纤维蛋白溶解相互配合,既有效地防止了失血,又保持了血管内血流畅通。因此在进行药物影响血液系统功能的药理实验时,通常从以上几方面来设计实验评价药物的作用。止血药实验的正常值受测定方法、温度、pH、样品采集、抗凝剂种类及标本储存方法和时间等因素的影响。止血药研究方法的种类和项目较多,且同一项目又常有多种不同的方法。

1. 内源性凝血途径实验

内源性凝血途径实验主要用于检测因子Ⅷ、Ⅸ、Ⅺ和Ⅻ的活性或含量。

(1) 凝血时间测定。常用的方法有试管法、玻片法、毛细管法。利用离体静脉血与异物面接触,启动了内源性凝血途径,通过一系列酶促反应,导致血液凝固。一般用小鼠,给药一定时间后用毛细玻璃管从眼睛内眦部插入眼底取血,从血液充满毛细玻璃管时开始计时,每1min折断毛细玻璃管一次,直至出现血凝丝即为凝血时间;或将血液滴至玻片上,每30s用针头挑动一次,直至出现血丝,并记录时间,即为凝血时间。通过比较动物用药前后或对照组与药物组动物之间的凝血时间,判定止血药的效果。实验中应注意测试用的毛细玻璃管内径应均匀一致。毛细玻璃管采血后不宜长时间拿在手中,以免加速凝血时间。

(2) 血浆复钙时间测定。该方法用于测定内凝系统(凝血因子Ⅺ、Ⅻ)有无缺陷。比较对照组与药物组动物血浆复钙时间或同一动物用药前后血浆复钙时间差异,若药物可缩短或延长复钙时间,表明该药能影响内凝系统。

(3) 部分凝血活酶时间测定。部分凝血活酶时间(PTT)是指从组织凝血酶(或脑粉)中提取脑磷脂,因后者只是组织凝血酶的一部分,故称PTT。取加入1%草酸铵抗凝或枸橼酸钠处理过的血浆,加部分凝血活酶试剂(脑磷脂液)及氯化钙液,计其凝固时间。若在血浆中加入凝血因子(如白陶土),即为白陶土部分凝血活酶实验。白陶土的作用是增加接触面积,加速因子Ⅺ、Ⅻ的活化。

2. 外源性凝血途径实验

外源性凝血途径实验主要用于检测因子Ⅱ、Ⅴ、Ⅶ、Ⅹ的活性或含量。

在受检血浆中加入过量的组织凝血活酶(人脑、兔脑、胎盘及肺组织等制品的浸出液)和钙离子,使凝血酶原变为凝血酶,后者使纤维蛋白原转变为纤维蛋白。观察血浆凝固所需要的时间即凝血酶原时间。其凝固时间取决于凝血因子Ⅱ、Ⅶ、Ⅴ、Ⅹ的水平。该实验是反映外源凝血系统最常用的筛选实验。

3. 血管收缩作用的测定

血管收缩作用的实验方法有离体器官血管灌流法和离体血管条法两种。离体器官血管灌流法,用动脉插管插入兔耳或大鼠下肢静脉,收集由耳缘静脉或大鼠下肢静脉流出的灌流液,以灌流量的变化来判断药物的止血作用。离体血管条法采用家兔主动脉螺旋条,置入恒温和通氧的洛氏液中,通过张力换能器,以曲线的变化观察药物的作用,是测定作用于 α-受体药物的常用方法之一。

4. 纤溶蛋白溶解实验

纤溶蛋白溶解实验是测定凝血第四阶段的实验,用于检测纤溶系统的活性。常用方法有优球蛋白溶解时间测定和全血凝块溶解试验。优球蛋白溶解时间测定,在离心管中放进新鲜枸橼酸钠抗凝血浆,加入乙酸溶液,混匀,置冰浴内使优球蛋白充分析出,离心后弃上清液,留沉淀,加硼酸缓冲液和氯化钙使其凝固,然后37℃温育,观察、记录纤维蛋白块的溶解时间,优球蛋白溶解时间缩短表明纤溶活性强。全血凝块溶解实验是以全血凝块为样本,观察其溶解情况,一般观察 4～24h,完全溶解为阳性,正常不应全溶。

5. 血小板聚集性实验

血小板聚集测定有体内和体外两大类。常用的方法有比浊法、玻片法、比值法、电镜法子等。

6. 血小板黏附性测定

血小板有黏附于异物、伤口或粗糙物表面的特性,常用的方法有玻珠法、旋转玻璃珠瓶法、玻璃滤器法等。

十一、活血化瘀药

活血化瘀药是一类以疏通血脉、促进血行、消散瘀血为主要功效,主治血瘀证的药物。血瘀证是一个与血液循环有关的病理过程,它与血液循环障碍密切相关,主要表现在以下几个方面:①血液流变学异常。血瘀证的临床表现各异,涉及病种很多,但一般均有血液"浓、黏、凝、聚"的倾向,导致血瘀患者血液运行不畅,易致血栓形成、血管栓塞。②微循环障碍。血瘀患者一般均有微循环障碍的表现,如微血流缓慢和瘀滞,甚至血管内凝血,微血管变形(管襻扭曲、畸形、顶端扩张等);微血管周围渗血和出血;微血管缩窄或闭塞等。③血流动力学异常。血瘀患者大多出现血流动力学变化,表现为某个器官或部位的循环障碍,血管狭窄或闭塞,血流量降低。有些血瘀患者还表现出心功能异常。

此外,部分活血化瘀药的功效还与增强子宫活动、改善免疫功能或镇痛作用有关,因此在进行活血化瘀药物的药理实验时,通常从以上几方面来设计实验评价药物的作用,主要有抗血栓实验法、血液流变学方法、心脏功能及血流动力学研究方法、微循环研究方法等实验,其次还涉及一些血瘀证动物模型的复制。

1. 抗血栓实验

抗血栓实验主要有体外抗血栓形成方法和体内抗血栓形成方法两大类。

(1) 体外抗血栓形成方法。可按照 Chandler 法。在体外旋转环内模拟体内血液流动状态,形成血栓。

(2) 体内抗血栓形成方法。有动脉血栓形成法,包括实验性动-静脉旁路血栓形成法、电刺激颈总动脉血栓形成法、药物引起血栓法、冠状动脉血栓形成法、实验性肺栓塞等和静脉血栓法两类。

1) 实验性动-静脉旁路血栓形成法。是在颈总动脉-颈外静脉之间接上聚乙烯管,形成旁路动-静脉血流,利用血小板易于黏附于异物粗糙面的特性,测定旁路血流中丝线形成的血栓重量。

2) 电刺激颈总动脉血栓形成法。基本原理是利用电刺激破坏局部血管壁,使血小板聚集与电极形成血栓。由于一侧颈总动脉血栓的形成,远心端脑血流减少,温度降低,可测定温度来判断血栓形成的程度。

3) 药物引起血栓法。基本原理是利用一些促进血栓形成的药物,如兔脑粉-高分子葡萄糖、胶原-肾上腺素以及花生四烯酸等注射于某一动脉血管,造成血栓,以观察药物的作用。

4) 冠状动脉血栓形成法。基本原理是将弧型针状电极(刺激电极)置于分离的冠状动脉下,另一电极(参考电极)距刺激电极 0.6mm 处置于心外膜下,两电极分别连接电刺激仪的隔离器正负极,以 1mA 直流电刺激冠状动脉 30min 左右,冠状动脉内血栓形成,阻断冠状动脉血流,诱发心肌缺血。

5)实验性肺栓塞。麻醉家兔,分离一侧颈静脉及另一侧颈动脉。结扎颈静脉的全部分支,以 0.6ml 凝血酶及 4ml 颈动脉血混合,向颈静脉内分两次(间隔 10min)各注入 0.4ml 凝血酶化血液造成肺动脉栓塞,于注射后 5h、10h 心脏取血进行纤维蛋白原、优球蛋白溶解时间、3P 实验,10h 后取栓称量以判断药物疗效。本法重复性高、稳定、简便。

6)静脉血栓法。基本原理是静脉回流受阻,血栓形成。结扎大鼠下腔静脉,2h 后重新开腹,在结扎下方 2cm 处夹闭血管,纵行剖开管腔,记录有无血栓形成,取出血栓,称湿重及干重。

2. 血液流变学实验

血液流变学实验一般包括血液黏度、血浆黏度、血细胞比容、红细胞聚集性、红细胞变形性、红细胞的微黏度、红细胞电泳、血浆纤维蛋白原、血沉、血小板黏附与聚集、血栓的形成与测定、白细胞流变性测定等。

3. 心脏功能及血流动力学实验

研究血流动力学的实验方法可分无创性测定和创伤性测定两大类方法。

无创性测定方法用超声心电图、心音图、心电图、颈动脉及心尖搏动图、血压测定等进行无创伤性心功能测定,目前应用较多。

创伤性测定方法包括血压的直接测定、左室内压测定、主动脉流量测定、心肌营养性血流量测定、对心肌坏死面积测定等实验方法。冠脉的血流量测定是研究活血化瘀药防治冠心病的重要指标,包括离体冠脉血流量测定和在体冠脉血流量测定。此外,心肌营养性血流量测定、药物引起心肌缺血、实验性心肌缺血、心肌梗死等实验方法也被采用。

离体冠脉血流量测定常用大鼠、豚鼠或家兔的离体心脏,用插管插入主动脉,灌流液经冠状动脉灌流心肌,收集每分钟流出量以代表冠脉流量。本方法简便易行,反复给药可获得较多的数据。在体动物冠脉流量的测定分为冠状静脉插管法和冠状动脉测量法,可测定动物冠脉血流动力学变化及心肌代谢。在麻醉下急性实验,手术比较复杂,一般用猫、狗等大动物。心肌营养性血流量测定原理是用放射性核素[86]RbCl 或[131]CsCl 注射于动物体内,心肌摄取[86]RbCl 或[131]CsCl 的能力反映心肌营养性血流量。

造成心肌缺血或心肌梗死的方法很多,大多数动物模型为急性心肌缺血和心肌梗死模型,与临床的发病特点相差甚远,研究的重点应是建立符合临床特点的慢性心肌缺血模型,现在广泛使用如蛋白收缩环法(Ameroid 收缩法)以及"中国实验小型猪"心导管介入法造成的冠脉栓塞性慢性心肌梗死模型。

4. 微循环实验

研究微循环的方法有很多,主要有活体微循环观察法,一般分为内脏微循环和体表微循环两大类。内脏微循环主要用动物的肠系膜、心肌和肝脏等脏器观察活血化瘀药对微循环的影响。体表微循环主要观察甲皱、球结膜、舌、唇、齿龈等部位的微循环。微循环观察的主要指标包括:①微循环管径,通过管径的变化反映微血管扩张和收缩的程度。②毛细血管网交叉点数,反映毛细血管的充盈程度。③微血管流速,是微循环研究的一个重要指标,在一定程度上反映微循环的灌流状态。④红细胞流态,血流状态反映血流速度和红细胞聚集状态。可分为四级:0级,直线(线粒)状;Ⅰ级,虚(粒)线状;Ⅱ级,粒(絮)状;Ⅲ级,瘀滞状。⑤血色,血色反映含氧及供氧情况。⑥微血管周围状态,主要观察是否有出血或渗出现象,反映微血管管壁通透性和完整性。

5. 血瘀证的实验性微循环障碍模型

模拟血瘀证的实验性微循环障碍主要有高分子右旋糖苷静脉注射法(包括兔眼球结膜微循环障碍、大鼠肠系膜微循环障碍、兔软脑膜微循环障碍),肾上腺素、异丙肾上腺素、去甲肾上腺素造成的微循环障碍,寒冷造成动物血瘀证模型,伤寒杆菌内毒素造成弥散性微循环血栓形成模型,凝血酶和六氨基已酸引起播散性血管内凝血,放射线照射造成血瘀模型,盐酸局部刺激造成局部血瘀模型等七种。

十二、化痰、止咳、平喘药

化痰止咳平喘药是一类以祛痰、化痰、缓解或制止咳嗽、喘息为主要功效的药物。目前对其药理作用的研究主要是对呼吸系统的作用。现代药理学研究结果表明,这类药物具有平喘、祛痰、止咳以及抗炎、镇静、镇痛等作用。在研究方法上,一般主要从平喘、祛痰、止咳三个方面设计实验指标,并结合药物的功能主治选择其他必要的方法和指标进行实验。

1. 平喘实验

平喘实验主要包括对气管平滑肌的松弛作用和抗过敏作用的方法,进一步分为整体实验、在体实验和离体实验三方面。

(1)整体哮喘模型。多选用豚鼠和大鼠,又可分为喷雾致喘法和卵蛋白引喘法。前者用恒压喷雾组胺和乙酰胆碱等致喘剂,引起动物出现"哮喘反应",通过观察引起"哮喘反应"的潜伏期来判断药物的平喘作用。后者以卵蛋白、灭活百日咳杆菌疫苗和氢氧化铝干粉致敏动物,2周后再次喷雾卵蛋白作为抗原攻击致敏动物,引起"哮喘反应"。

(2)肺在体溢流法。常用豚鼠进行实验,通过人工呼吸机给豚鼠输送一定量的空气,超过肺容量的空气将溢入另一装置,该装置可直接读出溢流的体积数,该法可间接反映豚鼠支气管平滑肌的舒缩状态。

(3)离体气管哮喘模型。包括气管容积法、豚鼠气管片法、气管螺旋条法和豚鼠肺条法。先制备离体气管段、气管片、气管螺旋条和肺条,放入恒温盛有营养液的浴漕中,通过张力换能器,采用生物信号采集系统描记致痉剂或受试药物对气管张力舒缩曲线的影响,进而分析药物的作用。

因为平喘药在防治多种原因引起的喘息中具有较大的实用意义,所以对治疗哮喘的新药进行药效学研究时,还可以选择如下实验方法:大鼠腹腔肥大细胞脱颗粒实验、大鼠同种被动皮肤过敏实验、抗炎实验、镇咳实验、祛痰实验、抗菌实验、增强免疫功能实验。另外,机制研究还可以选择:哮喘动物肺组织中过敏介质释放实验及cAMP水平、溶血血小板激活因子的测定等。

2. 祛痰实验

药物祛痰作用大多表现为增强呼吸道腺体的分泌,使痰液变稀,或裂解痰液中的黏液成分,使痰液的黏性下降,或增强黏膜上皮细胞的纤毛运动,使痰液易于排出。常用的实验方法有以下几种。

(1)酚红气管排泄法。利用酚红自小鼠或家兔腹腔注射后可从气管排泄的特点,测定气管酚红的排泄量,判断受试药物的化痰作用。

（2）毛细玻管法。常用麻醉大鼠。利用插入气管的玻璃毛细管吸取其中的痰液,以毛细管中痰液柱的长度来评价受试药物的效果。

（3）气管纤毛黏液流动速度测定法。常用家鸽、家兔,以墨汁为标记物（也可用染料、炭粉、软木粒等）,观察一定时间内墨汁在气管黏膜表面运动距离的长短,进而判断受试药物的排痰效果,运动速度快,距离长,表明药物的化痰作用好。

3. 止咳实验

常用的实验方法有化学刺激法、电刺激法、机械刺激法。小鼠、豚鼠、猫较为常用。

十三、安神药

凡以安定神智为主要功效的药物称为安神药。传统常用药物有酸枣仁、灵芝,多用于心气虚、心血虚或心火盛以及其他原因所致的心神不宁、烦躁易怒、失眠多梦、头晕目眩等证。现代药理学研究证明,多数安神药及安神方剂具有中枢抑制作用,表现出镇静、催眠、抗惊厥等药理作用。因此在进行安神药的药理实验时,通常从以上几方面来设计实验评价药物的作用,主要有镇静实验、催眠实验、抗惊厥实验。

1. 镇静作用实验

镇静作用,常表现为用药后动物安静、自主活动减少。主要的实验方法有红外线探测法、抖笼法、走动时间法及举双前肢法。

（1）红外线探测法。通过红外线装置测定小鼠在仪器中的自发活动频率,可反映中枢神经系统的状况。记录单位时间内小鼠自发活动次数,以评价药物对中枢神经系统是否有兴奋或抑制作用。此方法准确性、重现性、一致性好。

（2）抖笼法。有抖笼滴水法、光电抖笼法和抖笼换能器法三种,通过记录动物在笼中活动时对笼子的压力而间接评价药物镇静作用强度。

（3）走动时间法及举双前肢法。通常情况下,小鼠自发活动以走动,前肢向上抬举最常见。以 2min 小鼠走动时间及双前肢向上抬举次数为观察指标,评价药物是否有镇静作用。此方法操作简便,直观记录,结果确切、重现性好。

2. 催眠作用实验

催眠作用实验有延长戊巴比妥钠睡眠时间实验、对戊巴比妥钠阈下睡眠剂量的影响等。延长戊巴比妥钠睡眠时间实验是观察受试药物与阈剂量戊巴比妥钠的协同作用,是初筛中枢抑制药常用方法之一。戊巴比妥钠阈下睡眠剂量是指 90% 以上的动物未出现睡眠的剂量,通过观察受试药物与阈下剂量的戊巴比妥钠的协同睡眠作用,以入睡百分率为指标,了解受试药物对中枢的抑制作用。

3. 抗惊厥实验

抗惊厥实验方法常用的有致惊厥剂诱发惊厥法和电惊厥法。前者是应用过量的致惊厥剂诱发动物惊厥发作,常用的致惊厥剂有戊四唑、士的宁、回苏灵等。后者是利用电刺激诱发动物惊厥,有最大电休克发作法、最小休克发作阈值法和精神运动性发作三种,其中第一种最常用。

十四、平肝息风药

凡具有平肝息风或潜阳镇静作用的药物称为平肝息风药,这一类药物主要用于肝阳上亢、肝风内动所致内风诸病,如阳邪热盛所致高热神昏,四肢抽搐之证等。平息肝风药主要有镇静、抗惊厥、降压等药理作用,另外还有抗炎、镇痛、解热,抗肿瘤、影响机体免疫功能、影响心血管系统功能及调节消化系统功能等作用。因为平息肝风药主要作用于中枢神经系统和心血管系统,所以在研究这类药物时,一般从降压和对中枢神经系统的影响来设计实验动物模型和实验指标。

1. 降压实验

先在麻醉动物身上观察急性降压作用,再用高血压动物模型进行慢性实验治疗,之后将筛选出来的有效药物进一步研究其降压机理。急性降压实验用来观察药物有无降压作用,多将犬、猫和大鼠等动物麻醉后直接颈动脉测压。也可用不麻醉动物间接测定血压的变化,如大鼠尾容积测压法、犬动脉脉搏测压法、大鼠测压仪测后肢血压等。判断一个药物有无降压作用,需要进行 3～5 次实验,实验结果一致时 3 次即可,倘不一致,则要进行 5 次或更多次。一般认为,降压数值应为原来水平的 40% 或更多,维持 30min 以上才能认为有降压效果,则可进行慢性实验治疗。慢性实验的高血压动物模型有肾性、神经原性和内分泌性等,其中以肾性高血压较为常用。对已形成的高血压动物,每天测压 1 次,测定时间一般为 10 天。如果血压不降可加大剂量,延长给药期 10 天。停药后测压,直至血压恢复到给药前水平为止。如果收缩压和舒张压下降 2.67kPa(20mmHg) 以上者,则可进行统计学处理,根据结果判断是否有效。如果下降不足 1.33kPa(10mmHg) 则认为无效。血压测定常用的实验方法有直接测压法、间接测压法。

(1) 直接测压法。本方法是将导管直接插入动物的动脉测定血压,也叫插管法。此方法主要用于急性实验,所用的动物常选用大鼠、猫、犬等。猫和犬血压接近人,适用于评价、分析药物降压效力和作用机制。

(2) 间接测压法。本方法是一种非创伤性可重复测定血压的方法,适用于研究实验性高血压的病理、生理过程和受试药物治疗作用规律或降压药的筛选。最常用的动物为大鼠。

(3) 实验性高血压动物模型。常用的实验性高血压动物模型有神经原性、肾性、内分泌性、食盐性高血压以及自发性高血压模型等。

2. 中枢神经抑制实验

中枢神经抑制实验包括镇静、催眠、抗惊厥实验以及镇痛和解热实验。一般常用光电管法、吊笼法、踏轮法观察药物对小鼠自主活动的影响,以及与巴比妥类药物的协同作用和对抗中枢兴奋药作用等实验评价药物的镇静催眠、抗惊厥作用。镇痛实验常用化学刺激法、热刺激法、电刺激法、机械刺激法等各种致痛方法引起疼痛,观察药物的镇痛作用。解热实验中,致热物质有菌苗液、细菌内毒素、酵母混悬液等,使动物发热后观察此类中药的解热作用,多用家兔为实验动物。

十五、开窍药

凡以苏醒神志为主要功效的药物称开窍药,适用于因邪气壅盛蒙蔽心窍所致的窍闭神昏证。窍闭证的表现主要为神志不清、牙关紧闭、握拳等,因同时出现其他症状的不同又可分为热闭和寒闭。热闭兼有高热、谵语、脉数、抽搐等症状,常见于某些严重的全身感染如流行性脑脊髓膜炎、乙型脑炎的高热昏迷,某些脑血管意外以及癫痫大发作、肝昏迷、中暑等。寒证兼有面色青淡,痴呆淡漠等症;常见于某些脑血管病、肺性脑病及心源性休克等。因此本类药物的研究主要涉及中枢兴奋实验、镇静实验、抗惊厥实验、耐缺氧实验、影响冠脉流量和心肌耗氧量实验、防治心肌缺血作用实验、解热实验等。具体实验方法参阅相关章节。

十六、补益药

凡能补充物质,增强机能,提高机体抗病能力,消除虚弱证候的药物,称为补益药。补益药根据其作用和应用范围的不同分为补气药、补血药、补阴药和补阳药四类。现代药理学研究表明,该类药物的药理作用非常广泛,能提高机体免疫功能、调节神经内分泌功能及中枢神经系统功能、促进物质代谢、延缓衰老、增强某些重要器官和系统的功能、抗肿瘤等。因此研究补益药时,一般从影响免疫功能、抗应激能力、益智、促进造血功能、抗氧化、促进物质代谢、影响内分泌功能、延长寿命、促进消化、吸收功能等方面设计实验指标,并结合药物的具体功效和临床应用选择其他项目和指标进行实验。

1. 影响免疫功能实验

影响免疫功能实验主要有 T、B 淋巴细胞测定方法及其他免疫功能细胞测定方法等。

(1) T 淋巴细胞测定方法。本方法包括 T 淋巴细胞标志测定法、T 细胞亚群测定法、T 细胞功能测定法。T 淋巴细胞标志测定法有 E 玫瑰花环实验、免疫荧光实验。T 细胞亚群测定法有小鼠胸腺细胞亚群测定、荧光染色法、胞内细胞因子染色法。T 细胞功能测定有 T 淋巴细胞转化增殖实验、细胞毒 T 细胞杀伤功能测定、T 细胞免疫功能体内测定[硝基氯苯 (DNCB) 所致小鼠迟发型皮肤过敏反应]。

(2) B 淋巴细胞测定方法。常用的有体外抗体形成细胞(PFC)测定法(又称溶血空斑实验)、定量溶血分光光度测定法(QHS)、血清溶血素抗体测定、B 淋巴细胞增殖实验(常用 ³H-TdR 掺入法)以及免疫球蛋白及其亚群定量测定。

(3) 其他免疫功能细胞测定方法。机体免疫系统除 T、B 淋巴细胞外,还有自然杀伤细胞(NK 细胞)、单核细胞、树突状细胞、杀伤细胞等,是同样具有免疫功能的细胞,这些细胞活性测定对研究中药对机体免疫功能的影响有重要意义,常用的方法有 NK 细胞活性检测、抗依赖性细胞毒作用(ADCC)细胞活性测定方法、巨噬细胞活性检测、¹²⁵IudR 释放法测定、中性粒细胞测定等。

几种重要细胞因子测定:主要包括白细胞介素-1 测定、白细胞介素-2 测定、小鼠干扰素测定等。

2. 内分泌系统实验

研究补益药调整内分泌功能时,要注意神经-内分泌-体液之间存在既联系又制约的规律,常用的方法有垂体-肾上腺皮质系统方法、垂体-性腺系统方法、垂体-甲状腺系统方法。

(1) 垂体-肾上腺皮质系统方法。主要包括肾上腺皮质激素样作用实验和影响肾上腺皮质激素生物合成和释放实验。

1) 肾上腺皮质激素样作用实验方法。为避免天然皮质激素的干扰,一般均采用去肾上腺动物做实验动物模型。常用的方法有肝糖原沉积作用测定、大鼠胸腺退化实验、小鼠嗜酸性粒细胞测定实验、影响大鼠生存和生长及影响水和电解质代谢的实验。

2）影响肾上腺皮质激素生物合成和释放实验方法。常用的方法有肾上腺维生素 C 测定法、血浆皮质酮测定法、尿中醛固酮含量测定法、肾上腺 cAMP 含量测定法、血浆 ACTH 测定、下丘脑促皮质激素释放激素测定。

（2）垂体-性腺系统方法。本类方法包括性激素样功能实验和性激素含量测定两方面。

1）性激素样功能实验方法。常用方法有子宫重量法、阴道上皮角化实验、水摄取测定法、精液囊、前列腺质量法、大鼠包皮腺法、雏鸡鸡冠法、雄性小鼠捕捉雌性小鼠行为实验法等。

2）性激素含量测定方法。常用方法有血浆雌二醇和血浆睾酮放射免疫分析法、睾丸 cAMP 含量测定法、绒毛膜促性腺激素的测定。

（3）垂体-甲状腺系统方法。常用耗氧量测定、动物体重减轻实验、降胆固醇实验、甲状腺摄取^{131}I率实验和甲状腺激素（T_3、T_4）含量测定等实验方法。

3.抗应激作用实验

实验方法主要包括耐缺氧、耐疲劳、耐高温、耐寒冷、抗辐射等。常选用小鼠作为实验动物进行以上实验,观察药物的抗应激作用。

4.益智实验

实验方法主要包括跳台、避暗、穿梭箱、爬杆、迷津、小鸡的一次性味觉、操作式条件反射和突触传递长时程增强（LTP）等。常选用药物对小鼠记忆获得障碍的影响（跳台法）、药物对小鼠空间辨别能力的影响（迷路法）等实验,观察药物的益智作用。

5.促进造血功能实验

血虚动物模型的制备方法有失血法、化学物质损伤法、辐射损伤法、营养法等。常选用药物对失血性血虚小鼠、乙酰苯肼致血虚小鼠的补血作用等实验,观察药物促进造血功能的作用。

6.抗氧化实验

常选用药物对小鼠超氧化物歧化酶（SOD）活性（邻苯三酚法）与小鼠血浆过氧化脂质（LPO）影响的实验,观察药物的抗氧化作用。

7.应用虚证动物模型

通过制备阴虚、阳虚、气虚、血虚动物模型等中医证候模型,观察药物对相关指标的影响,来评价药物的作用。

8.其他

可根据补益药的具体功效和应用特点,设计其他相关实验,如抗肿瘤、延长寿命、促进消化与吸收功能等实验。

第四节　常见病证药效学设计思路与方法

“证”是中医在长期临床实践中对某些症候群的理论概括。在诊断和治疗上处于十分重视的地位。中医药是以证为基础,中医治病注重证、法、方、药之间的严格联系,强调辨证论治。因此,现代中药药理学研究应注重病证的结合,在认真分析证的现代医学基础及病因病机的基础上,进行药物药效学研究方案的设计。本节主要以厥脱证、血虚证、血瘀证、脾虚证及痹症为代表,对其药效学设计思路、方法及部分注意点做一介绍。

一、厥脱证药效学设计思路与方法

厥脱证是指邪毒内陷或内伤脏气、气阴耗竭或亡津失血所致的气血逆乱,正气耗脱的一类病证。厥证是指邪热内陷或阴寒内盛所致的四肢逆冷病证,脱证为阴阳气血衰竭的危重证候,厥证由轻转重可致脱,脱证早期可为厥。厥脱证不同于单纯的厥证或脱证,是由厥至脱,厥脱并见的临床综合病证,以手足厥冷,大汗淋漓,脉微欲绝,神志烦躁、淡漠或昏迷为主要临床表现。

厥脱证的临床表现相当于现代医学休克的范畴。引起休克的原因有多种,如失血性、中毒性、心源性、创伤性、过敏性休克等。休克是一种急性循环功能不全综合征,主要是有效血液循环不足,使全身组织和重要脏器的血液灌注不足,导致组织缺血缺氧、微循环瘀滞、代谢紊乱和脏器功能障碍等一系列严重病理过程。临床上表现为面色苍白、皮肤及四肢湿冷、心率快、脉细数、血压下降、脉压差减小、尿量减少、呼吸浅促、精神委靡、表情淡漠或意识丧失等。随着休克的恶化,血压下降愈加严重,甚至危及生命。

厥脱证的中药治疗以回阳救逆、养心复脉为主,急则治其标,缓则治其本,并根据其病因、病机、病情,辨证施治,以达标本兼治之目的。厥脱证中药药效学设计应以急救和固脱为重点,并兼顾其他功效主治,进行有关的实验研究。

1. 回阳救逆(抗休克)实验

厥脱证(休克)动物模型

(1) 失血性休克。常采用大鼠、兔、猫和犬进行实验。急性失血达总血量的 15%～20%,血压降至 40mmHg 时便达到休克。即使完全回输流出的血液,动物仍然出现休克和死亡。动物固定麻醉后,行动脉插管放血和测定血压,记录储血瓶内血量,使血压稳定在 40mmHg 左右。维持低血压 4h 之后,开始血液再回注或进行药物治疗实验。立即观察血压、心率、呼吸、放血量、生存时间、存活率等指标。

(2) 感染性休克。采用内毒素、活菌或脓毒病灶复制感染性休克模型,常用小鼠、大鼠、兔、猫和犬进行实验。注射内毒素(细菌脂多糖)或内毒素合并半乳糖胺(肝毒性药物)后,动物均可发生类似于细菌感染性休克。内毒素用量因不同种属动物敏感性不同而异,应通过预试来确定。静脉注射参考剂量:大鼠 10～25mg/kg,兔 5mg/kg,猫 5mg/kg,犬 2～5mg/kg。动物麻醉后气管内插管接呼吸机。静脉注射实验药物 10min 之后,将内毒素缓慢注射造模。在注射内毒素后 5min、15min、30min、60min、120min、180min 和 240min 连续监测中心静脉压、主动脉压、心率和心输出量。

(3) 创伤性休克。给动物一定强度的创伤性刺激可复制创伤性休克的动物模型。创伤性刺激应能够控制、测定和定量。例如,用止血带造成动物肢体缺血引起创伤性休克,反复锤击或以钳持续挤压大鼠、兔、猫、犬大腿、牵扯肠袢、损伤胸腔器官等均可引起创伤性休克。比较各组休克模型动物的死亡率,以此作为评价指标。

(4) 心源性休克。利用物理化学等有害刺激,损伤大鼠、兔、犬、猴、小型猪心肌,造成局部心肌坏死;结扎冠状动脉的主要分支,造成心肌缺血性梗死;将塑料微球注入冠状动脉内,造成冠状动脉广泛性栓塞;在心导管上附上不锈钢电极,插入到冠状动脉,通以弱电造成冠状动脉血栓及心肌缺血性栓塞等均可造成心源性休克动物模型。以一定时间内血压变化、心电图变化、平均存活时间及存活率作为评价指标,评价抗休克中药的疗效。

（5）过敏性休克。用抗原物质致敏动物，2周后再次发敏注入相同的抗原，发生急剧的Ⅰ型变态反应，出现过敏性休克。最易致敏、最常用的动物为豚鼠，其次是家兔和大鼠。例如，给豚鼠皮下注射马血清 0.1～0.2ml 或腹腔注射马血清 0.3～0.5ml；2周后静脉注射马血清 1ml（发敏注射），约 2min 后，豚鼠出现不安、竖毛、前爪抓鼻、鼻翼扇动、呼吸困难、血压下降、痉挛性抽搐、四肢无力、口唇及耳眼呈青紫色，数分钟内因窒息死亡，先呼吸停止，然后心跳停止。发敏性注射前，麻醉下分离左侧颈动脉，插管记录血压；观察心电图；记录死亡时间和死亡率。

（6）其他类型休克。如烧伤、疼痛、肠道缺血、胰岛素休克以及微循环障碍、弥漫性血管内凝血等动物模型，也可适当选用。

上述各种方法造成的模型，可根据中药的主治和功效选择。阳脱证（亡阳）临床上以神志淡漠、面色苍白、四肢厥冷、冷汗淋漓为主症，兼有息微唇绀，脉微欲绝或不能触及，血压下降（收缩压小于 0.6kPa，脉压大于 2.6kPa），尿少（每小时少于 30ml）。与临床阳脱证的表现相近似的动物模型如感染性休克晚期、失血性休克晚期及心源性休克模型等。气血两脱证，由急性大失血引起，即失血亡阴之脱证，可用失血性休克代偿期和失代偿早期作为气血两脱证的动物模型，如为失代偿晚期，属阴阳俱脱证。阴脱证（亡阴）与感染性休克脱水症状相似，可用肠道致病菌感染动物，造成严重泄泻，脱水直至休克；也可用内毒素或脓毒病灶诱发休克。烧（烫）伤性休克动物也可作为阴脱型模型。

2. 实验项目和指标

（1）整体循环状态。动物发生休克时，全身血液循环出现剧烈的变化。具体表现在回心血量减少、心脏舒张末期血液量减少、心脏泵出血量减少、动脉血压下降、脉压差降低、组织器官供血减少、心率加快、组织细胞缺血缺氧、中心静脉压下降和静脉充盈不足等。主要使用生理多导仪、心电图仪进行观察。

（2）微循环状态。休克的中心环节是组织微循环的血液灌流量急剧减少。观察微循环状态是指在显微镜下观察微循环不同部位功能状态（开放、关闭）和其中的血流状态（流速、流态）。以微循环观察仪观察微循环状态是较为成熟的技术。结合缩时摄影和图像分析，可以做较为精确的数据分析和统计。

（3）血液流变学。休克过程中血液流变学状态发生急剧变化。其中，血细胞比积、红细胞聚集、红细胞表面电荷、红细胞变形能力、血浆黏度、血液黏度、血小板聚集和血液大分子物质含量都是较敏感的指标。

（4）代谢。动物发生休克时，代谢紊乱。其中基础代谢率、信息传导通路、细胞非特异性损伤程度、酸碱平衡、电解质平衡、水盐代谢状态是重要监测指标。采用生理学方法可以检测基础代谢率；用放射免疫法检测信息传导通路特征；生化自动分析仪检测细胞非特异性损伤程度、酸碱平衡、电解质平衡、水盐代谢状态等。

（5）脏器功能。在休克的不同阶段或不同类型的休克中，往往存在某些脏腑功能突出损害的表现。一般来说，主要脏器发生损害的先后顺序（或从重到轻的顺序）为肾脏、胃肠黏膜、肺、心、脑、肝和肾上腺，最后为平滑肌组织或纤维组织。采用生化自动分析仪、多导生理仪、心电图仪、放射免疫检测仪等，检测受损脏器敏感指标，分析实验动物主要脏器功能变化程度。

（6）形态结构的改变。在休克的不同阶段处死实验动物，进行系统的病理学观察，包括大体形态、组织结构和超微结构。重点观察容易损害的脏器,如肾脏、胃肠黏膜、肺、心、脑、肝和肾上腺等,分析实验动物重要器官形态改变的基本情况。

3. 关于厥脱证动物模型使用与观察指标选择的思考

厥脱证用药可分为两类:一为回阳救逆之急救药;二为急救之后,进一步扶正固脱、育阴潜阳、巩固疗效、标本兼治的药物。两者作用相似,但各有侧重,前者要求作用快而强,后者要求稳定而持久,在进行药效学研究时应各有侧重,合理选择实验方法及观测指标。

(1) 主治邪毒内陷之脱证者。除进行上述有关休克模型实验外,还应增作:①祛邪相关实验,如抑菌、抗病毒、抗毒素、抗炎、解热等与清热解毒有关的实验。②扶正相关实验,如抗应激能力实验,免疫功能实验、内分泌功能实验等。

(2) 主治心气不足,阳脱于外者。应增作心力衰竭、心功能、血流动力学等有关实验。

(3) 主治过敏性休克者。应增作抗过敏等有关实验。

(4) 主治因痛致脱者。应增作镇痛有关实验。

(5) 其他。心、脑、肾等重要脏器血流量测定、自由基测定、血管舒缩功能等实验对阐明治疗厥脱证药物的作用机制是必需的。

(6) 药物剂型要求。厥脱证属于危急重证,对治疗药物有较高的要求,应符合急救要求,如给药方便,起效快,作用强等;新药剂型及给药途径应合理,以注射剂、吸入剂、灌肠剂居多,能迅速进入体内、吸收快而充分。

(7) 观察时间的选择。在休克的不同时期应安排重点观察的敏感指标,在不同的动物休克模型中注意检测时间点的设计、观察部位的安排和多指标观察的时间先后,并结合发病机制分析指标间的相互关系。

(8) 阳性对照药的选择。阳脱证(亡阳)治疗以回阳救逆固脱为主,可用参附汤、四逆汤、参附注射液、参附青注射液等作对照;阴脱证(亡阴)治疗以益气养阴固脱为主,可用生脉散、参麦散、生脉注射液、参麦注射液等作对照。也可用西药多巴胺、肾上腺素等作对照。

二、血虚证药效学设计思路与方法

中医的血虚是指血液不足,血的营养和滋润功能减退,以致脏腑经络、形体器官等失养的病理状态。临床常见面色㿠白或萎黄,毛发不泽,唇舌、爪甲淡白,头晕,视物昏花,怔忡,心悸,健忘,失眠,乏力等虚弱症状或体征。中医认为血虚的形成原因,一是血的生成不足,如气虚不能生血,或脏腑功能减退;二是失血过多过快,新生之血来不及补充;三是久病不愈,慢性消耗,或劳神太过,耗伤精血。要阐明血虚证的本质和病理生理以及中药治疗血虚证的机制,动物实验研究是不可缺少的途径,首先选用血虚的动物模型。

1. 血虚证的动物模型制作

(1) 失血性血虚证动物模型。本类模型多为急性失血性血虚证,一般采用放血法制备。失血法可有效降低外周血中全血细胞数量,但放血量难以精确控制,模型间有较大差别。一般制备方法:小鼠,体重20～22g,尾部放血0.5ml/只,失血后24h左右即可;大鼠,体重180～200g,尾部放血1.5～2ml/只,隔日1次,连续5次;犬按40ml/kg体重放血,反复几次即可造成失血性血虚证动物模型。

目前,多采用放血的同时结合其他方法制备血虚证动物模型。例如,放血加适当限食方法制备家兔血虚证模型。每次由兔耳中央动脉、静脉及耳缘静脉放血,放血量为全身血容量的 10%，隔日 1 次，共 7 次。自造模之日起，家兔改为半量喂养。制成的血虚证家兔外观体征：精神委靡、倦卧少动、毛枯蓬松、拱背消瘦、唇色淡白、睑结膜苍白、食欲下降、体重减轻、外周血红细胞计数及血红蛋白含量显著降低、超氧化物歧化酶活性显著降低、过氧化脂质含量显著增加、红细胞变形性显著降低。另外，每日小鼠尾部放血 25 滴，同时配合喂养低营养精面粉，通过对血红蛋白的动态监测，证实第 3 周小鼠血红蛋白显著降低，停止放血后，继续喂精面粉 7 天，血红蛋白维持在原有水平不再回升，给予补血中药复方后小鼠外周血血红蛋白及红细胞量显著回升，中药复方对综合放血制备的血虚证小鼠模型有良好的治疗效果。

（2）溶血性血虚证动物模型。乙酰苯肼（APH）是一种强氧化剂，对红细胞（RBC）有缓慢的进行性氧化损伤作用，突出表现在干扰 RBC 内葡萄糖 6-磷酸脱氢酶（G-6-PD），使 RBC 易于崩解而出现溶血性贫血，使 RBC 和血红蛋白（Hb）明显减少、网织 RBC（rRBC）代偿性增多，肝脾肿大。由于 RBC 破坏、减少而引起严重缺氧，导致肌肤、黏膜、毛发及脏器失养，出现中医血虚证表现。制备方法：选用 Wistar 大鼠，皮下注射 2% APH 生理盐水溶液，剂量为 10ml/kg 体重。实验分一次性给药和实验第 1 天、4 天、7 天三次给药两种，后者第 2、3 次给药剂量减半。补血中药可防治和逆转由 APH 所致血虚证。

（3）化学损伤性血虚证动物模型。环磷酰胺（CTX）是细胞毒制剂，其作用机制是抑制骨髓功能，使造血细胞生成减少。此种造模方法简单易行，用量及时间可灵活掌握。但其对红细胞作用不如对白细胞明显，且持续时间较短，如果受试药物显效较慢，模型动物血象即自然恢复，甚至出现反跳现象。小鼠以 CTX 100 mg/kg 体重腹腔注射 1 次，4 天后即外周血白细胞数明显下降。大鼠以 CTX 灌胃，首次 60mg/kg 体重，1 周后改用 20mg/kg 体重，3～4 天 1 次，共 2 次；用 30 mg/kg 体重，3～4 天 1 次，共 2 次。大鼠以 CTX 静脉注射，第一周 10 mg/kg 体重，给药 2 次，第二周 15 mg/kg 体重，给药 1 次，均可形成白细胞减少模型。

（4）放射性损伤血虚证动物模型。放射性损伤是利用 ^{60}Co-γ 射线等照射动物全身，可使动物造血干/祖细胞减少，造成白细胞数量下降和骨髓损伤，造模效果明显，但需要特殊设备，而且照射量的控制有一定难度，过小达不到损伤要求，过大又会造成动物死亡。

有研究比较了 3.5Gy、5.5Gy、7.5Gy ^{60}Co-γ 射线照射制备的血虚证模型后得出结论，7.5 Gy γ 射线照射后，骨髓造血功能严重受抑，骨髓有核细胞极少，中药补血方剂对其无治疗作用。5.5 Gy γ 射线照射所致的损伤，只有在动物预防给药连续 7 天后，方能一定程度促进造血功能恢复；3.5 Gy 照射剂量是此类模型制作的最佳照射剂量，便于中药补血类方剂及单味药的药效学评价。

（5）免疫介导型血虚证动物模型。免疫介导型再生障碍性贫血模型的建立首创于 1967 年，后来又进行了改良。具体方法为：取 DBA/2 小鼠，断颈处死，95% 乙醇浸泡消毒后，无菌条件下取出胸腺及颈、腋下、腹股沟淋巴结，加 RPMI 1640 培养液，除去表面血污及黏附的结缔组织后，制成单细胞悬液，细胞计数，调节细胞浓度为 1×10^6/ml，其胸腺细胞与淋巴结细胞比为 1:2，并鉴定细胞活性应在 95% 以上。BALB/c 小鼠经 X 射线 6.0Gy/3min 亚致死剂量照射后 1～4h 内，立即经尾静脉注入上述细胞悬液，每只小鼠 0.2ml。采用免疫介导法制作的血虚证小鼠模型，在处理后的第 8 天即出现明显的血虚证症状体征：精神委靡、毛色枯黄膨松、眼睛、唇鼻苍白无华，鼠尾色淡而血管难以辨认，体重明显减轻等；全血细胞减少，骨髓有核细胞显著减少；胸腺、脾脏器官的反应尤其敏感，表现为明显萎缩，其质量及相应指数较之正常小鼠有极显著性的差异。而且于第 15 天起，即出现濒死状态，小鼠陆续死亡,均反映出其骨髓造血功能衰竭、免疫器官严重受损的病理特点。

2. **实验项目和指标**

(1) 骨髓造血细胞及造血微环境。动物实验和临床研究证实,血虚证可出现骨髓造血功能及外周血红细胞(red blood cell,RBC)含量和功能的改变。红细胞数量减少、血红蛋白含量降低、网织红细胞增多,血虚患者血液中的红细胞变形能力降低。用^{60}Co-γ射线照射、环磷酰胺腹腔注射等方法造成小鼠血虚证模型显示,血虚小鼠骨髓细胞有丝分裂指数和脾脏多能造血干细胞明显下降,小鼠骨髓 DNA 含量明显降低,血虚证小鼠骨髓中 CD34$^+$ 细胞的比例降低;小鼠骨髓细胞凋亡;小鼠骨髓细胞周期紊乱;小鼠骨髓中粒系(CFU-GM)、红系(BFU-E, CFU-E)、巨核系(CFU-meg)、混合系(CFU-mix)造血祖细胞的增生受抑制,外周各血液成分也均下降,说明骨髓造血干/祖细胞的功能变化是血虚证的最基本本质。

造血微环境是造血细胞定居于其中并发育和分化的部位,它不仅为造血细胞提供场所和营养,而且积极参与对造血干细胞定居和分化的调控,并对造血祖细胞的增殖以及成熟和释放产生影响,从而在血细胞生成的全过程中起调控、诱导和支持作用。有学者采用乙酰苯肼和环磷酰胺联合造成小鼠血虚状态,电镜观察到骨髓超微结构发生变化,造血微环境遭到破坏,骨髓造血重建活性下降,骨髓有核细胞数量及其增殖速度下降。另有研究表明,免疫介导血虚证模型动物成纤维细胞集落生成单位(CFU-F)形成缓慢,数量明显减少,维持时间短,形态有异常,甚至存在形成缺陷;其基质层对正常小鼠骨髓 CFU-GM 的生长支持力明显下降。

(2) 免疫功能。血虚证患者以及血虚动物模型,存在不同程度的免疫功能低下或紊乱。近年来,血虚与免疫功能的研究取得了很大的进展,其研究内容包括细胞免疫、体液免疫及红细胞免疫等方面。

有人对临床血虚证患者的红细胞免疫功能进行了检测。结果表明血虚证患者的红细胞C3b 受体花环率明显减少,而红细胞免疫复合物花环率明显升高,提示血虚证的红细胞免疫功能呈低下状态;而且其功能状态随血虚程度不同而存在差异,即重度血虚证红细胞免疫功能最低,中度次之,轻度则较接近正常。其原因可能是血虚证的病理实质中包含着红细胞数量和质量的下降,从而减少或影响了红细胞膜的 C3b 受体的数量和功能,使其清除血循环中免疫复合物的能力下降。同时对用慢性放血、饥饱失宜制作的血虚证家兔模型的红细胞免疫功能进行前后对照观测,也得到了与临床血虚证患者相同的结果。

对 T 淋巴细胞及其亚群的检测提示,血虚证患者的总 T 细胞减少,辅助/效应 T 细胞减少,而抑制/杀伤 T 细胞不减少,相应使辅助 T 细胞/抑制 T 细胞比值变小,反映出血虚证患者 T 淋巴细胞的关系失调。同样,血虚家兔的 T、B 淋巴细胞转化能力、B 淋巴细胞 Zc 花环率均明显低于正常动物。

(3) 血液流变学。研究表明,血虚证患者血液流变学发生改变。表现为全血比黏度高切、低切均降低,呈低黏血症,但还原黏度高切变率增高,血沉增高,RBC 压积降低,RBC 变形能力降低,微循环阻力增大。血虚证轻、中、重型与血液流变学指标的关系十分密切,其全血黏度、血细胞比容越低,则血虚证程度越重。

(4) 微循环。血虚患者甲皱微循环有如下改变:管袢血色淡红或苍白,视野清晰度模糊,管袢排列不整齐,管袢数减少,畸形管袢数增多,管袢长度变短,甲皱血流断线或粒流,管袢出血或瘀血。血虚动物耳和内脏的微循环变化:血色淡红,血流呈虚线状,充盈度不足,有片状渗出,细动脉、细静脉和毛细血管流速均降低。

(5) 红细胞膜酶。血虚证与红细胞膜酶功能的缺陷有着直接的关系,其膜蛋白酶含量的减少,以及清除自由基活性的降低,都可能促使血虚证的发生。

研究表明,血虚证患者红细胞膜 Na^+、K^+-ATP 酶和 Ca^{2+}、Mg^{2+}-ATP 酶的活性显著低于正常人,同时发现该酶的活性与患者血虚的程度密切相关。经四物汤治疗 4 周后,其 ATP 酶活性显著增高。动物实验也得到相同的结论。

血虚证病人和血虚家兔模型均表现出超氧化物歧化酶(SOD)活力的降低,而过氧化脂质(LPO)水平增高,认为在血虚状态下,红细胞膜 ATP 的来源障碍,新陈代谢降低,机体清除自由基能力降低,自由基过剩积累,细胞膜的不饱和脂肪酸发生脂质过氧化反应,从而导致 SOD 下降,LPO 水平上升。

血谷胱甘肽过氧化酶(GSH-PX)和血硒(Se)在机体抗氧化防御机制中同样起着举足轻重的作用。研究表明血虚证患者的血 GSH-PX 活性与血 Se 含量均显著下降,从而导致机体抗氧化系统对自由基的清除力减弱。

3. 关于血虚证动物模型制作和观察指标选择的思考

血虚证是一种由多种因素引起的证候,病程较长。但现有的血虚模型制作大多采用单因素制作出类似现代医学贫血的病理模型,且成模时间较短,难以概括血虚证的全部和阐释中医血虚证的病机演变规律。综合性、复杂的病因是中医临床证候的一个特点,中医证候模型的造模因素也应体现这一观念。另外,中医的血虚与五脏的关系密切,不同脏腑的血虚有各自相应的特点,但现有血虚病理模型无法体现这一特点。

现有的各种血虚模型中采用指标众多,基本上都是以现代医学的客观指标为基准,中医的血虚证与西医的贫血毕竟不是完全对等的,不能完全借助现代医学的客观指标来作为血虚的诊断标准;而且,在血虚证的各种动物模型实验中,应该选择相关性强的客观指标作为诊断、治疗的辅助依据,而现有观察指标的结果大多为阳性,没有集中趋势,无法判断哪种病理变化是根本性的。总之,运用现代医学的各种客观指标来作为血虚动物实验诊断和治疗的辅助依据,还不甚完善。目前应从多学科、多层次、多指标来研究阐明血虚证实质,为规范中医临床用药,阐明补血方药的现代药用机理,提供可靠的实验对象。

三、血瘀证药效学研究设计思路与方法

凡离经之血滞留体内,或血行不畅,壅遏经脉及脏腑器官,均称为瘀血。由瘀血内阻而引起的病变称为血瘀证。早在《黄帝内经》中就有关于血瘀证病因的阐述,认为"血气不和,百病乃变化而生《素问·调经论》",后世名医张仲景、叶天士等人相继提出了如外伤血瘀、寒凝血瘀、气滞血瘀、离经之血血瘀、肝郁血瘀、污秽之血血瘀、老年多瘀等多种病因。现代医学认为,数十种疾病可能与血瘀证表现相关,如心血管系统疾病冠心病、心绞痛、急性心肌梗死等,消化系统疾病慢性肝炎、溃疡病等,血液系统疾病紫癜、再生障碍性贫血等,以及免疫系统疾病硬皮病等。

1986 年,中国中西医结合学会活血化瘀专业委员会修订了关于血瘀证的诊断标准,其中实验室指标包括:微循环障碍、血液流变性异常、血流动力学障碍、血小板聚集性增高、血管栓塞、超微结构有血瘀表现、血液凝固性增高或纤溶活性降低等。归纳起来主要与四方面因素有关,即血液流变学异常、血流动力学异常、血栓形成及微循环障碍,目前关于治疗血瘀

证中药的药效学研究也主要集中在上述几个方面。

1. 血瘀证的动物模型制作

血瘀证动物模型的制备可以从血瘀证的病因和病理两个方面着手。根据中医病因建立血瘀证动物模型是现行的重要造模方法,涉及的病因主要包括外伤、寒凝、气滞、气虚、离经之血、肝郁、污秽之血及老年多瘀等。此外,也可采用现代医学病理模型模拟血瘀证中的病变,如血流不畅、血管阻塞、微循环障碍、血栓形成和血流动力学障碍等。下面主要介绍根据中医病因建立的血瘀证动物模型。

(1)"气滞寒凝"血瘀证动物模型。中医理论认为"大怒致瘀"、"外寒也可致瘀"。实验动物注射给予大剂量肾上腺素,可模拟暴怒时的机体状态;辅以冰水浸泡可模拟外寒侵袭。两种因素综合作用的结果可复制出血液流变学呈"黏"、"浓"、"凝"状态的急性血瘀证动物模型。在此模型上可观察到血流流变学多项指标如全血黏度、血浆黏度、纤维蛋白黏度、红细胞压积等明显改变。

(2)"老年多瘀"血瘀证动物模型。临床上老年人常见病如冠心病、脑血栓、糖尿病等多属血瘀证范畴,说明血瘀与衰老存在一定的关系。选取老年大鼠,雄性为宜。老龄鼠的血液流变学指标表现出浓、黏、凝、聚的特性,血液黏度升高,红细胞压积增大、电泳时间延长,红细胞表面皱缩,红细胞变形能力下降,膜渗透脆性增大,血浆纤维蛋白原含量显著增高等。

(3)"污秽之血"血瘀证动物模型。高脂血症患者有"污血"特点。制造高脂血症和动脉粥样硬化动物模型可以模拟此类血瘀证。为了促进病变的形成,可在高脂饲料中加入甲基硫氧嘧啶、丙基硫氧嘧啶、甲亢平等。

2. 实验项目和指标

(1)血液流变学实验指标。血流流变学包括宏观血液流变学和微观血液流变学两方面研究内容,宏观血液流变学是指血液黏度、血浆黏度、血沉、血液及管壁应力分布,微观血液流变学是指红细胞聚集性、红细胞变形性、血小板聚集性及血小板黏附性等。随着生物技术的发展,微观血液流变学研究已经深入到分子水平,包括研究血浆蛋白成分对血浆黏度的影响,介质对细胞膜的影响、受体作用等,因此也被称为分子血液流变学。

影响血液黏滞性的因素包括红细胞压积、红细胞黏附和聚集的程度、红细胞变形能力、血浆黏度、血管壁弹性及光滑程度等。其中,红细胞的形态、容积对血液黏滞性影响最为明显。血浆黏度主要由血浆中的高分子蛋白、脂蛋白和糖类所决定。

血液流变学实验中常用检测指标包括红细胞压积、全血黏度、全血还原黏度(比)、血浆黏度、血沉、红细胞电泳时间、红细胞变形能力、血小板黏附率、聚集率等。

1)红细胞压积。红细胞占全血容积的百分比称为红细胞压积,该项指标的改变对血液流变诸多特性如血液黏度、血液流动性质、血液沉降率等均有明显影响。

2)全血黏度(比)。一项综合指标,反映血液流变性的总体变化,包括血流中的有形成分(如血细胞)及血浆中可溶性成分的变化。

3)全血还原黏度(比)。为了去除红细胞压积对全血黏度(比)的影响,以全血还原黏度(比)表示单位红细胞压积所产生的黏度,有利于压积不同的全血黏度间进行比较。高切变速度值主要受红细胞变形能力的影响,低切黏度值主要受红细胞聚集性的影响。

4)血浆黏度和血清黏度。反映血中可溶性成分的变化。血中可溶性成分包括胆固醇、纤维蛋白原、甘油三酯、β-脂蛋白、IgA、白蛋白,其产生黏度的能力依次降低,血浆黏度比血清黏度多一项纤维蛋白原因素的参与。

5) 血沉。指红细胞在处于静止状态的血液中,由于自身的重力而自然沉降的能力,因此也称之为红细胞沉降率(mm/h)。血沉与血液中的红细胞聚集性和血浆中纤维蛋白原的浓度有着密切关系。

6) 红细胞电泳时间。主要反映红细胞的聚集能力。红细胞表面负电荷的大小,取决于红细胞表面成分蛋白质、脂肪、核酸和多糖的电荷,当红细胞膜发生病变或血浆中的成分影响到红细胞膜时,会使红细胞膜的带电特性受到破坏,膜表面负电荷密度降低,导致细胞间排斥力减少而易于聚集,表现为红细胞电泳时间的延长。

7) 血小板黏附率和聚集率。反映血小板之间相互黏附、聚集的能力。在凝血过程中,血小板发生黏附、聚集成团,释放因子,促进纤维蛋白的形成,最终形成血小板-纤维蛋白血栓。当血小板黏附率、聚集率增高时,血液易凝。

血瘀证时可出现血液流变学异常,表现为血液出现"黏、浓、凝、聚"的现象。"黏"是指血液黏稠。实验室指标表现为血浆黏度增加,全血和血浆比黏度增加。"浓"是指血液浓度增高。实验室指标表现为红细胞压积增高,血浆中血脂及免疫球蛋白等大分子成分增多。"凝"是指血液凝固性增加。实验室指标可表现为纤维蛋白原增加,聚集型血小板数目增多,红细胞沉降速度加快,微血管阻塞,血液凝固时间缩短等。"聚"是指红细胞聚集程度增加。实验室指标可表现为红细胞和血小板电泳时间延长。

进行血液流变学相关药效学实验设计时,可考虑采用正常或血瘀证动物模型,观察药物对于红细胞压积、全血黏度、纤维蛋白原、血小板聚集等指标的影响。上述指标可采用自动血液流变仪、血小板聚集仪等仪器测得。

(2) 心脏功能及血流动力学实验指标。血流动力学是指血液在心血管系统中流动的力学,主要研究血流量、血流阻力、血压、心功能等以及它们之间的相互关系。血瘀证患者常见血流动力学异常,表现为组织器官的血循环障碍、血管狭窄或闭塞、血流量降低等。例如,冠心病患者可出现冠状动脉循环障碍,缺血性中风患者可出现脑循环障碍等。

心功能及血流动力学的检测指标包括心率、血压、冠脉流量、冠脉阻力、总外周阻力、心肌营养血流量、左室做功、肺动脉压、心输出量及心搏出量、左室压与左室收缩性、心脏指数及心搏指数等。

心脏功能及血流动力学指标检测方法:根据检测方法的不同可分为创伤性和无创性两类方法。传统的检测方法多为创伤性方法,用于左室内压、主动脉流量、心肌营养性血流量、心肌梗死面积、血压等指标的检测。例如,血流量的测定以往多采用电磁流量计法,近年来随着脉冲多普勒超声血流仪的推广使用,由于其具有探头体积小、无须阻断血流、可用于清醒动物等优点,已经基本取代前者成为血流量测定的主要手段。此外,左室内压等压力有关指标常采用插管的方法,通过与多道生理记录仪或多媒体生物信号记录分析系统相连接加以观测。随着仪器设备的不断更新,目前已经出现多种无创性检测方法,如超声心动图、心音图、心电图、颈动脉及心尖搏动图等,这些方法的出现有利于降低实验难度、提高实验精度,并且更适合于慢性长期观察。

心脏功能及血流动力学实验方法可分为离体及在体两种。根据实验目的的不同,离体实验可采用大鼠、豚鼠、家兔或猫等不同动物的离体器官进行 Langendorff 心脏灌流、离体乳头肌、离体冠状动脉条实验等。在体实验多以大鼠、家兔、犬等为实验对象,在正常动物或模型动物上进行相关指标的观察。

（3）血栓形成实验指标。血瘀证患者大多会有血管栓塞、血液凝固性增高或纤溶活性降低等表现，因此发生血管栓塞性疾病的风险大大增加。在药效学实验设计方面，可以考虑造成血栓性动物模型，在此基础上观察药物的抗血栓形成作用，评价其药效。具体造模方法包括电刺激颈动脉血栓形成法、体外血栓仪法、动-静脉旁路血栓形成法、药物引起血栓形成法等。

1）体外血栓仪法。在体外旋转圆环内模拟体内血流状态，使血液在下弯月面产生一个既有回流又有二次流的复杂流动区。回流中心主流冲击弯月面，启动血小板聚集而形成血栓。吸干表面鲜血并将血栓移至干燥滤纸上，测量长度并称取湿重，然后将其置于64℃恒温箱中干燥20～30min，取出干燥血栓，称取干重。

2）动-静脉旁路血栓形成法。利用大鼠体外颈总动脉-颈外静脉血流旁路法可形成血小板血栓。动脉血流中的血小板接触丝线粗糙面时可发生黏附，血小板聚集物环绕于其表面形成血小板血栓。计算血栓湿重。该模型可用于评价药物对血小板黏附、聚集功能的影响。大鼠较为常用。

3）药物引起血栓形成法。胶原蛋白可诱导血小板聚集，其与小剂量肾上腺素合用可产生明显的诱导血栓形成作用，小鼠较为常用。小鼠静脉注射后可出现偏瘫及死亡，观察5min内死亡数、15min内小鼠偏瘫恢复数及未恢复数。模型成功的标准是模型组血栓形成率大于94%，而阳性药如阿司匹林组的恢复率大于40%。

（4）微循环实验指标。微循环是指微动脉与微静脉之间的微血管血液循环，分布于全身各脏器和组织中。中医学早就有"久病入络为血瘀"的理论。血瘀证患者常出现微循环障碍，表现为异形微血管增多、微血管阻塞、瘀滞等。微血管内血流缓慢或停滞，血管周围有出血或渗出，毛细血管袢变细，数量减少，还可见血管内弥散性凝血。观测微循环变化的主要指标包括微血管管径、微血管流速，毛细血管网交点数、微血管自律运动、微血管流态、血色和微血管周围状态。

研究微循环的方法以显微直接观察法最为常用，具体可分为体表微循环观察及内脏微循环观察。体表微循环主要采用家兔眼球结膜和眼睑、舌尖、耳部等部位进行观察，内脏微循环主要采用大鼠、小鼠、豚鼠、家兔等动物的肠系膜、心肌、肝脏等器官进行观察，其中肠系膜最为常用。也可利用脏器开窗手术进行慢性实验。

3. 关于血瘀证动物模型与观察指标选择的思考

现代医学中的多种疾病均可归之为血瘀证。在药效学设计中，应根据中药的功能主治，结合对于有关疾病的现代医学认识，选择性地选取动物模型，并结合中医的证候模型，考查相关指标。

如主治"胸痹"、"心痛"药物的药效学实验，可选用冠状动脉阻断或缩窄形成心肌缺血和心肌梗死模型、药物性心肌缺血模型、离体心脏心肌缺血模型、体外培养心肌细胞缺血样损伤模型等。可以考查的指标除了上述指标外，还包括形态学指标：可采用氯化硝基四氮唑蓝染色法、氯化三苯基四氮唑染色法及组织学切片观察等；心外膜心电图标测：多点心外膜电图标测心肌缺血程度和范围的变化；酶学指标：测定血清中肌酸激酶、乳酸脱氢酶等与心肌损伤相关的酶类变化。

四、痹症药效学设计思路与方法

痹证是一组以疼痛为主要症状,累及骨、关节、肌肉、皮肤、血管等组织的疾病之总称。其与风湿性疾病是同义词。范围包括与自身免疫密切相关的结缔组织病,如类风湿性关节炎、红斑性狼疮、皮肌炎、硬皮病、干燥综合征、结节性多动脉炎等,与代谢有关的如痛风、假性痛风、软骨病等,与感染有关的各种化脓性、病毒性、真菌性关节炎,退行性关节炎如骨关节炎等。

痹症药效学实验设计多从祛风化湿作用、温经止痛及清热通络等方面入手,主要包括以下几个方面。

1. 祛风化湿作用

(1) 实验性关节炎模型

1) 大鼠佐性关节炎模型。大鼠佐剂性关节炎常作为类风湿性关节炎的一种实验模型。将弗氏完全佐剂(FCA)皮内注入大鼠足跖皮下致炎。历经急性局部炎症(第1～4天)、急性炎症缓解(第7～12天)以多发性关节炎为特征的慢性周身炎症(第10～28天)及永久关节炎畸形(第35天以后)等四个阶段。本病的发生与单核细胞的异常活化和抑制性 T(Ts)细胞功能的降低有关。大鼠不同品系的易感性有差异,一般常选用 SD 与 Wistar 等品系大鼠。

2) 其他实验性关节肿胀模型。常用致炎剂有角叉菜胶(1%)、鲜鸡蛋清(10%)、酵母(10%)、甲醛(2.5%)、右旋糖苷(1%)、制霉素菌(溶于 N,N-二甲基乙酰胺磷酸缓冲液,300 000IU/ml)、组胺(0.2%)、5-HT(0.02%)与 PGE_2(200μg/ml)等。可根据药物的功能特点,选用适当致炎剂:如在注入后 0.5～1h 肿胀达峰值的鸡蛋清、5-羟色胺、右旋糖苷等短效致炎剂,或在致炎后 2～4h 肿胀达峰值的角叉菜胶、琼脂等中效致炎剂,或在注入 24h 后达峰值的甲醛、氮芥等长效致炎剂(一般选中、长效致炎剂为好)。本法是最常用的炎性水肿模型,尤其是角叉菜胶性足肿胀,差异性小,敏感性和重现性高,但特异性低。

(2) 实验项目及指标。根据所试药物的功能主治,选择不同的给药时间和观察指标。观察药物对原发病变的影响应在致炎前给药,观察致炎局部的脚爪肿胀度;观察药物对续发性病变的影响,应从致炎一周后开始给药,观察右后脚爪的肿胀度,体重变化,前肢和尾部病变的发生率与结节数;观察药物对续发性病变的治疗作用,应在致炎后 15～19 天续发性病变全部形成后给药,观察右后脚爪的肿胀度,体重变化,耳、前肢和尾部病变的严重程度。记录结果,并计算肿胀率和抑制率。

2. 温经止痛作用研究

(1) 实验性疼痛模型。常用各种致痛方法作用于动物后观察动物对于疼痛的耐受程度。常用的致痛方法有物理性(热、电、机械)与化学性(H^+、缓激肽、K^+ 等)刺激法,常用动物为大鼠、小鼠、家兔等。具体见下篇"镇痛药的镇痛作用"。

(2) 实验项目及指标。物理刺激法,利用一定强度的物理刺激动物躯体某一部位以产生痛反应,以刺激开始至出现反应的潜伏期为测痛指标评价药效。化学刺激法主要以动物腹腔注射一定剂量的刺激性化学物质,引起疼痛,出现扭体反应。以刺激开始至出现反应的潜伏期及观察时间内扭体反应次数作为评价指标。

3. 清热通络作用

(1) 炎症模型。现代的炎症模型主要是选用合适的致炎剂,作用于合适的实验动物,引起恒定的持续时间长的炎症过程。一般根据炎症不同的发展过程而设计。有以肿胀、渗出为主要指标的急性炎症模型,也有以肉芽组织增生为指标的慢性炎症模型。

(2) 实验项目及指标

1) 对炎症肿胀的影响。多采用二甲苯、角叉菜胶、蛋清、酵母、组织胺等致炎剂,作用于皮肤黏膜或足跖皮下,引起局部肿胀,若药物可以抑制肿胀,即可反映药物的抗炎作用。

2) 对炎症渗出的影响。给小鼠腹腔内注射稀醋酸溶液,在 H^+ 的刺激下,腹腔内毛细血管通透性增高,血液内液体成分从血管向腹腔渗出,当静脉内注射依文思蓝(Evan's blue),该染料可与血浆蛋白瞬间结合,而随液体成分渗入腹腔,测量腹腔内的染料量,即可代表炎性渗出的多少。

3) 对白细胞游走的影响。给大鼠胸腔或腹腔内注射角叉菜胶可以产生渗出和白细胞游走等急性炎症反应。用注射器或吸管吸出胸腔或腹腔液,记录渗出量和白细胞数。比较给药组和对照组胸腔渗出液中白细胞数,即可说明药物对白细胞有无影响。

4) 对结缔组织增生的影响。大鼠体内埋入棉球、纸片、琼脂、塑料环等异物,可引起肉芽增生,将异物连同周围结缔组织一起取出,提出脂肪组织,放烘箱中 70℃烘干,称量。将称得的质量减去异物原质量即得肉芽肿质量,观察药物对肉芽增生的抑制作用。整个过程需无菌操作,防止感染。尽可能剔净脂肪组织,以免影响实验结果。

4. 关于痹症动物模型制作和采用观察指标的思考

痹症的范围包括与自身免疫密切相关的结缔组织病。因此实验过程中注意对药物抗过敏的作用观察。

可以采用大鼠 Arthus 反应模型,属Ⅲ型变态反应动物模型。大鼠体重 200~250g,雌雄不限。每只大鼠每周肌内注射 0.5ml 抗原,共 6 次,前 3 次为牛血清蛋白-弗氏完全佐剂,后 3 次为牛血清蛋白-弗氏不完全佐剂。末次致敏当日,将大鼠分组、给药。连续给药数日。末次药后大鼠背部皮内注射 1％牛血清蛋白(抗原攻击),每鼠 3 点,每点注射量 0.2ml。抗原攻击后 2h、3h、4h、5h、8h、12h、24h 观察每点局部皮肤红肿的直径。该模型可用以观察药物对 Arthus 反应有无保护作用。大鼠出现 Arthus 反应的时间较慢,约 5h,皮损最大直径也略小,为 1~1.5cm。

在设计炎症模型时考虑加入免疫性炎症模型。佐剂性关节炎模型属于经典的免疫性炎症模型,除此外可以考虑小鼠同种心脏移植反应模型、过敏性脑脊髓炎模型等。

五、脾虚证药效学设计思路与方法

祖国医学认为,脾胃为气血生化之源,脏腑经络之根,是人体赖以生存的仓廪,故称"脾为后天之本"。同时,脾居中焦,为人体气机升降之枢纽,又是人体抗御病邪的重要防卫机构,故曰"内伤脾胃,百病由生"。脾虚证以脾胃机能不足及升降出入功能失衡为主要病因,临床上表现为脾虚为主的症候群,相当于现代医学的消化系统功能减退、副交感神经系统功能偏亢、免疫功能及代谢水平偏低等疾病。中医治疗此证以运化水谷、健脾益气、升发脾阳为主要原则。

1. 常见脾虚证动物模型

复制脾虚证动物模型的方法不一,但实验设计多相似,即选定实验动物后,分设正常对照组及造模组。造模形成后,将动物再分为若干组,一为自然恢复组,其余为健脾方药复健组。目前研制的脾(气、阳)虚证动物模型主要有以下几种。

(1) 大黄、番泻叶法。其理论依据是两药均属苦寒药,多用则伤脾胃。给动物较长期服用后,可出现与临床脾虚相似的症状。目前国内以大黄给小鼠、大鼠灌服形成脾虚较为多用,研究较深入。

(2) 饮食失节法。根据中医有关饮食失节、饥饱无度、过食肥甘等损伤脾胃的理论进行造模。具体方法是给小鼠喂饲甘蓝及猪脂,也有采用饥饿、减少食物中蛋白质含量的方法复制脾虚模型。

(3) 破气苦降+饮食失节法。根据中医有关"脾虚忌下、降泄、破气"的理论,以破气苦降的厚朴三物汤(厚朴、枳实、大黄)加饮食失节法复制驴和大鼠的脾气虚证模型。该法的优点在于:①无伤阴亡阳之虑;②无单纯饥饿而导致全身营养不良之倾向;③无恋食肥甘厚味、生湿生痰而使模型为虚实夹杂证的情况;④造模时间长,符合"久病致虚"的理论。

(4) 过劳+饮食失节法。根据中医有关"劳则气耗"、"形体劳倦则脾病"及"饮食失节、寒温不适,则脾胃乃伤"的理论,以大鼠隔日在跑步机上跑步 30min,造成过劳损伤,再于单日灌胃精炼猪油,双日喂大白菜,共 20 天,复制脾气虚模型。

(5) 偏食法。实验第 1 天用 50% 白酒 2ml 给大鼠灌胃,第 2 天起每日用食醋 2ml 灌胃,共 10d。其理论依据为:"酒,……痛饮则伤神耗血,损胃忘精"、"味过于酸……脾气乃绝",先用白酒损伤脾胃,破坏动物胃的屏障作用,再用食醋加重病情。

(6) 利血平法。根据临床脾虚病人常见交感神经功能低下、副交感神经功能偏亢的特点,用利血平耗竭儿茶酚胺的作用模拟上述表现复制脾虚模型,可选用小鼠、大鼠或家兔。

2. 实验项目及指标

(1) 反映肠功能的相关实验

1) 糖吸收实验。应用大鼠或小鼠,进行木糖吸收实验或 ^{3}H-葡萄糖吸收实验,观察受试药物对小肠吸收功能的影响。

2) 小肠推进运动试验。应用小鼠或大鼠,观察受试药物对小肠推进运动的影响。实验所用动物,实验前至少禁食 12h。肠内容物推进前沿的有色指标物,可用药用活性炭,墨汁色、红色、蓝色、棕色的食用色素等。

此两项实验所选用肠段的部位,应根据受试药物的作用性质及特点选取适当的肠段,进行测试比较。在体肠运动实验:应用家兔肠管悬吊法或内压测定法,观察受试药物对在体肠运动的影响。

(2) 应激能力实验

1) 耐寒、热实验。观察正常或"脾虚"模型小鼠的各给药组与正常对照组、阳性药对照组动物对冷、热不良环境的应激能力,以其生存持续时间及死亡率为指标,比较其差异性。

2) 耐缺氧实验。观察正常或"脾虚"模型小鼠的各给药组与正常对照组、阳性药对照组动物对缺氧(常压或减压)的应激能力,以其耐缺氧时间为指标,比较其差异性。

3) 耐疲劳实验。观察正常或"脾虚"模型小鼠的各给药组与正常对照组、阳性药对照组动物对疲劳(如游泳、攀登及转棒等)的应激能力,以其各种运动的耐受时间为指标,比较其差异性。

(3) 免疫功能测定。对正常或"脾虚"模型小鼠的非特异性免疫及特异性免疫方面的影响。应选择相应的指标,至少两项,进行各组间的比较。

（4）其他。观察动物的一般形态、体重、进食及饮水量、排便情况等。

3. 关于脾虚证动物模型使用和观察指标选择的思考

进行补脾中药的药理研究之前，必须根据其功能与主治，特别是临床不同病种的应用，设计具体实验方案。脾虚时机体主要表现为运化失常、防卫功能紊乱。补脾中药可增强机体的运化水谷功能，提高机体的免疫功能，改善机体胃肠的屏障功能。在其增强机体运化水谷功能的药效学研究中，可从胃肠运动、消化液分泌、小肠吸收等方面进行。在其提高机体免疫功能的药效学研究中，可从非特异性免疫及特异性免疫等方面进行，最好选用免疫功能低下的脾虚动物。在其改善机体胃肠屏障功能的药效学研究中，可从提高胃壁结合黏液含量、减轻胃黏膜电位差下降及提高胃组织内 PGE_2 含量等方面进行。

第六章 临床前毒理学试验基本技能

第一节 概 述

毒性和药效一样,是药物的固有属性之一。毒理学(toxicology)是从生物医学角度研究药物对生物机体可能的损害作用及其机制,并指出有害影响发生概率的一门科学,其研究的目的在于暴露药物的固有毒性、了解毒性的性质和程度、毒性损伤是否可逆、是否可以防治等,即认清药物的本质,指导临床科学合理用药。由于毒理学的研究目的是为保护生物体的健康或安全提供科学依据,从学科性质而言,毒理学属于预防医学,贯穿了预防为主的思想。毒理学研究重要性的认识也经历了一个渐进的过程,20 世纪 60 年代,毒理学研究工作者提出了生殖毒性试验、遗传毒性试验和致癌毒性试验等技术要求并建立了相应的研究方法,毒理学研究才日臻完善;20 世纪 90 年代初,美国、欧盟和日本为了协调对药物研究技术要求的国际统一化、缩短研发周期、节约资源、降低研发成本,由药品管理部门和制药企业共同发起了"人用药物注册技术要求的国际协调会议(ICH)",主要内容之一是关于毒理学技术要求的协调,较为全面反映了毒理学的研究内容,主要包括急性毒性试验、重复给药毒性试验、遗传毒性试验、生殖毒性试验、致癌试验和毒物代谢动力学等。目前药物毒性的研究涉及上述全部或若干内容。

毒理学试验研究包括一般毒性试验(单次给药急性毒性和重复给药急性毒性)、特殊毒性试验(遗传毒性、生殖毒性和"三致"毒性)、药物依赖性试验及过敏性试验、光敏性试验及毒代动力学试验等。尽管不同的药物毒性研究要求不尽相同,但有一些共性的原则和要求是所有毒性试验必须遵循的,主要包括以下几个方面:

(1) 药品非临床研究质量管理规范(good laboratory practice,GLP)。是毒理学研究的基本标准和要求,目的是保证安全性资料的质量和完整,保证试验资料的科学性和真实性。

(2) 研究对象。应尽可能全面地了解研究对象的物理、化学性质,以便确定研究对象的储存条件选择、给药途径及实验方案的合理设计和实施;对于研究对象属于混合物者,应尽可能地确定杂质的种类和性质,确定杂质对毒性研究的影响和评价等。

(3) 实验动物及条件。动物必须是遗传背景清晰的健康动物,详细记录所选动物的种属、性别、年龄、来源、合格证号、饲养条件、随机分组和实施情况等,原则上不能改动,如确需改动者,要说明改动的理由和原因。动物种属的选择应根据具体的试验目的和要求,选择适宜的、敏感的和有明确文献背景的动物,必要时可选择转基因动物。对动物体重而言,一般要求平均体重的波动范围为±20%。试验动物的数量除根据试验周期长短设计外,还必须满足统计学要求的最小样本量。具体毒性试验项目可以查阅 ICH 对各项毒性试验的动物数量的要求。

(4) 实验方法和观察指标。根据研究对象、目的不同选择正确的实验方法,对统计学、给药方法、观察指标和方法等项目必须做详细记录。研究过程中,除详细记录动物饮食、饮水、死亡情况及尸检外,尤其要注意观察以下指标发生的动物数和发生百分率:①异常反应出现的时间及变化情况;②试验过程中,不同组每只死亡动物死亡的时间;③动物饲料的消耗及动物体重和脏器的变化;④实验室检查如血液学、血生化、尿常规等;⑤如属必需,增加神经毒性和免疫毒性的相应观察指标;⑥尸体的大体解剖和必要的显微检查。

第二节　急性毒性试验

一、急性毒性的含义、种类

急性毒性是指动物一次或 24h 内多次接受一定剂量的受试物,动物在短期内出现的毒性反应。一般药物的急性毒性常用动物致死所需剂量(lethal dose,LD)表示,致死量与毒性成反比,即致死量越小,毒性越大;致死量越大,则毒性越小。其中,半数致死量(50%动物发生死亡的剂量,即 LD_{50})为衡量药物毒性最常用的指标。中药药性温和,毒副作用一般较小,有时测不出 LD_{50},此时可以测定最大耐受量(maximal tolerance dose, MTD)来反应中药的毒性,最大耐受量是指动物能够耐受的而不引起动物死亡的最高剂量。

二、急性毒性试验的一般要求

1. 受试物

急性毒性研究的受试物应能充分代表临床试验受试物和上市药品,受试物应采用制备工艺稳定、符合临床试用质量标准规定的中试样品,并注明受试物的名称、来源、批号、含量(或规格)、保存条件及配制方法等。如不采用中试样品,应有充分的理由。如果由于给药容积或给药方法限制,可采用原料药(提取物)进行试验。

溶媒或赋形剂:根据具体实验目的选择合适的溶媒或赋形剂。

2. 实验动物

原则上要求采用哺乳动物,雌雄各半,如临床为单性别用药,则可采用相对应的单一性别动物。啮齿类动物应符合国家实验动物标准Ⅱ级及其以上等级要求,非啮齿类动物应符合国家实验动物标准Ⅰ级及其以上等级要求。通常采用健康成年动物进行试验。如果受试物拟用于儿童,建议考虑采用幼年动物。动物初始剂量不应超过或低于平均体重的20%。测定 LD_{50} 最常用的动物为小鼠,要求小鼠的种属清楚,来源同一,活泼健康,雌雄各半,体重常选用"标化"动物,即体重为 20g±2g。

3. 试验分组

除设受试物合适的剂量组外,原则上还应设空白[和(或)阴性]对照组。

4. 给药途径

给药途径不同,受试物的吸收率、吸收速度和暴露量会有所不同,为了尽可能观察到动物的急性毒性反应,可采用多种给药途径进行急性毒性试验研究。给药途径一般采用两种给药途径,其中一种应与拟临床给药途径一致,如不采用拟临床途径给药,必须充分说明理由。灌胃给药时应空腹。

5. 给药容量

灌胃给药,大鼠给药容积每次一般不超过 20ml/kg,小鼠每次一般不超过 40ml/kg;其他动物及给药途径的给药容量可参考相关文献及根据实际情况决定。

6. 观察期限

一般为 7～14 天,如果毒性反应出现较慢应适当延长观察时间,如观察时间不足 7 天,应充分说明理由。一般应详细观察给药后 4h 内动物的反应情况,然后每天上、下午各观察一次。

7. 观察指标

包括动物体重变化、饮食、外观、行为、分泌物、排泄物等。记录所有动物的死亡情况、中毒症状及中毒反应的起始时间、严重程度、持续时间、是否可逆等。对濒死及死亡动物应及时进行大体解剖,其他动物在观察期结束后进行大体解剖,当发现器官出现体积、颜色、质地等改变时,则对改变的器官进行组织病理学检查。急性毒性试验的一般观察结果所涉及的组织器官见表 6-1。

表 6-1　急性毒性试验的一般观察结果与可能涉及的器官、组织、系统

临床观察		指　征	可能涉及的器官、组织、系统
Ⅰ. 鼻孔呼吸阻塞,呼吸频率和深度改变,体表颜色改变	A.	呼吸困难:呼吸困难或费力,喘息,通常呼吸频率减慢	
		腹式呼吸:隔膜呼吸,吸气时腹部明显偏斜	CNS 的呼吸中枢,肋肌麻痹,胆碱能神经麻痹
		喘息:用力深吸气,有明显的吸气声	CNS 的呼吸中枢,肺水肿,呼吸道分泌物蓄积,胆碱功能增强
	B.	呼吸暂停:用力呼吸后出现短暂的呼吸停止	CNS 的呼吸中枢,肺心功能不足
	C.	发绀:尾部、口和足垫呈现蓝色	肺心功能不足,肺水肿
	D.	呼吸急促:呼吸快而浅	呼吸中枢刺激,肺心功能不足
	E.	鼻分泌物:红色或无色	肺水肿,出血
Ⅱ. 运动功能:运动频率和特点的改变	A.	自发活动、刺探、梳理毛发、运动增加或减少	躯体运动,CNS
	B.	困倦:动物出现昏睡,但易被警醒而恢复正常活动	CNS 的睡眠中枢
	C.	正常反射消失,翻正反射消失	CNS,感官,神经肌肉
	D.	麻痹:正常反射和疼痛反射消失	CNS,感官
	E.	强直性昏厥:无论如何放置,姿势不变	CNS,感官,神经肌肉,自主神经
	F.	运动失调:动物走动时不能控制和协调运动,但无痉挛、局部麻痹或僵硬	CNS,感官,自主神经
	G.	异常运动:痉挛,足尖步态,踏脚、忙碌、低伏	CNS,感官,神经肌肉
	H.	俯卧:不移动,腹部贴地	CNS,感官,神经肌肉
	I.	震颤:包括四肢和全身的颤抖和颤振	神经肌肉,CNS
	J.	肌束震颤:背部、肩部、后肢和足部肌肉的运动	神经肌肉,CNS,自主神经

续表

临床观察		指征	可能涉及的器官、组织、系统
Ⅲ. 抽搐(惊厥):随意肌明显地无意识收缩或惊厥性收缩	A.	阵挛性抽搐:肌肉收缩和放松交替性痉挛	CNS,呼吸衰竭,神经肌肉,自主神经
	B.	强直性抽搐:肌肉持续性收缩,后肢僵硬性扩张	CNS,呼吸衰竭,神经肌肉,自主神经
	C.	强直性-阵挛性抽搐:两种类型抽搐交替出现	CNS,呼吸衰竭,神经肌肉,自主神经
	D.	昏厥性抽搐:通常是阵挛性抽搐并伴有喘息和发绀	CNS,呼吸衰竭,神经肌肉,自主神经
	E.	角弓反张:僵直性发作,背部弓起,头抬起向后	CNS,呼吸衰竭,神经肌肉,自主神经
Ⅳ. 反射	A.	角膜眼睑闭合:接触角膜导致眼睑闭合	感官,神经肌肉
	B.	基本反射:轻轻敲打外耳内侧,导致外耳扭动	感官,神经肌肉
	C.	正位反射:翻正反射	CNS,感官,神经肌肉
	D.	牵张反射:后肢从某一表面边缘掉下时收回的能力	感官,神经肌肉
	E.	光反射(瞳孔反射):见光瞳孔收缩	感官,神经肌肉,自主神经
	F.	惊跳反射:对外部刺激(如触摸、噪声)的反应	感官,神经肌肉
Ⅴ.眼睑征	A.	流泪:眼泪过多,澄清或有色	自主神经
	B.	缩瞳:无论有无光线,瞳孔缩小	自主神经
	C.	散瞳:无论有无光线,瞳孔扩大	自主神经
	D.	眼球突出	自主神经
	E.	上睑下垂:上睑下垂,刺激后动物不能恢复正常	自主神经
	F.	血泪:眼泪呈红色	自主神经,出血,感染
	G.	上眼睑松弛	自主神经
	H.	结膜浑浊,虹膜炎,结膜炎	眼睛刺激性
Ⅵ.心血管指征	A.	心动过缓	自主神经,肺心功能低下
	B.	心动过速	自主神经,肺心功能低下
	C.	血管扩张:皮肤、尾巴、舌头、耳朵、足垫、结膜、阴囊发红,体温高	自主神经、CNS、心输出量增加,环境温度高
	D.	血管收缩:皮肤苍白,体温低	自主神经、CNS、心输出量降低,环境温度低
	E.	心律不齐:心律异常	CNS、自主神经、肺心功能低下,心肌缺血
Ⅶ. 唾液分泌	A.	唾液分泌过多:口周围毛发潮湿	自主神经
Ⅷ. 竖毛	A.	毛囊立毛肌收缩	自主神经
Ⅸ.痛觉丧失	A.	对痛觉刺激反应性降低（如热板）	感官,CNS
Ⅹ. 肌张力	A.	张力降低:肌张力普遍降低	自主神经
	B.	张力增加:肌张力普遍增加	自主神经
Ⅺ. 胃肠指征			

临床观察		指征	可能涉及的器官、组织、系统
排便(大便)	A.	固体,干燥,量少	自主神经,便秘,胃肠动力
	B.	流动性降低,水样便	自主神经,痢疾,胃肠动力
呕吐	A.	呕吐或恶心	感官,CNS,自主神经(大鼠无呕吐)
多尿	A.	红色尿	肾脏损伤
	B.	尿失禁	自主感官
XII. 皮肤	A.	水肿:组织液体充盈肿胀	刺激性,肾脏功能衰竭,组织损伤,长期不动
	B.	红斑:皮肤发红	刺激性,炎症,致敏

三、常用方法

本节主要介绍小鼠半数致死量测定(改良寇氏法)和最大耐受量测定两种方法,其他急性毒性实验请参考相关书籍。

1. 小鼠半数致死量测定(改良寇氏法)

(1) 基本方法

1) 预实验。目的是找出 $100\%(D_m)$ 及 $0\%(D_n)$ 估计致死量,以便安排正式实验。小鼠 6～9 只,随机分为 3 组,组间剂量比为 0.5 或 0.7 为宜。灌胃或腹腔注射,剂量以 0.2ml/10g 体重为度。直到找出 D_m 和 D_n 后,方可安排正式实验。

2) 正式实验。在预实验测得 D_m 和 D_n 的范围内选择几个剂量组,一般为 4～9 组为宜,组数愈少,准确性愈差,组数愈多,成本愈高。各组动物数要求相等,至少 10 只,分组要遵从随机化原则。组间剂量比值(1∶k)常用 1∶0.7 或 1∶0.8。为节省时间也可按表 6-2 根据预测得到的 D_m/D_n 值来选择分组数和剂量比值。

表 6-2　选择分组和剂量比值简表

剂量比值(1∶k)K		0.6	0.65	0.7	0.75	0.8	0.85	0.88	0.9
最高和最低致死剂量相差的倍数 (D_m/D_n)	2 倍左右	—	—	—	3～4 组	4 组	5～6 组	6～7 组	7～8 组
	3 倍左右	—	3～4 组	4 组	4～5 组	5 组	6～8 组	9 组	—
	4 倍左右	3～4 组	4～5 组	5 组	5～6 组	7～8 组	9 组	—	—
	5 倍左右	4～5 组	5～6 组	6 组	7～8 组	9 组	10 组	—	—
	10 倍左右	5～6 组	6～7 组	8 组	9～10 组	10 组	—	—	—
	14 倍左右	6～7 组	7 组	8～9 组	10 组				

分组完成和剂量算出后,按组给予不同剂量的受试药物。为了能够得到理想的结果,实验最好从中间剂量开始,以便从最初几组动物接受受试药物后的反应来判断两端剂量是否合适,便于调整剂量和分组。

(2) 评价指标。动物中毒后反应、每组死亡只数:给药后应逐日观察,记录中毒反应,死亡数和死亡原因,一般要求连续观察记录 14 天。

(3) 结果处理。实验结束后,清点各组死亡鼠数和算出死亡率(P),实验结果整理填入表 6-3。

表 6-3　急性毒性实验结果

组别	n/只	剂量/[g/(kg・d)]	$\log d(X)$	死亡数	死亡率(P)/%	P^2	$P-P^2$
					$\sum P$	$\sum P^2$	$\sum(P-P^2)$

按改良寇氏公式计算：

$$LD_{50}=\log^{-1}[X_m-i(\sum P-0.5)](g/kg)$$

式中：X_m 为最大剂量的对数；P 为各组动物的死亡率，以小数点表示（如 $50\%=0.5$）；$\sum P$ 为各组动物死亡率的总和；i 为相邻两组剂量(d)对数值之差，即 $\log d_3-\log d_2$；n 为每组的动物数。

$\log LD_{50}$ 标准误差：$S_{x50}=i\sqrt{(\sum(P-P^2)/n)}$

$$X_{50}=\log LD_{50}$$

LD_{50} 的 95% 可信限 $=\log^{-1}(X_{50}\pm1.96\,S_{x50})$

LD_{50} 的平均可信限 $=LD_{50}\pm(LD_{50}$ 的 95% 可信限的高限－低限$)/2$

（4）注意事项：

1）试验动物没有特别要求，一般采用雌雄各半，动物体重 18～22g，各组动物数相等。

2）本法设组在 4 个或以上（包含 4 个），相邻两剂量组间比值相等。

3）本法适用于要求药物对数剂量与反应率成对称的 S 形曲线。

2. 最大耐受量测定

对某些药物经初步预试，按最大体积和最大给药浓度，无法测出其 LD_{50}，此时可以采用最大耐受量来反应药物的安全性。

（1）基本方法。取健康小鼠 20 只，雌雄各半，实验前禁食不禁水 12h。以最大给药体积（每次给药不超过 40ml/kg）、最大给药浓度（12 号灌胃针头所允许通过的受试物最大浓度药液）灌胃给药 2～3 次，每次给药间隔 8～12h。观察小鼠给药后的反应，连续观察 14 天。

（2）评价指标。最大耐受量以耐受人日用量的倍数表示，该倍数大于 100 倍以上为安全。

（3）结果处理。最大给药量和最大给药倍数按以下公式计算：

灌胃给药的最大给药量 ＝ 药物浓度×给药体积×给药次数/24h [g/(kg・24h)]

$$灌胃给药的最大给药倍数 ＝ \frac{动物给药量/24h}{人日用药量}(倍)$$

（4）注意事项

1）正式实验前应进行预实验，确定最大给药量不会引起动物死亡。

2）小鼠不能少于 20 只。

第三节　长期毒性试验

一、长期毒性试验含义

长期毒性试验是反复多次给药的毒性试验，是药物非临床安全性评价的核心内容。它与急性毒性、遗传毒性、生殖毒性以及致癌性实验等毒理学实验研究有着密切联系,是药物从实验室研究进入临床试验的重要环节。

长期毒性试验是新药安全性评价的重要内容,是能否过渡到临床使用的主要依据。它为临床安全用药的剂量设计提供参考依据,为临床毒副反应的监护和生理生化指标的监测提供依据。长期毒性试验的目的主要包括:①发现受试物可能引起的毒性反应,包括反应性质、程度、量效和时效关系、可逆性等;②推测毒性靶器官;③推测无毒反应剂量、毒性反应剂量及安全范围;④提示临床试验中需重点监测的安全性指标;⑤有否迟发性毒性反应、蓄积毒性或耐受性等。

过去有人将长期毒性试验称为亚急性毒性试验、慢性毒性试验或重复给药的毒性试验,现在国际上一般称为长期毒性试验或慢性毒性试验。

二、长期毒性试验原则

1. 整体性原则

长期毒性试验是新药临床前研究的重要组成部分,它与药理学、药代动力学和其他毒理学研究是一个有机整体,实验设计应充分考虑药理研究与其他毒理研究的实验设计和研究结果。其实验结果应力求与其他药理毒理实验结果互为印证、互为补充。

2. 具体问题具体分析(case by case)原则

长期毒性试验设计应遵循具体问题具体分析的原则,根据化合物的结构特点和理化性质、同类化合物在国内外的临床使用情况、临床适应证和用药人群、临床用药方案、相关的药理学、药代动力学和毒理学研究信息等综合考虑。

3. 随机、对照、重复原则

随机是指按机遇均等的原则进行分组,要求分配到各组的动物必须性别相同、体重相近、健康状况基本类似,使各处理组非实验因素的条件均衡一致,以减少偏性误差对实验结果的影响。对照就是比较,没有比较就难以鉴别,一般要设空白对照,必要时还要设阳性对照,使结果判断依据更科学、可靠和准确。重复是指每组动物要有一定数量,符合统计要求。做好预试也是重复的一种体现。

三、长期毒性试验要求与评价

1. 受试物

用于长期毒性试验的药物应与急性毒性试验和药效学试验同批号。中药受试物要求是中试样品。应标明受试物的名称、来源、批号、含量(或规格)、纯度、理化性质、保存条件和配制方法,标明所用溶媒或赋形剂的批号、规格、生产厂家。

2. 实验动物

长期毒性试验通常采用两种实验动物,一种为啮齿类,首选大鼠;另一种为非啮齿类,最常用的是 Beagle 犬。动物的质量应符合国家有关规定的等级要求,并具有动物合格证。动物的月龄应根据研究期限长短和受试物临床应用对象来确定,一般大鼠 5～8 周龄,Beagle 犬 4～9 月龄,体重差异不超过平均体重的±20%。性别要求雌雄各半,如果是单性别用药,可仅选用单性别动物。

3. 饲养管理

动物应在符合 GLP 要求的动物房内饲养。应说明动物室内温度、湿度、光照和通风条件;说明饲料的供应单位和配方。大鼠每笼不宜超过 5 只,雌雄分开,至少适应性观察 1 周后再开始试验。犬宜单笼饲养,试验前至少驯养 2 周。每周定时称量体重及进食量。

4. 给药途径

给药途径应与临床用药途径一致,否则需说明原因。临床给药途径为口服给药时,动物应灌胃给药。一般不宜将药品加入饲料或饮水中,否则要说明理由及其可行性。注射剂要考虑溶液的 pH、刺激性和渗透压等,以免造成注射局部损伤或坏死。临床给药途径为静脉注射时,如给药有困难,可采用腹腔注射。肌内注射和皮下注射,应经常变换注射点。皮肤给药应将受试物均匀涂敷于动物背部脱毛区,并用适宜方法固定,每天 1 次,每次至少接触 6h,按临床疗程的 3 倍以上时间连续给药。当临床上的给药途径在动物身上很难或根本无法做到时,可允许用别的给药途径,但应与临床的给药途径尽量接近。

5. 剂量及分组

一般设受试物高、中、低三个剂量组和赋形剂对照组,必要时还需设立正常对照组或阳性对照组。一般以不等浓度等容积给药。每组动物的数量应根据试验周期的长短而定。动物数量并非越多越好,但应保证实验结果统计学的有效性。大鼠每组 20～60 只,犬每组至少 6 只。

6. 给药周期

根据临床疗程的长短确定长期毒性试验的给药周期,一般给药周期为临床给药时间的 3 倍。对于一些慢性病的治疗药,需长期反复应用的药物,应按照最长试验周期进行试验,即观察大鼠给药 6 个月、犬给药 9 个月的长期毒性试验。对功能主治有若干项的,应按照临床最长疗程的功能主治来确定长期毒性给药周期。

7. 恢复期

长期毒性试验应在给药结束后对部分动物进行恢复期观察,以了解毒性反应的可逆程度和可能出现的延迟性毒性反应。一般在最后一次给受试物后 24h 每组活杀 2/3～1/2 动物检测各项指标,留下 1/3～1/2 动物在恢复期继续观察 2～4 周,再活杀检查。在此期间,除不给受试物外,其他观察内容与给受试物期间完全相同。恢复期的长短要根据受试物的靶器官或靶组织的毒性反应、药代动力学特点、给药周期长短等情况来确定。

8. 观察指标

(1) 一般状况观察。在试验期间,应观察动物外观体征、行为活动、腺体分泌、呼吸、粪便、摄食量、体重和给药局部反应。

(2) 血液学指标。一般血液学检测指标至少应观察红细胞计数、血红蛋白、白细胞计数及其分类、血小板、凝血时间等。当发现受试物对造血系统可能有影响时,应进一步做网织红细胞计数、并进行骨髓的检查。

(3) 血液生化学指标。一般血液生化学检测指标应包括天门冬氨基转移酶(AST)、丙氨酸氨基转移酶(ALT)、碱性磷酸酶(ALP)、尿素氮(BUN)、肌酐(Crea)、总蛋白(TP)、白蛋白(ALb)、血糖(Glu)、总胆红素(T-Bill)、总胆固醇(T-Ch)等。

(4) 体温、眼科、尿液、心电图检查。非啮齿类动物应进行体温检查、眼科检查、尿液检查、心电图检查等。

(5) 系统尸解和组织病理学检查。应对所有动物进行全面细致的尸解,为组织病理学检查提供参考;对脏器进行称量,并计算脏器系数。

非啮齿类动物因动物数较少,应对所有剂量组、所有动物的器官和组织进行病理组织学检查。啮齿类动物,应对高剂量组和对照组的器官和组织进行病理学检查,如果高剂量组出现组织病理学变化时,则低剂量组也应进行病理组织学检查以确定剂量毒性关系。应注意脏器和组织的取材保存。

检查脏器一般包括心、肝、脾、肺、肾、脑、胃、十二指肠、回肠、结肠、脑垂体、脊髓、淋巴结、膀胱、视神经、睾丸(含副睾)、子宫、卵巢、胸腺、肾上腺、甲状腺、前列腺及给药局部组织等。必要时还应增加其他器官组织的检查。

9. 结果评价

长期毒性试验的最终目的是预测人体可能出现的毒性反应。只有通过对研究结果的科学分析和评价才能够清楚描述动物的毒性反应,并推测其与人体的相关性。长期毒性试验结果的分析和评价是长期毒性试验的必要组成部分,应客观地、科学地、全面地进行分析和评价。

分析长期毒性试验结果的目的是判断动物是否发生毒性反应,毒性反应出现的时间、程度、持续时间、是否可逆、靶器官,确定安全范围,并探讨可能的毒性机制。不应不加分析地将各种数据罗列于试验报告中,也不应忽略已观察到的某种毒性反应。应正确解释试验数据的意义,试验结果具有统计学意义不一定具有生物学意义,反之亦然。只有将统计学结果与临床的实际意义结合起来分析,才能得到客观可靠可信的结论。

病理检查所见灶性炎症、炎性细胞浸润、灶性出血、瘀血及可疑细胞变性,可能由受试物所致,也可能与受试物无关,而是因自身感染、宰杀方法不当等造成,但要如实描述,并与空白对照动物进行组间比较,提供上述炎性改变与受试物无关的统计学依据,不能无依据地说炎性改变与受试物无关或未见病理改变。病理学检查结果应有定量或半定量标准,并注意运用正确的统计方法。

对于试验结果的综合评价是试验报告中必不可少的内容。这时应注意试验结果与药效学试验和其他安全性试验结果的一致性。应结合其他安全性试验的毒性反应情况,判断毒性反应是否存在种属差异;结合临床前药效学试验结果和拟临床适应证,判断有效性与毒性反应的关系,判断药物对正常动物和模型动物的生理生化指标的改变是否相同或相似,并注意提示临床研究应注意的问题,尽可能查找产生毒性的原因。

10. 注意事项

(1) 药物长期毒性试验必须执行我国《药物非临床研究质量管理规范》(GLP)相关规定。

(2) 长期毒性试验的剂量设置原则。高剂量应使动物出现明显毒性或严重的毒性反应,或个别动物出现死亡;中剂量应使动物出现轻微的或中等程度的毒性反应,其剂量在高、低剂量之间,并与两者成倍数关系;低剂量应高于药效学试验的最佳有效剂量,且动物不出现毒性反应;另设一个空白对照组。可采用以下方法设计剂量:①参考急性毒性试验的 LD_{50} 值:大鼠大、中、小剂量一般为 LD_{50} 值的 1/10、1/50、1/100。犬一般为大鼠的 1/2。②参考最大给药量:在受试物的浓度难以达到动物的中毒剂量时,应以最大给药量为高剂量来完成长期毒性试验。犬的剂量可为大鼠的 1/2,或另测定犬的最大给药量为大剂量,以其值的 1/3 和 1/10 为中剂量和小剂量。一些腔道给药的大剂量也可参考此方法设计。③参考药代动力学试验结果:对于可能进行药代动力学试验的,可根据最大有效浓度和半衰期设

计剂量。一般以最大有效浓度为小剂量,中剂量和大剂量分别提高相应的倍数。④参考药
效学有效剂量:低剂量原则上应高于同种动物药效学试验的有效剂量,且此剂量下动物不出
现毒性反应。⑤据等效剂量推算:根据等效剂量折算表,从一种已知动物的有效剂量或毒性
剂量或临床拟用剂量,推算出试验动物的剂量。此外,应重视预试验对选择剂量的重要性,
预试验应是剂量设置的主要依据。

(3) 检测指标的选择。长期毒性试验的检测指标有其相应的要求,但不是绝对固定的,
应根据血液学或血液生化学检测中出现的阳性结果;根据受试物的特点,在药效学和其他试
验中已观察到的某些改变,或其他的相关信息(如方中组成成分有关毒性的文献报道),增加
相应的观测指标。对于主要脏器的组织学检查,如高剂量组未出现异常,可仅提供空白对照
组和高剂量组动物的病理组织检查结果;如果高剂量组出现异常,则应提供中剂量组或中、
小剂量组的检查结果,以确定组织出现病理学改变的最低剂量。脏器的病理组织学检查除
主要脏器外,还应检查受试物的主要作用器官,如治疗消化道疾病的药物,必须检查其作用
的胃、十二指肠、回肠和结肠等主要脏器。

(4) 加强动物的饲养管理、合理营养、防止疾病发生。由于长期毒性试验周期较长,必
须防止动物发生营养不良、感染疾病,避免非受试物因素对试验结果的干扰,必须给予足够
重视。

第四节 特殊毒性试验

一、特殊毒性试验含义、种类

特殊毒性试验包括遗传毒性试验、生殖毒性试验和致癌试验,一般统称为"三致"试验。

二、特殊毒性试验目的

1. 遗传毒性试验目的

通过试验判断在每种试验系统中诱发了突变的受试物对人可能造成的遗传损伤;预测
受试物对哺乳动物的潜在致癌性;评价受试物的遗传毒性。

2. 生殖毒性试验目的

通过试验评价受试物对实验动物生殖功能、胚胎生长发育(致畸性)、出生前及出生初期
生长发育等潜在的影响。

3. 致癌试验要求

将受试物接触试验动物整个生命周期,以检测其潜在的致癌作用。

三、常用方法

1. 遗传毒性试验

按照遗传学终点可将遗传毒性试验分为检测基因突变试验方法、检测染色体畸变试验
方法、检测 DNA 效应试验方法。各类试验方法所代表的试验系统水平及测试目的见表
6-4～表 6-6。

表 6-4　检测基因突变的试验方法

试验系统水平	试验系统名称	测试目的
原核微生物	鼠伤寒沙门菌回复突变试验	致突变剂和致癌剂筛查
	大肠埃希菌回复突变试验	致突变剂和致癌剂筛查
真核微生物	链孢霉菌基因突变试验	致突变剂和致癌剂筛查
	构巢曲霉菌基因突变试验	致突变剂和致癌剂筛查
	啤酒酵母基因突变试验	致突变剂和致癌剂筛查
体外	体外哺乳动物细胞基因突变试验	致突变剂和致癌剂筛查
体内	黑腹果蝇性连锁隐性致死试验	致突变剂和致癌剂筛查
	小鼠斑点试验	致突变剂和致癌剂筛查
	小鼠可见特定座位试验	检测生殖细胞效应

表 6-5　检测染色体畸变的试验方法

试验系统水平	试验系统名称	测试目的
体外	哺乳动物体外细胞遗传学试验	致突变剂和致癌剂筛查
体内	哺乳动物骨髓细胞染色体分析	致突变剂和致癌剂筛查
	哺乳动物骨髓细胞微核试验	筛查干扰细胞有丝分裂的物质
	黑腹果蝇可遗传易位试验	检测诱发生殖细胞突变的物质
	啮齿类动物显性致死试验	评价生殖细胞效应及遗传风险
	哺乳动物生殖细胞的细胞遗传学试验	评价生殖细胞效应及遗传风险
	小鼠可遗传易位检测	评价生殖细胞效应及遗传风险

表 6-6　检测 DNA 效应的试验方法

试验系统水平	试验系统名称	测试目的
原核微生物	哺乳动物体外细胞遗传学试验	致突变剂和致癌剂筛查
真核微生物	啤酒酵母有丝分裂重组试验	致突变剂和致癌剂筛查
体外	程序外 DNA 合成试验	致突变剂和致癌剂筛查
	体外哺乳动物细胞姊妹染色单体交换试验	致突变剂和致癌剂筛查
体内	体内姊妹染色单体交换试验	致突变剂和致癌剂筛查

　　此外,检测遗传毒性的试验方法目前已达 200 余种,但重要的和作为常规使用的仅约 20 种。任何单一的一种方法在预测中药遗传毒性时都存在一定的不肯定性,因此推荐以一组遗传毒性试验来进行筛选和预测,以减少可能出现的假阴性和假阳性结果。就预测价值而言,一般认为越接近于人的试验系统价值就越高,体内系统高于体外系统,真核微生物系统高于原核微生物系统,哺乳动物高于非哺乳动物。生殖效应试验价值高于体细胞效应试验。

　　2. 生殖毒性试验

　　生殖毒性试验方法很多,最常选用的研究设计包括三段时间的试验:①一般生殖毒性试验(Ⅰ段)。在交配前给药,评价生殖细胞接触受试物后对受胎能力、生殖系统及子代有无不良影响。②敏感期生殖毒性试验或称致畸胎试验(Ⅱ段)。在器官发生期给药,揭示可能的胚胎毒性和致畸性。③围生期毒性试验(Ⅲ段)。在围生期和哺乳期给药,以提供受试物对胎仔出生后生长发育影响的资料。

目前体外试验方法,如各种哺乳动物、脊椎动物或无脊椎动物的胚胎、器官、细胞的体外培养等,被用于短期快速筛选可能对哺乳动物有致畸作用的物质,以便进一步进行整体动物实验研究。这些方法预测标准致畸实验结果的准确性从 60%～85% 不等,不能取代整体动物体内试验。近年来,转基因技术和转基因动物的发展,为致畸作用机制研究提供了新的体内实验方法。

3. 致癌试验

目前所使用的致癌试验大致可分为三大类,即短期试验、动物致癌试验和人类流行病学调查。它们在判别致癌性方面各有优缺点,往往需要互为补充才能做出可靠的结论:①短期试验。目前已建立的短期试验近百种,分为致突变试验和细胞转化试验两类。②动物致癌试验。分为短期与长期两种。短期动物致癌试验主要有小鼠皮肤肿瘤诱发试验、小鼠肺肿瘤诱发试验、大鼠肝脏转化灶诱发试验、雌性大鼠乳腺癌诱发试验、促癌剂试验;长期动物致癌试验包括长期动物致癌试验、慢性毒性与致癌性联合试验。③人类流行病学调查。包括病例对照调查和队列调查。

在致癌试验中应注意,为节省人力、物力,提高预测致癌物致癌性的准确率,可采用由易到难的试验方案进行致癌物评价。通常分五个阶段进行,根据每一阶段的研究结果,决定是否进行下一阶段试验。

阶段Ⅰ:结构分析。与已知致癌物比较是否具有相近或类似的结构,判断其有无致癌的可能性。如果不能否定其致癌性,应进行第Ⅱ阶段试验。

阶段Ⅱ:短期诱变试验。测试目的是检出遗传毒性致癌物。初筛最好选用一组体外试验(Ames 试验或细胞正向突变试验、恶性转化试验)和一组体内试验(小鼠骨髓细胞微核试验、染色体畸变试验或小鼠肝细胞 UDS 试验)。在初筛试验中若有两个以上的试验为阳性,则应高度怀疑为致癌物。如果通过结构分析认为是非遗传毒性致癌物,则可越过阶段Ⅱ,直接进行第Ⅲ阶段试验。

阶段Ⅲ:短期动物致癌试验。这组试验的目的是在不必进行长期动物实验的情况下能为遗传毒性致癌物提供进一步的证据。

阶段Ⅳ:长期动物致癌试验。对于经化学结构分析有可能致癌的物质,但经过第Ⅱ、Ⅲ阶段试验均为阴性结果者,为进一步了解其致癌性,应进行长期动物致癌试验。获阴性结果时,可认为不是动物致癌物。

阶段Ⅴ:肿瘤流行病学调查。对动物试验证实无致癌作用的受试物,在投入生产与使用20 年左右,应在人群中进行流行病学调查,以便进一步确定对人有无致癌性。

下　篇
实验方法篇

第七章 药理实验

实验 7-1 药理实验的基本操作

【实验目的】

学习和掌握药理实验的基本操作,为后续的药理与中药药理实验课开展奠定基础。

【实验材料】

小鼠 4 只,体重 18～22g,雌雄各半;大鼠 2 只,体重 180～220g,雌雄各半;家兔 1 只,2～2.5kg,雌雄不拘;生理盐水、4%苦味酸溶液、0.5%伊文思蓝染料、2%戊巴比妥钠。1ml 和 5ml 注射器、大鼠和小鼠灌胃针头、导尿管、注射针头(4 号、5 号和 6 号)、天平、电子秤、磅秤、小鼠固定器、大鼠固定器、家兔固定箱、家兔开口器。75%酒精棉球、试管(含抗凝剂)数支、剪刀、小镊子、止血钳、帆布手套、动脉夹。

【实验内容】

操作训练内容如下,方法见上篇。

(1) 标记。动物数量较少时,也可用苦味酸分别标记在头、背、尾、头背、头尾、背尾等处,以便标记和辨认。

(2) 注射器的使用。选用针头和注射器,训练安装针头、吸取药液、排尽气泡、持注射器的方法。

(3) 捉拿、固定、给药。训练灌胃、腹腔注射、皮下注射、肌内注射、尾静脉注射、耳缘静脉注射等不同途径给药方法。

(4) 采血。训练小鼠剪尾采血、小鼠眶动脉或眶静脉采血、小鼠断头采血、小鼠眼球摘除采血、大鼠颈静脉或颈动脉采血、家兔心脏采血、家兔耳缘静脉采血方法。

(5) 小鼠、大鼠雌雄辨认。雌鼠肛门与生殖器距离较近,有阴道,性成熟后在胸部和鼠蹊部有对称乳头,符号以"♀"表示。雄鼠肛门与生殖器距离较远,性成熟后有松弛下垂的阴囊,符号以"♂"表示。

(6) 小鼠脱颈椎处死方法。

【注意事项】

(1) 小鼠和大鼠抓取时不要用力过度,以免窒息或损伤肺组织致死。

(2) 小鼠和大鼠灌胃时,插入过程中如遇阻力,将灌胃针头抽回重插,以防损伤动物。

(3) 家兔灌胃时,可将留在外面的灌胃管端放入水中,检查有无气泡,则可证实灌胃管是否在胃内。

(4) 家兔耳缘静脉取血前,在耳缘部涂擦抗凝剂,可防止血液凝固。

(5) 在取血过程中,要避免动物皮毛留在血液中,以防凝血。

【评价指标】

仔细观察动物的状态,评价各项操作是否规范。

【报告要点】

药理实验的基本操作见表 7-1 和表 7-2。

表 7-1　药理实验的基本操作（一）

动物	标记	雌雄	操作内容						
			给药(生理盐水)				采血		
			体重	途径	容量	选择针号、注射器/ml	部位	采血量/ml	处死方法
小鼠									
大鼠									
家兔									

表 7-2　药理实验的基本操作（二）

实验操作中存在的不足	分析原因	解决措施

【思考题】

1. 实验动物的处置对实验结果可能产生的影响是什么？
2. 试述小鼠、大鼠的雌雄辨认方法，在药理与中药药理实验中的意义。
3. 总结不同采血方法所获取血量的规律。

实验 7-2　磺胺嘧啶半衰期的测定

【实验目的】

通过磺胺嘧啶钠(SD-Na)血药浓度测定实验,掌握药物血浆半衰期($t_{1/2}$)的测定和计算方法。

【实验原理】

磺胺嘧啶钠在酸性环境下其苯环上的氨基(—NH_2)离子生成铵类化合物(—NH_3^+),可与亚硝酸钠发生重氮化反应生成重氮盐。此盐在碱性溶液中,与酚类化合物(麝香草酚)起偶联反应,形成橙色的偶氮化合物。将该化合物在 525nm 波长下比色,其吸收度(A)与药物浓度成正比,因此可以用 A 值代表血浆中磺胺嘧啶钠的浓度。

【实验材料】

家兔、分光光度计、离心机、注射器、试管、离心管、刻度吸管、肝素、0.5％亚硝酸钠、20％三氯乙酸、0.5％麝香草酚、20％磺胺嘧啶钠(SD-Na)。

【实验内容】

(1) 取家兔 1 只,称量,静脉注射 1000 U/ml 肝素 1ml/kg,并取空白血 0.5ml。对侧耳缘静脉注射 20％SD-Na 2ml/kg,并准确计时。分别于给药后 5min、10min、15min、20min、30min、60min 和 90min 自注射肝素侧耳缘静脉取血 0.5ml。

(2) 取空白与各时间点血液样本 0.2ml 于离心管中,加入 20％三氯乙酸 2ml、蒸馏水 3.8ml,

摇匀,3000r/min 离心 10 min,取上清液 3.0ml,加 0.5％亚硝酸钠 1.0ml,再加 0.5％麝香草酚 2.0ml,摇匀。以空白血制备样品为对照,于分光光度计 525 nm 波长处测定吸收度(A)。

【注意事项】

(1) 实验过程中应尽量避免样品溶血。

(2) 每次取血前应先取 0.1ml 左右弃去,再采集测试用血液样本。

(3) 离心前样品需平衡,转速以 3000r/min 为宜。

【评价指标】

药物单次静脉注射给药后,若以药物浓度的自然对数与时间作图,可得一直线。采用线性回归法计算出直线斜率 k(也可用任意图形中任意两点时间-自然对数浓度求出近似的直线斜率 k),即为消除速率常数值。药物的半衰期 $t_{1/2}=\dfrac{0.693}{k}$。本实验可用吸收度代替真实的药物浓度,计算方法和所得结果相同。

【报告要点】

磺胺嘧啶半衰期的测定见表 7-3。

表 7-3　磺胺嘧啶半衰期的测定

取样时间/min	吸收度(A)	吸收度自然对数值(lnA)	斜率(k)	半衰期($t_{1/2}$)
10				
15				
20				
30				
60				
90				

【思考题】

1. 为什么开始实验时取血点较为密集?

2. 药物半衰期有什么临床意义?

3. 请根据测定的半衰期设计一个口服给予磺胺嘧啶钠的药物动力学人体研究方案。

实验 7-3　士的宁半数致死量的测定

【实验目的】

通过实验,学习测定药物 LD_{50} 的方法、步骤和计算方法,了解急性毒性试验的常规方法。

【实验原理】

半数致死量(LD_{50})是指使半数实验动物死亡的药物剂量,是衡量药物毒性大小的重要参数,可为临床安全用药及监测提供一定的参考。

在实验设计合理并严格掌握实验技术的条件下,药物致死量的对数大多在半数致死量的上下形成正态分布,因此通过对数剂量-动物死亡率数据可求出 LD_{50}。LD_{50}测定方法大约有 20 多种,较为常用的有改良寇氏法、简化概率单位法、序贯法和 Bliss 法。其中,以

Bliss法最为精确,但手工计算较为繁复,容易出错,目前已有相应的计算机程序出现。本实验介绍结果较准确,计算简便,可得全部参数的改良寇氏法。

【实验材料】

小鼠、注射器、天平、量筒、刻度吸管、硝酸士的宁。

【实验内容】

1. 预试验

(1) 剂量范围。硝酸士的宁溶液按等比关系稀释成多个剂量;每组取 4 只小鼠,按组别分剂量腹腔注射士的宁溶液,找出引起 0%死亡率和 100%死亡率剂量的所在范围。如果全死则降低剂量,如果全活则增加剂量(参考剂量:全死量 2.6mg/kg,全活量 0.6mg/kg)。

(2) 确定公比。设最大剂量为 D_{max},最小剂量为 D_{min},实验时动物组数为 G,则各组给药剂量间的公比 r:

$$r = \left(\frac{D_{max}}{D_{min}}\right)^{\frac{1}{G-1}}$$

(3) 配制等比稀释溶液。要求各组小鼠给药容积一致,按下列公式计算母液浓度:$c_{母液} = D_{max}$/等容注射量。母液配制好后,按公比 r 逐级稀释成 G 组。如 D_{max} 为 2.6mg/kg,给药体积为 0.1ml/10g,则母液浓度为 0.026%;如 D_{min} 为 0.6mg/kg,设有 5 个实验组,则公比 r 为 1.443,为方便操作可取稀释 1.5 倍,则其他各组药物浓度分别为 0.017 33%、0.011 56%、0.007 703 3%、0.005 135 8%。

2. 正式试验

随机将小鼠分为 G 组,每组 10 只小鼠,动物的体重和性别要均匀分配。分别将配制好的等比稀释液按 0.1ml/10g 由腹腔给药,记录小鼠死亡数。

【注意事项】

(1) 常选用体重 18～22g 的健康小鼠,同次试验体重相差不超过 4g,所选用动物应雌雄各半,如试验时观察到死亡率与性别相关时,应按性别分别计算 LD_{50}。

(2) 常用不等浓度等容量给药,常规给药容量为:小鼠灌胃为 0.2～0.4ml/10g,腹腔注射、皮下注射和静脉注射为 0.1～0.2ml/10g。

(3) 正式实验前均应先用少数动物进行预试试验,测出该受试药物引起 0%和 100%死亡率的剂量范围,然后才进行正式试验。小动物一般 4～6 个剂量组,各剂量组组距一般以 1.2～1.5 为宜,每组动物为 10～20 只。进行正式实验时最好从中剂量组开始,以便能从最初几组动物接受药物的反应来判断两端的剂量是否合适,否则应随时调整。

【评价指标】

实验完毕后,清点各组死亡鼠数和算出死亡率(P),按改良寇氏法公式进行计算:

$$LD_{50} = 10^{[X_m - i(\sum P - 0.5)]}$$

$$LD_{50} \text{ 的标准误 } S_{X_{50}} = i\sqrt{\frac{\sum P - \sum P^2}{n-1}}$$

$$LD_{50} \text{ 的 95%平均可信限} = LD_{50} \pm 4.5 LD_{50} \cdot S_{X_{50}}$$

式中:X_m 为最大剂量的常用对数值;i 为相邻两组剂量常用对数值之差;P 为各组动物死亡率,

用小数表示(如死亡率为 80% 应写成 0.80);$\sum P$ 为各组动物死亡率之总和;n 为各组动物数。

【报告要点】

士的宁半数致死量的测定见表 7-4。

表 7-4　士的宁半数致死量的测定

组别	动物数/只	剂量/(mg/kg)	对数剂量(X)	动物死亡数/只	死亡率/%	LD$_{50}$

【思考题】

1. 什么叫 LD$_{50}$? 测定 LD$_{50}$ 的意义和根据是什么?

2. 测定 LD$_{50}$ 时为什么要记录各种中毒现象及时间过程,而不能只记录死亡只数?

实验 7-4　不同给药途径或剂量对戊巴比妥钠作用的影响

【实验目的】

学习影响药物作用的因素和小鼠不同途径的给药方法,观察不同给药途径或剂量对戊巴比妥钠镇静催眠作用的影响。

【实验原理】

给药途径或剂量不同,不仅影响药物作用的快慢、强弱及维持时间的长短,有时还可改变药物作用的性质,出现不同的药理作用。戊巴比妥钠是中枢抑制药,阈剂量引起镇静催眠的作用,使小鼠翻正反射消失。

【实验材料】

小鼠,体重 20~22g,雌雄不限;0.2% 和 0.5% 戊巴比妥钠溶液;天平、1ml 注射器、小鼠灌胃针头、烧杯。

【实验内容】

取小鼠,称量,编号,随机分组,观察各组小鼠正常活动及翻正反射情况。第一、二、三、四组小鼠分别静脉注射、腹腔注射、皮下注射、灌胃 0.2% 戊巴比妥钠溶液 0.2ml/10g,第五组小鼠灌胃 0.5% 戊巴比妥钠溶液 0.2ml/10g。观察给药后各小鼠入睡开始时间及睡眠持续时间,说明药物作用快慢、维持时间长短的差别及其原因。

【注意事项】

(1) 静脉注射戊巴比妥钠溶液速度不宜过快。

(2) 进行本实验时需保持环境安静。

(3) 进行本实验时室温不宜低于 20℃,否则,戊巴比妥钠代谢缓慢,使动物不易苏醒。

【评价指标】

本实验以小鼠入睡开始时间和睡眠持续时间为判断指标,若开始时间短,持续时间长,则认为戊巴比妥钠起效快而维持时间长。

$$入睡开始时间 = 翻正反射消失时间 - 给药时间$$
$$睡眠持续时间 = 翻正反射恢复时间 - 翻正反射消失时间$$

所谓翻正反射,即将小鼠背朝下轻轻放在实验桌面上,若小鼠能翻正,则认为具有翻正反射;若小鼠保持背向下的姿势,则认为翻正反射消失,翻正反射消失 1min 以上即认为小鼠出现睡眠。

【报告要点】

按表 7-5～表 7-7 记录实验结果,并对结果进行分析讨论。

表 7-5　不同给药途径或剂量对戊巴比妥钠作用的影响

鼠号	标记	体重/g	给药途径	给药剂量	给药时间	翻正反射消失时间	翻正反射恢复时间

表 7-6　不同给药途径对戊巴比妥钠作用的影响($\bar{x} \pm s$)

组别	动物数/只	给药途径	给药剂量/(mg/kg)	入睡开始时间/min	睡眠持续时间/min
第一组					
第二组					
第三组					
第四组					

表 7-7　不同剂量对戊巴比妥钠作用的影响($\bar{x} \pm s$)

组别	动物数/只	给药途径	给药剂量/(mg/kg)	入睡开始时间/min	睡眠持续时间/min
第四组					
第五组					

【思考题】

1. 不同给药途径或剂量对药物作用有什么影响?
2. 比较各种给药途径的优缺点。
3. 灌胃不同剂量的戊巴比妥钠溶液,其药效有什么变化? 有什么临床指导意义?

实验 7-5　传出神经系统药物对麻醉犬血压的影响

【实验目的】

学习用麻醉动物进行血压实验的方法;观察传出神经系统药物对正常血压的影响,并根据受体学说初步分析其作用机制。

【实验原理】

传出神经系统药物大部分都是通过激动或抑制相应的受体而发挥其药理作用,激动剂与抑制剂之间存在相互拮抗的效应。本实验通过药物对犬血压的影响来理解其药理作用和药物之间的相互关系。

【实验材料】

犬,体重 10～15kg。药品:3％戊巴比妥钠、肾上腺素(1∶10 000 溶液)、去甲肾上腺素(1∶10 000 溶液)、异丙肾上腺素(1∶100 000 溶液)、麻黄素(1∶200 溶液)、酚妥拉明(10mg/ml)、普萘洛尔(1mg/ml)、氯化乙酰胆碱(1∶100 000 溶液)、阿托品(1∶200 溶液)。150U/ml 肝素生理盐水注射液、生理盐水。哺乳动物手术器械一套、注射器、Y 形气管套管、犬用动脉套管、输液器、布、动脉夹、压力换能器、生物信号采集系统、动物呼吸机。

【实验内容】

(1) 取健康犬 1 只,称体重,用 3％戊巴比妥钠 1ml/kg 腹腔注射麻醉。将犬仰位固定于手术台上,剪去颈部及右侧腹股沟处的毛,在颈部正中线切开皮肤约 10cm,分离两侧肌肉,露出气管,在气管下穿一粗线,轻提气管,做一倒 T 形切口,插入气管套管,用线固定,以保持麻醉犬的通气,若实验时间长,需连接动物呼吸机。在气管一侧的颈动脉鞘内分离出颈总动脉(注意,有迷走神经伴行,应将其与颈总动脉分离),在颈总动脉下方近、远心端各穿一根线,远心端结扎,然后用动脉夹夹住近心端,在靠近结扎线处用虹膜剪剪一 V 形小口,向心方向插入装有肝素的动脉套管,用线结扎并固定于动脉套管上,动脉套管通过压力换能器连接在生物信号采集系统上。

(2) 在右腹股沟处(可扪及股动脉搏动处),纵向切开 3～4cm 的皮肤,向下分离出股静脉,远心端用线结扎,近心端插入输液器的输液针,用线固定,用作输液和给药,打开输液活塞输入 5ml 生理盐水以检测输液器是否完好,有无漏液。

(3) 以上操作完毕后,开启计算机,打开"血压的调节"菜单,选择适当的参数,即可进行实验。

(4) 慢慢松开颈总动脉夹,在生物信号采集系统上描记犬正常血压曲线,待曲线稳定后,按下列顺序依次给药。每次给药后,都要输入 3ml 生理盐水将余药冲入血管内。待药物作用消失后,再给下一个药。给药顺序如下。

1) 作用于 α 受体与 β 受体的药物。一为肾上腺素:0.1ml/kg。二为去甲肾上腺素:0.1ml/kg。三为麻黄素:0.1ml/kg。四为酚妥拉明:0.05ml/kg。五为肾上腺素:0.1ml/kg。

2) 作用于 β 受体的药物(注意观察心率的变化)。一为异丙肾上腺素:0.1ml/kg。二为普萘洛尔:0.2ml/kg。三为异丙肾上腺素:0.1ml/kg。

3) 作用于 M 受体药物。一为氯化乙酰胆碱:0.1ml/kg。二为阿托品:0.1ml/kg。三为氯化乙酰胆碱:0.1ml/kg。

【注意事项】

(1) 此实验操作容易发生大出血,操作应仔细、小心,避免出血和损伤神经,特别是在动脉插管时,动脉套管与颈总动脉保持在一直线上。

(2) 所需药物均用生理盐水新鲜配置。

(3) 本实验动物可用猫或家兔代替,但家兔对药物耐受性较差,可能结果不明显。

(4) 压力换能器应事先定标。

【评价指标】

评价药物对麻醉犬血压的影响主要以生物信号采集系统上的血压值和血压曲线的变化。

【报告要点】

剪接实验所得血压曲线,并标明血压值、所给药物名称和剂量,反映血压的动态变化,贴入实验报告中,并将结果填入表 7-8 中。

表 7-8 传出神经系统药物对麻醉犬血压的影响

编号	药物	剂量	血压/kPa(mmHg)	
			给药前	给药后
1				
2				
3				
4				
5				

【思考题】

分析并解释各药对犬血压的作用机制。

实验 7-6 药物对家兔离体肠平滑肌的作用

【实验目的】

学习离体平滑肌器官的实验方法;观察拟胆碱药和抗胆碱药对离体兔肠平滑肌的作用。

【实验原理】

乙酰胆碱通过激动 M 受体兴奋胃肠平滑肌,阿托品可阻断 M 受体,从而减弱乙酰胆碱兴奋胃肠平滑肌的作用;氯化钡可直接兴奋胃肠平滑肌。

【实验材料】

家兔,体重 2kg 左右。10^{-5}氯化乙酰胆碱溶液、0.1%硫酸阿托品溶液、10%氯化钡溶液,台氏液(配制见上篇)。离体恒温平滑肌槽、生物信号采集系统和张力换能器、支架、通用杠杆、手术器械、1ml 注射器等。

【实验内容】

(1)离体肠管制备。取家兔 1 只,左手执下肢,头朝下,右手握木槌向枕骨部猛击致死。迅速剖腹,取十二指肠、空肠及回肠,置于盛有冷台氏液之器皿中,沿肠壁剪去肠系膜,并将肠管剪成数段,轻轻压出肠内容物,再换台氏液,最后将肠管剪成 2~3cm 的小段备用。

(2)安装离体实验装置。将离体恒温平滑肌槽中加水,中间小槽内加入台氏液,使水温保持在 37℃±0.5℃。将张力换能器与生理记录仪连接。

(3)固定离体肠。取兔肠一段,两端各穿一线,其中一线固定于 L 形钢丝上,放入盛有 30ml 台氏液的浴槽内,开通进气按钮,缓慢通入气泡(1~2 个气泡/s)。肠管另一端与压力换能器相连,加 0.5~1g 负荷,打开生物信号采集系统,选择输入信号"张力"开始描记肠管正常活动曲线。

(4)加药。用注射器依次向浴槽内加入下列药物,描记曲线变化。①$10^{-5}$氯化乙酰胆碱溶液 0.1~0.2ml,当肠管收缩显著时,立即加入。②0.1%硫酸阿托品溶液 0.1ml,当描笔下降到基线时再加入。③$10^{-5}$氯化乙酰胆碱溶液,剂量同①,如果作用不显著,接着追加。换液 3

次。④10％氯化钡溶液 0.1ml,待肠肌收缩稳定后立即加入。⑤0.1％硫酸阿托品溶液 0.1ml。

【注意事项】

(1) 兔处死后应迅速剖腹,取出肠管置营养液内。肠腔内容物要洗干净,肠管周围的组织应去除干净。动作应轻柔,尽量避免牵拉肠管。家兔最好实验前禁食 12h。

(2) 浴槽内液体体积应根据浴槽大小而定,以覆盖肠管为基准,用药量根据浴槽内营养液体积做适当调整,不要把药液直接加到回肠上,以免影响结果。

(3) 浴温、肠肌的前负荷张力和不同部位肠段的选取均可影响实验结果,应注意力求一致。

(4) 调节好浴槽内气体流量大小,使气泡细小均匀,以免影响记录曲线。

(5) 每观察完一组药物后,应用 37℃台氏液冲洗 3 次,待肠肌自发舒缩活动稳定后再加入下一组药物。

【评价指标】

评价药物对家兔离体肠平滑肌的作用主要是根据给药前后张力曲线的变化及收缩频率的变化。

【报告要点】

编辑电脑肠管收缩曲线,并在曲线下注明所加药物及剂量,并对实验结果做适当讨论。

【思考题】

1. 使离体平滑肌保持其收缩机能需要哪些基本条件?

2. 用受体学说分析阿托品为什么能对抗乙酰胆碱对肠肌的收缩作用,却不能对抗氯化钡对肠肌的收缩作用?

实验 7-7　镇痛药的镇痛作用

一、热板法

【实验目的】

学习热板法镇痛实验方法;观察中枢镇痛药吗啡的镇痛作用。

【实验原理】

利用一定强度的温热刺激动物躯体某一部位以产生痛反应,以刺激开始至出现反应的潜伏期为测痛指标评价药效。

【实验材料】

小鼠,雌性,体重 18～22g；0.1％盐酸吗啡、生理盐水;1ml 注射器、鼠笼、天平、YLS-6A 智能热板仪。

【实验内容】

(1) 智能热板仪调试、准备。开机,设定温度,按动"升温"或"降温"按钮进行温度调整,当温度设定好后仪器自动进入调温阶段,达到设定值后,即可进行实验。

(2) 筛选合格小鼠。取小鼠,放入温度已控制好的热板上(55℃±0.5℃),立即触摸"计时"按钮开始计时,并盖上有机玻璃罩避免小鼠跃出,仔细观察,待小鼠舔后足时马上再次触摸"计时"按钮而锁定时间,该时间即为小鼠的痛阈值。凡在 5s 内出现舔后足及超过 30s 不舔后足、或逃避跳跃的小鼠弃置不用。

(3) 分组。选取筛选合格的 8 只小鼠,再次测定痛阈值,以两次痛阈值的平均值作为小鼠给药前的正常痛阈值,按照小鼠的正常痛阈值随机分为 2 组,分别为生理盐水组和吗啡组,每组 4 只小鼠。

(4) 给药及给药后痛阈值测定。按 0.1ml/10g 体积腹腔注射给药,吗啡组给予 0.1% 盐酸吗啡溶液,对照组给予生理盐水。给药后 15min、30min、45min、60min 时测定小鼠痛阈值 1 次。若小鼠放入热板仪中 60s 仍无反应,应将小鼠取出,痛阈值以 60s 计。

【注意事项】

(1) 小鼠选用雌性,因雄性小鼠受热后阴囊松弛触及热板,也会引起反应。

(2) 室温对本实验有一定影响,以 15～20℃ 为宜,过低小鼠反应迟钝,过高则小鼠过于敏感易引起跳跃,影响结果准确性。

(3) 小鼠放入热板后易出现不安、举前肢、舔前足、踢后肢等表现,这些动作不能作为疼痛反应指标,只以舔后足作为疼痛反应指标。

(4) 实验过程中,如果小鼠排泄,应及时清除排泄物,以免干扰试验结果。清理时不宜用水冲洗,建议使用湿抹布或卫生软纸。

【评价指标】

评价药物的镇痛作用主要以不同时间点痛阈提高百分率进行判定。痛阈提高百分率计算公式如下:

$$痛阈提高百分率(\%)=\frac{给药后平均痛阈值 - 给药前平均痛阈值}{给药前平均痛阈值}\times100\%$$

(如用药后平均痛阈值减去用药前平均痛阈值得到负数,则以零计算。)

【报告要点】

吗啡对小鼠的镇痛作用(热板法)见表 7-9 和表 7-10。

表 7-9 吗啡对小鼠的镇痛作用(热板法)

鼠号	体重/g	药物与剂量	用药前痛阈值(s)		用药后痛阈值时间(s)			
			1	2	15min	30min	45min	60min

表 7-10 吗啡对小鼠的镇痛作用(热板法)($\bar{x}\pm s$)

组别	动物数/只	正常痛阈值/s	痛阈提高比率/%			
			15min	30min	45min	60min
对照组						
吗啡组						

【思考题】

1. 试述热板法的原理与特点。

2. 试述吗啡的镇痛机制。

二、扭体法

【实验目的】

学习小鼠扭体法镇痛实验方法;观察解热抗炎镇痛药阿司匹林的镇痛作用。

【实验原理】

动物腹腔注射一定剂量的刺激性化学物质,引起疼痛,出现扭体反应。以刺激开始至出现反应的潜伏期、及观察时间内扭体反应次数作为评价指标。

【实验材料】

小鼠,雌雄兼用,体重 18~22g;0.6%乙酸溶液、2%阿司匹林混悬液、生理盐水;1ml 注射器、小鼠笼、天平。

【实验内容】

(1) 分组。选取 8 只小鼠,编号,称量,按体重分层随机分为 2 组,即生理盐水组和阿司匹林组,每组 4 只小鼠,雌雄各半。

(2) 给药。按 0.2ml/10g 灌胃给药,药物组给予 2%阿司匹林混悬液,对照组给予生理盐水。

(3) 致痛及观察。给药后 30min,各鼠分别腹腔注射 0.6%的乙酸溶液 0.1ml/10g,立即将小鼠单只放入小鼠笼内,观察 15min 内各鼠出现扭体反应的潜伏期(注射乙酸后至第一次扭体反应出现的时间)和扭体反应次数。小鼠扭体反应的表现为腹部收缩、躯体扭曲、后肢伸展及蠕行等。

【注意事项】

(1) 0.6%的乙酸溶液应临用前配制。

(2) 动物物腹腔注射乙酸溶液时,注射部位和操作技术尽量一致。

(3) 小鼠扭体疼痛反应的判断标准要统一。

【评价指标】

评价药物的镇痛作用主要以扭体反应潜伏期和扭体反应次数进行判定。

【报告要点】

阿司匹林对小鼠的镇痛作用(扭体法)见表 7-11 和表 7-12。

表 7-11　阿司匹林对小鼠的镇痛作用(扭体法)

鼠号	体重/g	药物与剂量	潜伏期/s	15min 内扭体次数

表 7-12　阿司匹林对小鼠的镇痛作用(扭体法)($\bar{x}\pm s$)

组别	动物数/只	扭体反应潜伏期/s	扭体反应次数
对照组			
阿司匹林			

【思考题】

1. 试述扭体法的特点及与热板法的区别。
2. 试述阿司匹林的镇痛机制。

实验 7-8　药物对小鼠自主活动的影响

【实验目的】

学习镇静药物的实验方法;观察苯二氮䓬类药物地西泮的镇静作用。

【实验原理】

在活动箱内,将一束或几束光线照射到对侧光电感应器上,动物在箱内每活动一次,感应电流发生改变,经过放大装置,启动继电器,通过记录器记录动物活动次数。

【实验材料】

小鼠,雌雄兼用,体重 18～22g ,1%地西泮溶液、生理盐水;1ml 注射器、鼠笼、天平、ZZ-6 小鼠自主活动测定仪。

【实验内容】

(1) 分组。选取 8 只小鼠,编号,称量,按体重分层随机分为 2 组,即生理盐水组和地西泮组,每组 4 只小鼠,雌雄各半。

(2) 给药。按 0.1ml/10g 腹腔注射给药,药物组给予 1%地西泮溶液,对照组给予等剂量的生理盐水。

(3) 观察。给药后 20min,将小鼠单只放入活动观察箱内,适应 3min,然后记录 5min 内小鼠活动次数。每隔 5min 记录 1 次,连续观察 3 次。

【注意事项】

(1) 动物实验前应禁食 12h。

(2) 各组间的实验条件应力求一致。实验室内保持安静,减少或避免外界刺激。

(3) 实验过程中,如果小鼠排泄,应及时清除排泄物,以免干扰试验结果。

【评价指标】

评价药物的镇静作用主要以小鼠 15min 内累计自发活动数,自发活动抑制百分率进行判定。自发活动抑制百分率计算公式如下:

$$自发活动抑制率(\%)=\frac{对照组小鼠累计活动数 - 给药组小鼠累计活动数}{对照组小鼠累计活动数}\times100\%$$

【报告要点】

地西泮对小鼠的镇静作用(自主活动法),见表 7-13 和表 7-14。

表 7-13　地西泮对小鼠的镇静作用(自主活动法)

鼠号	体重/g	药物与剂量	5min 内自主活动数			15min 内累计活动数
			1次	2次	3次	

表 7-14　地西泮对小鼠的镇静作用（自主活动法）($\bar{x} \pm s$)

组别	动物数/只	15min 累计活动数	自发活动抑制率/%
对照组			
安定组			

【思考题】

1. 本法测定小鼠自主活动应注意什么问题？

2. 试述地西泮的镇静特点。

实验 7-9　药物对家兔尿量的影响

【实验目的】

学习急性利尿实验方法；观察高渗葡萄糖注射液和速尿对家兔的利尿作用。

【实验原理】

利用手术操作，直接从动物输尿管或膀胱收集尿液，该方法适用于较大的动物，如猫、狗或兔。

【实验材料】

家兔（雌雄不限，雌性应无孕，体重 2kg 以上）；兔手术台、兔灌胃器、输尿管插管、手术剪、止血钳、丝线、肌肉缝合针、注射器、量筒、烧杯；50％葡萄糖、1％呋塞米溶液、25％乌拉坦溶液。

【实验内容】

（1）水负荷。实验前 1h，取家兔 2 只，标注为甲兔和乙兔，称量，按 30ml/kg 用胃管给家兔灌入温水。

（2）麻醉、插管。家兔耳缘静脉注射 25％乌拉坦溶液 4ml/kg 进行麻醉。将家兔仰位固定于兔手术台上，下腹部剃毛，并在耻骨联合上缘向上沿正中线做约 4cm 的皮肤切口，再沿腹白线剪开腹壁及腹膜，暴露膀胱，在膀胱底部两侧找出输尿管，轻轻分离一侧输尿管，在输尿管靠近膀胱处用细线结扎。另用一线穿入输尿管下方，轻轻提起输尿管，在靠近膀胱的输尿管壁上剪一小口，然后向肾脏方向插入输尿管插管并用细线固定。插管的另一端连接尿液接收装置。

（3）观察正常尿液。将家兔最初 5min 滴出的尿液弃去不计。待滴速稳定后，收集 20min 内滴出的尿液，计算 ml 数，作为给药前的对照值。

（4）给药及给药后的记录。甲兔耳缘静脉注射 50％葡萄糖 5ml/kg，乙兔耳缘静脉注射呋塞米 4mg/kg(1％溶液 0.4ml/kg)。收集给药后 20min 内的尿量，比较两兔给药前后排出尿量的变化。

【注意事项】

（1）本实验还可采用膀胱插管法。预先结扎尿道口，然后于膀胱三角上方找到输尿管开口处，插入膀胱玻璃漏斗导管，丝线结扎。

（2）家兔一定要先进行水负荷。

（3）输尿管插管或膀胱插管预先用温生理盐水灌注满。

（4）本实验动物是在麻醉状态下进行，也可不麻醉，直接将家兔背位固定于兔手术台上,将 10 号导尿管尖端用液体石蜡润滑后自尿道轻而慢地插入,导尿管通过膀胱括约肌进入膀胱后,即有尿液滴出,再插入 1～2cm(共插入 8～12cm),用胶布将导尿管与兔体固定。

【评价指标】

评价药物的利尿作用主要观察给药前后尿量的变化。

【报告要点】

实验动物的种类、性别、体重、预先给水负荷经过、手术操作要点、收集尿液的方法等,结果填入表 7-15。

表 7-15　药物对家兔尿量的影响

编号	体重/g	药物与剂量	尿液体积/(ml/20min)	
			用药前	用药后

【思考题】

利尿药与脱水药的定义各是什么?本实验中能否看出两者的区别?

实验 7-10　强心苷对离体蛙心的强心作用

【实验目的】

学习斯氏(Straub)离体蛙心灌流法。观察药物对离体蛙心收缩强度、节律的影响。

【实验原理】

斯氏导管直接插入蛙心管腔,药物加于导管中直接作用于心脏,可观察心脏收缩幅度、频率和节律等指标。强心苷的正性肌力、负性频率作用在心脏因缺钙引起的心力衰竭中表现更为明显。

【实验材料】

动物:蛙或蟾蜍。西地兰注射液,5%洋地黄溶液(或 0.1%毒毛旋花苷 G 溶液)、任氏液、低钙任氏液(其中 $CaCl_2$ 含量为一般任氏液的 1/4);手术器械一套、蛙板、探针、斯氏蛙心插管、蛙心夹、生物信号采集系统(或多道生理记录仪)、张力换能器等。

【实验内容】

(1)制备蛙心。取蛙或蟾蜍 1 只,用探针毁脑及脊髓,仰卧位固定于蛙板上。正中间剪开胸部皮肤,开胸,剪开心包,暴露心脏。在主动脉分叉处下穿一线,打个松结,备结扎插管之用。

(2)蛙心插管。于主动脉分叉稍上方的左主动脉上剪一 V 形小口,将盛有任氏液的蛙心套管插入主动脉,吸出含有血液的任氏液,再加入清洁的任氏液,反复数次,待任氏液中血液减少时候再通过主动脉球转入左后方左心室,再反复更换任氏液,以防血块形成堵塞导管,然后将导管结扎固定。心脏搏动时,可见液面随着心脏的搏动在管内上下波动。剪断主动脉,提起心脏。于静脉窦下方将其余血管一起结扎(勿伤及或结扎静脉窦)。分离周围组织使心脏离体,并用任氏液连续换洗直至无血色。

(3) 连接生物信号采集系统。将蛙心套管固定于铁架台,用蛙心夹在心舒期夹住心尖部,连接于张力换能器并与生物信号采集系统相连,待收缩稳定后开始记录。

(4) 给药及给药后的记录。记录正常的心脏活动曲线,然后按以下顺序加药或试剂,记录收缩幅度和心率变化:①换入低钙任氏液;②当心脏收缩显著减弱时,向套管内加入毛花苷丙注射液(或 5% 洋地黄溶液或 0.1% 毒毛旋花苷 G 溶液)0.2ml。

【注意事项】

(1) 本实验用蛙心为好,因为蟾蜍的心脏对强心苷敏感性低。

(2) 青蛙质量最好在 50~200g,如果过大,插管容易从心室脱离。

(3) 在整个实验过程中应保持管套内液面高度不变,以保证心脏固定的负荷。

(4) 为防止血液凝固堵塞蛙心管口,可在任氏液中加入适量抗凝剂肝素。一般在 1000ml 任氏液中加入 2ml 肝素注射液配制成肝素-任氏液。

(5) 勿伤及或结扎静脉窦。

【评价指标】

评价药物的强心作用主要观察给药前后心脏的收缩幅度和心率变化。

【报告要点】

将实验结果填入表 7-16。

表 7-16　强心苷对蛙心的强心作用(斯氏法)($\bar{x}\pm s$)

组别	例数	心跳次数/(次/min)	振幅/mm
对照组			
低钙任氏液组			
强心苷组			

【思考题】

强心苷具有哪些药理作用?

实验 7-11　药物抗心律失常作用

【实验目的】

学习氯仿诱发心律失常的实验方法,观察普萘洛尔的抗心律失常作用。

【实验原理】

小鼠吸入一定量的氯仿后会诱发心室纤颤,可能与植物神经及释放的递质有关,因为这种心律失常能被阿托品等胆碱受体阻断剂或 β-肾上腺素受体阻断剂普萘洛尔等所对抗,将节后抗胆碱药与 β 受体阻断剂适当配伍,则抗氯仿性心室纤颤的作用明显增强。通过观察药物对氯仿致小鼠心律失常发生率的影响,可初步判断药物的抗心律失常作用。

【实验材料】

小鼠,体重 25~35g,雌雄兼用;氯仿、0.1% 普萘洛尔(心得安)溶液。

【实验内容】

(1) 分组。取小鼠,雌雄兼用,随机分为 2 组,对照组与普萘洛尔组,每组 8 只。

（2）给药。药物组小鼠灌胃给予普萘洛尔溶液 0.2ml/10g,对照组给予等体积生理盐水。

（3）观察。给药 1h 后,小鼠逐个放入含 2ml 氯仿棉球的倒置 250ml 烧杯内（每换 1 只加 0.5ml 氯仿）,让小鼠吸入氯仿直至呼吸停止。立即取出剖开胸腔,肉眼观察心脏活动节律,记录各组产生室颤动物数。

【注意事项】

（1）实验前应做预试,选用吸入氯仿后室颤发生率为 80％以上的小鼠。但小鼠的体重对氯仿敏感性有差异,随体重的增加而室颤发生率升高,18～22g 小鼠发生率为 40％～60％,25～35g 小鼠 80％,36～45g 小鼠 80％～90％甚至 100％。

（2）呼吸停止立即开胸,开胸不可损伤心脏。

（3）指标的观察还可以应用心电图仪进行记录。在动物呼吸停止后,立即记录心电图,计算室颤率。

【评价指标】

评价药物的抗心律失常作用,可直接观察室颤的动物数,计算各组室颤发生率。也可直接观察心脏节律,计算各组平均心律进行组间比较。

$$室颤发生率＝发生室颤动物数/实验动物数×100％$$

【报告要点】

将实验结果填入表 7-17 和表 7-18。

表 7-17　普萘洛尔抗心律失常作用（氯仿法）

鼠号	体重/g	药物与剂量	是否室颤

表 7-18　普萘洛尔抗心律失常作用（氯仿法）（$\bar{x}\pm s$）

组别	剂量/(g/kg)	动物数/只	室颤数/只	室颤发生率/%
生理盐水组				
普萘洛尔组				

【思考题】

根据氯仿诱发心律失常的可能机制,还可以用该模型观察哪些药物的抗心律失常作用?

实验 7-12　氯化铵祛痰作用（酚红法）

【实验目的】

学习酚红法祛痰实验方法;观察祛痰药氯化铵的祛痰作用。

【实验原理】

酚红腹腔注射后可部分经由小鼠呼吸道排泄,通过测定小鼠呼吸道酚红排泄量,可以判断药物对于呼吸道分泌液量的影响,从而评价其是否具有祛痰作用。

【实验材料】

小鼠,体重 18 ~ 22g,雌雄不限;5%氯化铵、生理盐水、0.5%酚红溶液;1ml 注射器、灌胃针头、鼠笼、天平、7230 型分光光度计、眼科剪、眼科镊、试管、蛙板。

【实验内容】

(1) 分组、给药。取禁食不禁水 8~12h 的小鼠 12 只,随机分为对照组和氯化铵组,每组 6 只,分别按 20ml/kg 体积灌胃给予氯化铵或生理盐水,给药后 30min 腹腔注射 0.5%酚红溶液 0.5ml/只。

(2) 制备气管冲洗液,测定浓度。30min 后处死小鼠,仰位固定于蛙板,颈部正中切口,分离颈部肌肉,暴露气管,用头部磨平的 7 号针头插入气管内约 0.3cm,用丝线将其与气管结扎固定,并与注射器相连。将 5% $NaHCO_3$ 溶液 0.5ml 缓慢注入气管内,轻轻吸出,反复冲洗 3 次后收集灌洗液注入试管中。以此方法操作 3 次,共冲洗 9 次,合并灌洗液以 2500r/min 离心 10min 后取上清液,用 7230 分光光度计在 545nm 处比色,测定 OD 值。从酚红标准曲线中查出其对应的酚红浓度,与对照组比较,进行统计学处理。

(3) 酚红标准曲线的配制。用分析天平精确称取一定量的酚红,以 5% $NaHCO_3$ 溶液溶解,使 1ml 含酚红 1000μg,然后依次稀释成 1ml 含 0.01μg、0.1μg、0.5μg、0.7μg、1μg、3μg、5μg、10μg 酚红,用分光光度计测定 OD 值。以酚红浓度为横坐标,OD 值为纵坐标,制作标准曲线。

【注意事项】

(1) 各操作时间点要求必须准确,否则将影响实验结果。

(2) 冲洗时 $NaHCO_3$ 溶液用量要准确,灌洗时动作要轻柔,以免肺泡破裂导致灌洗液流入胸腔。抽推速度要力求一致,并尽可能将洗液抽尽。

(3) 建议用窒息法处死小鼠,不建议用脱颈椎法处死,因为脱颈椎处死法很容易造成气管出血,从而影响实验结果。

(4) 一般认为药物组的酚红浓度达到对照组的两倍时认为该药有效。

【评价指标】

以气管酚红排泄量为指标。有祛痰作用的药物在使支气管液分泌增加的同时,可使呼吸道排泄的酚红量增加。

【报告要点】

将实验结果记录表 7-19 中。

表 7-19　氯化铵对小鼠气管段酚红排泄量的影响($\bar{x} \pm s$)

组别	动物数/只	剂量/(g/kg)	酚红排泄量/μg
生理盐水			
氯化铵			

【思考题】

1. 气管酚红排泄与祛痰作用之间存在哪种关系?

2. 阐明氯化铵的祛痰作用机制。

实验 7-13　氨茶碱平喘作用（豚鼠引喘法）

【实验目的】

学习豚鼠引喘法平喘实验方法；观察平喘药氨茶碱的平喘作用。

【实验原理】

磷酸组织胺与氯化乙酰胆碱气雾吸入，可引起豚鼠支气管痉挛、窒息，从而出现抽搐和跌倒表现。通过观察引喘潜伏期等指标的变化，可以评价药物是否具有平喘作用。

【实验材料】

豚鼠，体重 150～200g；5ml 注射器、灌胃针头、鼠笼、天平、喷雾装置（可用超声雾化器）、秒表；0.4％磷酸组胺溶液、2％氯化乙酰胆碱溶液、12.5％氨茶碱溶液、生理盐水。

【实验内容】

（1）预选。将豚鼠置于玻璃钟罩（容积约 4L）中，以 400mmHg 的压力喷入 0.4％磷酸组胺溶液和 2％氯化乙酰胆碱 1∶2 体积混合液 15s，观察豚鼠的引喘潜伏期（从喷雾开始至哮喘发作、呼吸困难，直至跌倒的时间）。120s 内出现哮喘的豚鼠为合格的敏感动物，超过该时间者不予采用。

（2）分组。取预选合格豚鼠 6 只，随机分为对照组和氨茶碱组，分别腹腔注射 12.5％氨茶碱溶液或生理盐水溶液，给药体积 1ml/kg，给药后 30min 分别将豚鼠放入喷雾装置内，随即喷入磷酸组胺和氯化乙酰胆碱混合液 15s，记录哮喘潜伏期。

【注意事项】

（1）豚鼠必须选用体重不超过 200g 的幼鼠，反应敏感。

（2）每鼠每日只能测定 1 次引喘潜伏期，同 1 日多次测定会影响实验结果。

（3）如果引喘后 6min 内动物未出现因呼吸困难、窒息而跌倒者，其引喘潜伏期以 360s 计算。

（4）抗组胺药物无直接松弛支气管平滑肌的作用，但在该动物模型上也可得到阳性结果，因此应注意加以排除。

（5）刺激性药物经腹腔给药，可因刺激腹膜引起疼痛从而抑制呼吸，造成假阳性结果，应注意加以排除。

（6）喷雾刺激时，应注意每次喷雾量、喷雾速度、喷雾时间一致，减少操作误差。

【评价指标】

以用药后引喘潜伏期的变化情况作为评价药物有无平喘作用的指标。

【报告要点】

将实验结果填入表 7-20。

表 7-20　氨茶碱的平喘作用（$\bar{x}\pm s$）

组别	动物数/只	剂量/(g/kg)	引喘潜伏期/s
生理盐水组			
氨茶碱组			

【思考题】

分析氨茶碱的平喘作用机制。

实验 7-14 磷酸可待因的镇咳作用

【实验目的】

学习浓氨溶液刺激引咳实验方法;观察镇咳药磷酸可待因的镇咳作用。

【实验原理】

浓氨溶液可刺激呼吸道感受器,反射性地引起咳嗽反应,故凡能抑制咳嗽中枢或降低呼吸道感受器敏感性的药物均可用此方法观察其镇咳作用。

【实验材料】

小鼠,体重 18~22g,雌雄各半;1ml 注射器、灌胃针头、鼠笼、天平、喷雾装置(可用超声雾化器)、秒表;0.3%磷酸可待因溶液、生理盐水、浓氨溶液(25%~28%氢氧化铵)。

【实验内容】

(1) 将 12 只小鼠随机分为 2 组,每组 6 只,分别为生理盐水和磷酸可待因组,并分别皮下注射生理盐水或 0.3%磷酸可待因 0.1ml/10g。

(2) 给药后 1h,将小鼠放入 500ml 钟罩内,以 400mmHg 恒压将氨水均匀喷入钟罩内,喷雾 5s,取出小鼠后观察和记录小鼠咳嗽潜伏期和 2min 内咳嗽次数,并计算镇咳率。

【注意事项】

(1) 小鼠咳嗽表现为腹肌收缩,同时张大嘴。有时可有咳声,必须仔细观察。

(2) 咳嗽潜伏期指从开始喷雾氨水至发生咳嗽所需的时间。

(3) 喷雾刺激时,应注意每次喷雾量、喷雾速度、喷雾时间一致,减少操作误差。

(4) 该实验也可采用将 $50\mu l$ 浓氨溶液滴入 250ml 广口瓶中棉球上,立即将小鼠放入,盖上盖子,至小鼠出现第一次咳嗽反应,将小鼠取出,观察后 2min 内小鼠的咳嗽次数。

【评价指标】

以用药后咳嗽潜伏期、2min 内咳嗽次数及镇咳率为指标评价药物有无镇咳作用。

$$镇咳率(\%)=\frac{用药组咳嗽潜伏期 - 对照组咳嗽潜伏期}{对照组咳嗽潜伏期}\times100\%$$

【报告要点】

将实验结果填入表 7-21。

表 7-21 磷酸可待因对小鼠的镇咳作用($\bar{x}\pm s$)

组别	动物数/只	剂量/(g/kg)	咳嗽潜伏期/s	咳嗽次数(2min)	镇咳率/%
生理盐水					
磷酸可待因					

【思考题】

分析磷酸可待因的镇咳作用机制。

实验 7-15 糖皮质激素的抗炎作用

一、醋酸泼尼松对二甲苯致小鼠耳肿胀的影响

【实验目的】

学习二甲苯致小鼠耳肿胀的急性炎症实验方法;观察糖皮质激素的抗炎作用。

【实验原理】

二甲苯是一种化学致炎剂,对皮肤黏膜有刺激作用,可致急性炎症,涂布小鼠耳郭表面可诱发急性炎症,使小鼠耳郭肿胀,水肿后耳重增加,若药物可以抑制小鼠的耳重增加,即可反映药物的抗炎消肿作用。

【实验材料】

小鼠,雄性,体重 18 ～ 22g;二甲苯、生理盐水、醋酸泼尼松片 5mg/片;1ml 注射器、鼠笼、天平、打孔器、电子天平。

【实验内容】

(1) 小鼠 8 只,标记,称量,分组。分别灌胃下列药物:生理盐水组 0.2ml/10g,醋酸泼尼松组 20μg/10g(给药体积 0.1ml/10g)。

(2) 致炎。给药 30min 后用加样器将二甲苯 30μl 均匀涂抹每只小鼠的右耳两面。

(3) 摘取耳片。致炎 60min 后小鼠脱颈处死,分别剪下左右耳片,打孔器取相同部位打孔,电子天平称量。计算公式为

$$耳肿胀度 = \frac{右耳质量 - 左耳质量}{左耳质量} \times 100\%。$$

【注意事项】

(1) 小鼠须选择雄性,避免雌激素对实验结果的影响。

(2) 涂致炎剂的部位、剂量应一致。

(3) 每组动物给药、致炎、处死时间应严格控制,保持一致。

(4) 打孔器应锋利,能一次打下耳片。打孔器的直径一般为 6~8mm。

(5) 实验中还可采用注射剂,常用给药剂量为 5mg/ml 醋酸泼尼松,按照 10ml/kg 腹腔注射给药。

【评价指标】

以小鼠的耳郭肿胀度作为评价指标,反映药物的抗炎作用。

【报告要点】

将实验结果记入表 7-22 和表 7-23。

表 7-22 醋酸泼尼松对二甲苯致小鼠耳郭肿胀的影响

鼠号	体重/g	药物与剂量	右耳重/mg	左耳重/mg	差值/mg

表 7-23　醋酸泼尼松对二甲苯致小鼠耳郭肿胀的影响($\bar{x}\pm s$)

组别	体重/g	剂量	肿胀度
空白组			
醋酸泼尼松组			

【思考题】

醋酸泼尼松抗炎特点是什么?

二、醋酸泼尼松对蛋清所致大鼠足肿胀的影响(足肿胀法)

【实验目的】

学习蛋清所致大鼠足肿胀的急性抗炎实验方法;观察醋酸泼尼松的抗炎作用。

【实验原理】

新鲜鸡蛋清给大鼠足跖皮下注射,引起组胺、5-HT 等炎症介质释放,导致局部毛细血管通透性亢进、渗出和水肿,鼠足跖呈红、肿、痛等早期急性炎症表现。若药物可以抑制大鼠的足肿,即可反映药物的抗炎作用。

【实验材料】

大鼠,雄性,体重 150～180g;PV-200 足趾肿胀测定仪、注射器;10%新鲜蛋清、0.02%醋酸强的松片混悬液、生理盐水。

【实验内容】

(1) 分组、给药。取大鼠 6 只,标记,称量,分组,分别为生理盐水和药物组,分别灌胃生理盐水 1ml/100g,醋酸泼尼松 200μg/100g(给药体积 1ml/100g)。

(2) 正常足容积测定。将各组大鼠右踝关节的突起点处用记号笔划圈作为测量标志,采用 PV-200 足趾肿胀测定仪,依次测定各组大鼠右后足的正常足容积 3 次,取平均值作为正常足容积。

(3) 致炎。各鼠灌胃给药后 30min,从右后足掌心向足跖关节方向进针,皮下注射 10%新鲜蛋清 0.1ml/只。

(4) 观察。大鼠注射蛋清 30min、60min、90min 时间点,采用 PV-200 足趾肿胀测定仪分别测量右后足的容积。计算足肿胀百分率,即

$$足肿胀百分率(\%)=\frac{致炎后大鼠足容积-致炎前大鼠足容积}{致炎前大鼠足容积}\times100\%$$

【注意事项】

(1) 10%蛋清溶液配制。取新鲜鸡蛋 1 枚,于顶端轻轻敲一孔,倒出蛋清于小杯内,注意勿将蛋黄倒出,用细玻璃棒搅动蛋清使均匀,用生理盐水配成 10%浓度,临用前配制。

(2) 多种化学、物理及免疫学刺激均可导致大鼠足跖肿胀,应注意不同的刺激所引起炎症的介质释放及机制有所不同,可视研究目的而选择。例如,蛋清所致足肿主要由于组胺及5-HT 释放所致,角叉菜胶所致足肿胀则主要因 PG 释放所致。

(3) 大鼠足跖肿胀程度的测定方法很多,有排液(水或水银等)测体积变化法、剪下鼠足

称量法、皮尺测鼠足周长法及千分尺测鼠足厚度法等。排水法需自制由三通管组成的足容积测定装置。周长测量法中,测量周长的软皮尺不能有弹性,刻度以 1/5mm 左右为宜,测量部位尽量少变动,每次测量的宽紧度必须一致。

（4）无论采用何种方法测定,测量动作要熟练,最好由专人负责,尽可能减少误差。

【评价指标】

以致炎后大鼠的足肿胀百分率变化作为评价药物抗炎作用的指标。

【报告要点】

将实验结果记入表 7-24 和表 7-25。

表 7-24 醋酸泼尼松对蛋清致大鼠足肿胀的影响

鼠号	体重/g	药物与剂量	正常足容积	致炎后不同时间足容积		
				30min	60min	90min

表 7-25 醋酸泼尼松对蛋清致大鼠足肿胀的影响($\bar{x}\pm s$)

组别	动物数/只	剂量	正常足容积	致炎后不同时间足肿胀百分率/%		
				30min	60min	90min
生理盐水						
醋酸泼尼松						

【思考题】

试述醋酸泼尼松的抗炎作用机制。

实验 7-16 药物的抗溃疡作用

【实验目的】

学习幽门结扎法造成大鼠胃溃疡模型的方法;观察抗溃疡药物的抗溃疡作用。

【实验原理】

幽门结扎法是 Shay 等 1945 年创立的一种简单而有效的制备大鼠胃溃疡模型的方法,这种溃疡是由于胃中酸性胃液积聚所致。若给药显示溃疡动物数或溃疡指数比对照组显著减少,表示该药对幽门结扎法所致动物溃疡的形成具有保护作用。

【实验材料】

大鼠,雄性,体重 150～170g;大鼠固定板、手术剪刀、镊子、持针器、缝合线、大鼠灌胃器、天平、玻璃钟罩;2%西咪替丁、生理盐水、乙醚。

【实验内容】

（1）10 只大鼠分笼饲养,禁食 48h,其间可自由饮水。

（2）将禁食 48h 的大鼠置于玻璃钟罩内,乙醚麻醉,固定于手术板上,消毒皮肤。

（3）将大鼠自胸骨剑突下沿腹中线切开腹壁 2～3cm,找到胃,进一步寻找幽门和十二指肠的结合部,用 75%酒精浸泡过的丝线在幽门和十二指肠的交界处结扎,将胃放回原位,然后缝合腹壁切口,将大鼠放回鼠笼,不给任何食物与饮水。

(4) 实验动物随机分为 2 组,每组 5 只。药物组皮下注射 2% 西咪替丁 3ml/kg,对照组同法给等体积生理盐水。

(5) 术后 18h 处死大鼠,打开腹腔,结扎贲门将胃取出。沿胃大弯剖开胃,洗净胃内容物,并将其钉在软木台上,肉眼或放大镜观察胃黏膜面,记录每组产生溃疡的鼠数、溃疡指数、计算溃疡发生百分率和溃疡抑制率。

【注意事项】

(1) 所用大鼠体重如超过 180g,禁食时间要延长为 72h。绝对饥饿是造成溃疡的必要条件。

(2) 实验过程中每只大鼠要单笼饲养,笼底网眼大小以粪便容易排除为宜,防止动物因相互咬伤或嚼咽粪便等影响溃疡形成。

(3) 结扎幽门时动作要轻微,以免伤及血管及牵拉幽门,避免器械钳夹胃体,否则溃疡极易在钳夹处发生。

【评价指标】

溃疡指数计算方法如下:

0 级:无病变;1 级:出血糜烂或发生溃疡点(1mm);2 级:1～5 个小溃疡(>1 mm,<3 mm);3 级:6 个以上小溃疡或 1 个大溃疡(>3 mm);4 级:2 个以上大溃疡;5 级:穿孔性溃疡。

溃疡发生百分率及抑制率计算:

$$溃疡发生百分率(\%)=\frac{形成溃疡动物数}{实验动物数}\times100\%$$

$$溃疡抑制率(\%)=\frac{对照组溃疡指数均值-实验组溃疡指数均值}{对照组溃疡指数均值}\times100\%$$

【报告要点】

将实验结果填入表 7-26 和表 7-27。

表 7-26　西咪替丁对大鼠实验性胃溃疡的作用(幽门结扎法)

组别	鼠号	体重/g	给剂量/(mg/kg)	溃疡数/只	溃疡指数
给药组					
对照组					

表 7-27　西咪替丁对大鼠实验性胃溃疡的作用(幽门结扎法)($\bar{x}\pm s$)

组别	动物数/只	溃疡发生率/%	溃疡抑制率/%
对照组			
给药组			

【思考题】

1. 西咪替丁抗溃疡作用的机制是什么?

2. 常用溃疡实验模型有哪些制备方法? 其造成溃疡的机制各如何?

实验 7-17 药物的抗凝血作用

一、玻片法

【实验目的】

学习用玻片法测定凝血时间的实验方法;观察双香豆素的抗凝血作用,并分析药物的作用机制。

【实验原理】

凝血时间是指血液自离体至凝固所需的时间。凡影响参与凝血过程的凝血因子活性或数量的因素均可以影响机体的凝血过程。血液离体后,接触带阴电荷的表面(玻璃器材)时,凝血因子被激活,最后使纤维蛋白原转变为纤维蛋白而凝血。其时间的长短主要与各凝血因子的含量和功能有关。测定凝血时间可以观察受试药物对血凝机制的影响。香豆素类药物可以抑制肝脏参与合成有关凝血因子而发挥抗凝血效应。

【实验材料】

小鼠,体重 18~22g,雌雄各半;0.25％双香豆素混悬液;天平、1ml 注射器、小鼠灌胃器、清洁玻片。

【实验内容】

(1) 分组给药。将健康小鼠随机分为两组,称量。以苦味酸标记,分别灌胃 0.2ml/10g 生理盐水或 0.25％双香豆素混悬液。

(2) 取血。给药 1h 后小鼠眼睛内眦球后静脉丛取血,第一滴血擦去,再分别滴血于清洁载玻片的两端,血滴直径 5~10mm,立即开始计时。

(3) 观察凝血现象。每隔 30s,用干燥针头挑动血液一次,至针头能挑起纤维蛋白丝为止,即为凝血时间;另一滴血以供复试。记录结果。

【注意事项】

(1) 实验时室温在 14~18℃较为适宜。

(2) 此法最好用毛细玻璃管采血,如果用摘眼球取血则混入的组织也增多,会影响实验结果。

(3) 每次挑动以后会使凝血时间缩短,所以准确性差。该法仅能作为筛选止血药的初步方法。

(4) 所用器材必须干燥清洁。

(5) 可采用自身对照法,比较同一动物给药前后凝血时间的变化。

(6) 可用家兔代替小鼠进行实验。

二、毛细玻璃管法

【实验目的】

学习用毛细血管法测定凝血时间的实验方法;观察双香豆素的抗凝血作用,并分析药物的作用机制。

【实验原理】

同本实验"玻片法"。

【实验材料】

小鼠,体重18～22g,雌雄各半;0.25％双香豆素混悬液;天平、1ml注射器、小鼠灌胃器、毛细玻璃管(长度10 cm,内径1 mm)。

【实验内容】

(1) 分组给药。将健康小鼠随机分为两组,称量,以苦味酸标记,分别灌胃0.2 ml/10g生理盐水或0.25％双香豆素混悬液。

(2) 取血。给药1h后用毛细玻璃管插入小鼠眼睛内眦球后静脉丛,深度约5 mm,自血液流进毛细玻璃管内开始计时,待血液充满玻璃管后,取出平放在桌面上。

(3) 观察凝血现象。每隔30s,折断玻璃管约5 mm,并缓慢向左右拉开,观察折断处是否出现血凝丝;直至血凝丝出现,所需时间即为凝血时间。记录结果。

【注意事项】

(1) 实验时室温在14～18℃较为适宜。

(2) 所用毛细玻璃管的内径必须均匀一致。

(3) 用毛细玻璃管采血后不宜长时间拿在手中,以免影响实验结果。

(4) 毛细玻璃管插入眼睛内眦后,如果未见血液流出,可将玻璃管轻轻旋转一下即可。

【评价指标】

评价药物对凝血时间的影响,可以比较组间或者给药前后凝血时间的差异,也可以用凝血时间缩短或提高百分率进行判定。

$$缩短百分率(\%)=\frac{对照组凝血时间 - 药物组凝血时间}{对照组凝血时间}\times100\%$$

$$提高百分率(\%)=\frac{药物组凝血时间-对照组凝血时间}{对照组凝血时间}\times100\%$$

(如差值为负数,则以零计算。)

【报告要点】

将实验结果填入表7-28和表7-29。

表 7-28 双香豆素对动物凝血时间的影响

鼠号	体重/g	药物与剂量	凝血时间/s	
			用药前	用药后

表 7-29 双香豆素对动物凝血时间的影响($\bar{x}\pm s$)

组别	动物数/只	凝血时间/s	缩短或提高凝血时间百分率
对照组			
双香豆素组			

【思考题】

1. 试述玻片法的特点及与毛细玻璃管法的区别。

2. 试述香豆素类药物抗凝血作用的特点以及作用环节。

第八章 中药药理实验

实验 8-1 延胡索与醋炒延胡索镇痛作用比较

【实验目的】

通过比较延胡索炮制前后镇痛作用的不同,了解炮制对中药药理作用的影响。

【实验原理】

延胡索具有行气活血止痛之功效。药用有生、制之分。延胡索的主要成分为生物碱,如延胡索甲素、乙素、丙素、丁素、丑素等。其镇痛最强成分为延胡索乙素。但游离生物碱难溶于水,经醋制后,碱与 CH_3COOH 生成盐,使其容易煎出,镇痛作用增强。

【实验材料】

小鼠,雌性,体重 18~22g;延胡索与醋炒延胡索水煎液;小鼠灌胃器、鼠笼、天平、YLS-6A 智能热板仪、秒表。

【实验内容】

(1) 药液配制。称取延胡索生品及醋炒延胡索各 25g,水煎煮 2 次(第 1 次加水 400ml,第 2 次加水 250ml),每次微沸 25min,脱脂棉过滤,合并滤液浓缩至 50ml,备用。

(2) 智能热板仪调试、合格小鼠筛选。方法参见实验 7-7。

(3) 动物分组。选取筛选合格的 12 只小鼠,再次测定痛阈值,以两次痛阈值的平均值作为小鼠给药前的正常痛阈值,按照小鼠的正常痛阈值随机分为 3 组,分别为生延胡索、醋炒延胡索及生理盐水对照组,每组 4 只小鼠。

(4) 给药及给药后痛阈值测定。按 0.3ml/10g 剂量灌胃给药,对照组给予生理盐水。给药后 15min、30min、45min、60min 时测定小鼠痛阈值 1 次。若小鼠放入热板仪中 60s 仍无反应,应将小鼠取出,以免烫伤,痛阈值以 60s 计。

【注意事项】

操作注意参见实验 7-7。小鼠灌胃前应将药液混匀,避免剂量不准确。

【评价指标】

以给药后各时间点痛阈提高百分率作为镇痛作用的评价指标。计算公式见实验 7-7。

【报告要点】

实验结果记录如表 8-1 和表 8-2 所示。

表 8-1 延胡索与醋炒延胡索镇痛作用比较

组别	鼠号	体重/g	剂量/(g/kg)	用药前痛阈值时间/s			用药后痛阈值时间/s			
				1	2	平均	15min	30min	45min	60min
延胡索										

续表

组别	鼠号	体重/g	剂量/(g/kg)	用药前痛阈值时间/s			用药后痛阈值时间/s			
				1	2	平均	15min	30min	45min	60min
醋炒延胡索										
对照组										

表 8-2　延胡索与醋炒延胡索镇痛作用比较($\bar{x}\pm s$)

组别	动物数/只	药前痛阈值/s	药后痛阈值痛阈/s				痛阈提高百分率/%			
			15min	30min	45min	60min	15min	30min	45min	60min
延胡索										
醋炒延胡索										
对照组										

【思考题】

1. 试述延胡索醋炒后镇痛作用增强的原因。

2. 试述延胡索的镇痛机制。

实验 8-2　不同煎煮时间对附子毒性的影响

【实验目的】

比较不同煎煮时间的附子对小鼠心脏毒性的差别。

【实验原理】

附子的有毒成分为乌头类生物碱。目前常采用炮制、久煎等方法来减弱附子的毒性。本实验以小鼠的心律失常发生率及小鼠死亡率为指标,观察附子不同煎煮时间对小鼠心脏毒性的影响。

【实验材料】

小鼠,雌雄各半,体重 18~22g;附子水煎液;生理盐水、小鼠灌胃器、鼠笼、天平、心电图机。

【实验内容】

(1) 药液制备。取附片适量,加 10 倍量水浸泡 30min,武火煮沸,改用文火保持沸腾30min,趁热过滤,滤液减压浓缩至 6.67g 生药/ml,置 4℃冰箱冷藏备用,为 30min 附子水煎液。同法制备 1h,1.5h 和 2h 附子水煎液。

(2) 筛选心电正常小鼠。测小鼠心电图后,将合格小鼠随机分为 5 组,分别是煎煮30min,1h,1.5h,2h 组(简称 30min 组、1h 组、1.5h 组和 2h 组)和生理盐水对照组。

(3) 给药。给药组动物于空腹 12h 后灌胃附子水煎液 0.3ml/10g,对照组动物于空腹12h 后灌胃等体积生理盐水。

(4) 指标测定。各组小鼠给药后监测心电图 40min,记录各组心律失常鼠数,死亡鼠数,计算心律失常发生率和死亡率。观察 2h,如 2h 内未死亡,按存活统计。

【评价指标】

$$心律失常发生率(\%)=\frac{各组心律失常鼠数}{各组总鼠数}\times100\%$$

$$死亡率(\%)=\frac{各组死亡鼠数}{各组总鼠数}\times100\%$$

【报告要点】

将实验结果记入表 8-3 和表 8-4。

表 8-3　不同煎煮时间的附子对小鼠心脏毒性反应的影响

组别	鼠号	体重/g	给剂量/(g/kg)	是否发生心律失常	是否死亡
30min 组					
1h 组					
1.5h 组					
2h 组					
对照组					

表 8-4　不同煎煮时间的附子对小鼠心脏毒性反应的影响($\bar{x}\pm s$)

| 组别 | 动物数(n) | 心律失常 | | 死亡率/% |
		心律失常数(n)	百分率/%	
30min 组				
1h 组				
1.5h 组				
2h 组				
对照组				

【思考题】

附子煎煮时间延长后使动物心律失常发生率和死亡率降低的原因是什么?

实验 8-3　黄芩苷在家兔体内的药物动力学研究

【实验目的】

学习生物样品测定时标准曲线的制备方法;学习中药药物动力学研究中待测物的除杂、浓集等预处理基本技术;学习高效液相色谱法测定血浆药物浓度的操作方法。

【实验原理】

黄芩苷为双黄连粉针剂的主要有效成分。黄芩苷为黄酮类化合物,其紫外吸收光谱最大吸收波长约为 275nm。双黄连粉针剂给予家兔后,采集不同时间点家兔血液样本,分离血浆,采用甲醇沉淀血浆蛋白质,纯化后样本采用高效液相色谱法测定其中黄芩苷浓度。采用房室模型拟合时间-血药浓度数据,分析相关动力学参数,可明确双黄连粉针剂的药物动力学特征。

【实验材料】

家兔;高效液相色谱仪、离心机、涡旋混合器、留置针、离心管、移液枪、0.45μm 有机系针头滤器、氮吹仪;双黄连粉针剂、0.25mg/ml 黄芩苷甲醇溶液、1mol/L 磷酸二氢钾溶液、甲醇、肝素钠。

【实验内容】

(1) 取家兔一只,耳缘静脉取血 5ml,肝素抗凝,放置 30min,3000r/min 离心 10min,分取上层血浆,作为空白血浆备用。

(2) 分别取 0.25mg/ml 黄芩苷甲醇溶液 20μl、40μl、80μl、160μl 和 320μl 置 5 只离心管中,氮气下吹干甲醇。各管中均加入 0.2ml 空白血浆,涡旋混合 3min。各管中均加入 1ml 甲醇,再加入 1mol/L 磷酸二氢钾溶液 20μl,涡旋混合 3 min,4000r/min 离心 10min,取上清液于有机系针头滤器过滤,取滤液作为各浓度点对照品溶液。

(3) 取家兔一只,称量,耳缘静脉推注双黄连粉针剂 300mg/kg,计时。分别于 5min、10min、15min、20min、30min、45min、60min、120min 于对侧耳缘静脉取血 1ml(第一次取血置入留置针,每次取血完备留置针内用 40U/ml 肝素钠溶液封口)。各时间点血液样本肝素抗凝,放置 30min,3000r/min 离心 10min,分取上层血浆。取各时间点血浆 0.2ml,加入 1ml 甲醇,再加入 1mol/L 磷酸二氢钾溶液 20μl,涡旋混合 3 min,4000r/min 离心 10min,取上清液于有机系针头滤器过滤,取滤液作为各时间点供试品溶液。

(4) 用以下色谱条件测定以上各样本。C_{18} 色谱柱(250cm 长),甲醇-水-磷酸(50:50:0.01)流动相体系,检测波长 254nm ,流速 1.0ml/min,柱温 30℃,进样量 20μl。记录各样本中黄芩苷色谱峰峰面积。

【注意事项】

(1) 实验过程中应尽量避免样品溶血。

(2) 实验时要正确标明黄芩苷色谱峰保留时间,注意避免将杂质峰或其他化学成分色谱认定为黄芩苷色谱峰,最好能平行进行空白血样的色谱分析。

(3) 待高效液相色谱峰在流动相预冲洗 30min 以上且基线平稳时再进行样本分析,以免定量错误。

(4) 样本分析时,色谱分析应有足够的时长,避免上一样本的色谱峰影响当前进样样本的分析。更换流动相时应注意互溶性,避免将与流动相极性相差大的溶剂直接泵入,以防止乳化、阻塞泵和管道。

(5) 分析血液样本时,高效液相色谱仪用毕后应先用 5% 甲醇溶液冲洗,然后再用纯甲醇冲洗,以避免蛋白析出阻塞流动相系统。

【评价指标】

用各对照品溶液黄芩苷峰面积(X)与浓度(Y)进行线性回归,可得一回归方程。将各时间点供试品溶液色谱分析的黄芩苷峰面积值代入此回归方程,可计算出各时间点黄芩苷的血药浓度。将血药浓度-时间数据引入药物动力学处理软件或手工计算,选择合适的药物动力学模型评价双黄连粉针剂的药物动力学特征。

【报告要点】

将实验结果填入表 8-5 和表 8-6。

表 8-5　黄芩苷血浆标准曲线方程($n=5$)

浓度/(mg/ml)	峰面积	回归方程(k)	相关系数(R)
0.025			
0.05			
0.1			
0.2			
0.4			

表 8-6　黄芩苷血药浓度时间数据

取样时间/min	血药浓度/(mg/ml)
5	
10	
15	
20	
30	
45	
60	
120	

【思考题】

1. 双黄连粉针剂中黄芩苷的药时曲线符合几室模型？各参数是多少？这表明双黄连粉针剂中黄芩苷具有什么样的药物动力学特征？

2. 如是口服给予含黄芩苷的中成药，请问其中黄芩苷在家兔体内的分布和消除过程与本实验的相同吗？为什么？

3. 为什么在标准曲线的制备中要加入空白血清？可否直接用不同浓度的黄芩苷甲醇溶液制备标准曲线？这两种标准曲线的比值可说明测定方法的何种参数？

实验 8-4　麻黄伍桂枝对大白鼠足跖汗液分泌的影响(着色法)

【实验目的】

学习用定性的方法观察药物对汗液分泌的影响；观察麻黄桂枝配伍与单用麻黄发汗作用的异同。

【实验原理】

大鼠足跖部肉垫上有汗腺分布，其汗液分泌的多少可利用碘与淀粉遇汗液产生紫色反应的机制来间接反映药物对大鼠汗液分泌的影响。麻黄具有发汗作用，配伍桂枝后其发汗作用加强，因此麻桂药对是最常用的辛温发汗药对。

【实验材料】

大鼠，雄性，体重 180～220g；麻黄伍桂枝煎液(1g/ml)、麻黄煎剂(0.6g/ml)、毛果芸香碱溶液(3.5mg/ml)、苦味酸液、蒸馏水、无水乙醇、和田-高垣液；大鼠固定器、大鼠灌胃器、固定架、医用胶布、注射器(2.5ml)、放大镜、秒表、棉签、针头。

【实验内容】

(1) 药液制备

1) 麻黄伍桂枝煎液。取麻黄 30g、桂枝 20g，水煎煮两次，浓缩两次滤液成 50ml 溶液。

2) 麻黄水煎液。取麻黄 30g，水煎煮两次，浓缩两次滤液成 50ml 溶液。

3) 和田-高垣液。A 液：取碘 2g 溶于 100ml 无水乙醇，振荡混匀即可。

　　　　　　　　B 液：取可溶性淀粉 50g，蓖麻油 100ml，两者混匀即成。

(2) 取健康大鼠 12 只，称量，用苦味酸液标记，随机分为 4 组，每组 3 只。

(3) 用棉签蘸无水乙醇擦干净大鼠足底部后，甲组大鼠灌服生理盐水(1ml/100g)、乙组大鼠腹腔注射毛果芸香碱溶液(3.5mg/100g)、丙组大鼠灌服麻黄伍桂枝煎液(1ml/100g)、丁组大鼠灌服麻黄煎液(1ml/100g)。给药后分别将大鼠固定于大鼠固定器中，暴露双下肢，并用医用胶布轻轻缚住，防止大鼠活动时下肢回缩到固定器中。

(4) 给药后 30min 用棉签拭干大鼠足跖部原有汗液，然后在大鼠足跖部皮肤涂上和田-高垣试剂 A 液，待干燥后，再薄薄涂上 B 液，然后用放大镜观察深紫色着色点(即汗点)出现时间，待汗点出现后，观察汗点颜色和数量，连续观察 30min，每 5 分钟观察记录一次。

【注意事项】

(1) 本实验宜在恒温、恒湿条件下进行，室温宜控制在 26℃±1℃，湿度控制在 65%±5%。

(2) 实验前应筛选大鼠足跖部汗腺分布情况，弃去汗腺分布少的大鼠。

(3) 观察出汗点出现时间，在同一批实验中应力求一致。

(4) 固定大鼠时，操作应轻柔，尽量避免大鼠挣扎出汗而影响药效评价。

(5) 对于发汗作用不强的中药，可于第一次给药 1h 后，加强给药一次。

【评价指标】

药物的发汗作用主要是以足肉垫处的出汗点作为判断标准，评分如下：汗点太多数不清为 5 分；200 个汗点以上为 4 分；101~200 个汗点为 3 分；50~100 个汗点为 2 分；50 个以下为 1 分；无汗点为 0 分。也可用"+"表示。

【报告要点】

将实验结果填入表 8-7。

表 8-7　麻黄伍桂枝水煎液对大鼠足跖部汗液分泌的影响($\bar{x}\pm s$)

组别	剂量/(g/kg)	动物数(n)	汗点出现时间/min	给药后 1h 累计汗点数	给药 1h 汗液分泌程度(评分)
生理盐水					
毛果芸香碱					
麻黄伍桂枝					
麻黄					

【思考题】

1. 麻黄伍桂枝发汗作用有什么特点？

2. 麻黄伍桂枝为什么能协同发汗？有什么实用价值？

实验 8-5　柴胡对发热家兔的解热作用

【实验目的】

学习解热实验方法；观察柴胡对发热家兔体温的影响。

【实验原理】

给动物注射某种致热原如细菌毒素、过期菌苗液、酵母悬液或牛奶等，使机体产生和释放内生性致热原，作用于体温调节中枢，导致调定点上移，引起动物体温升高，然后给予受试药物，观察能否降温。柴胡作为辛凉解表药，具有良好的解热作用，本实验采用内毒素致家兔发热模型观察其解热作用。

【实验材料】

家兔，体重 2kg 以上，雌雄不限；大肠埃希菌内毒素（Sigma 产品）3μg/ml、柴胡注射液、生理盐水、液体石蜡、苦味酸；数字显示测温计、磅秤、家兔固定架、注射器。

【实验内容】

(1) 取健康家兔 3 只，体重 2.0～2.5kg，称量后用苦味酸标记，随机分为 3 组，每组 1 只，兔架上固定。分别测肛温 2 次，以均值作为正常体温。

(2) 甲组（正常组）：耳缘静脉注射生理盐水 1ml/kg；乙组（发热组）和丙组（发热＋柴胡组）分别耳缘静脉注射内毒素溶液 0.5～0.6ml/kg，每隔 30min 测体温一次。

(3) 待乙组、丙组体温升高超过 0.8℃后（1～1.5h），分别按以下顺序给药：

甲组兔（正常兔）　耳缘静脉注射生理盐水 0.5ml/kg

乙组兔（发热兔）　耳缘静脉注射生理盐水 0.5ml/kg

丙组兔（发热兔）　耳缘静脉注射柴胡注射液 0.5ml/kg

给药后 30min、60min、90min、120min 分别测试肛温一次。

【注意事项】

(1) 家兔健康，雌性未孕，体温正常，在 38.5～39.5℃。

(2) 每次测肛温前测温计前部涂少量液体石蜡或凡士林，测温时操作尽量轻柔。

(3) 测温计前部 3～3.5cm 处用胶布固定若干圈，保证每次测肛温的位置尽可能恒定。

(4) 进行此实验时室温应保持在 20～25℃。

【评价指标】

药物的解热作用主要以动物的体温变化作为判定标准。

【报告要点】

将结果填入表 8-8 和表 8-9。

表 8-8　柴胡对发热家兔体温的影响

编号	体重/kg	基础体温/℃	药物与剂量/(g/kg)	给药后不同时间点家兔的体温/℃			
				30min	60min	90min	120min
甲							
乙							
丙							

表 8-9　柴胡对发热家兔体温的影响($\bar{x}\pm s$)

组别	动物数(n)	基础体温/℃	剂量/(g/kg)	给药后不同时间点家兔体温净升值/℃			
				30min	60min	90min	120min
正常组							
发热组							
发热＋柴							
胡组							

【思考题】

根据试验结果,试分析柴胡解热作用的特点。试分析其解热的作用机制。

实验 8-6　泻下药对小鼠小肠运动的影响(炭末法)

【实验目的】

学习炭末法观察肠运动的实验方法;观察泻下药生大黄、制大黄的泻下作用。

【实验原理】

利用黑色炭末作为指示剂,观察炭末在肠道的推进距离。口服生大黄可刺激肠蠕动加速,有泻下作用。大黄久煎或炮制之后,致泻下成分分解,作用减弱。

【实验材料】

小鼠,体重 18～22g,雌雄各半;50％生大黄液、50％制大黄液、生理盐水(以上药液均含10％炭末);天平、鼠笼、手术器材、长尺、1ml 注射器、灌胃针头、手术剪、托盘等。

【实验内容】

(1) 分组。取禁食不禁水 20～24h,体重相近小鼠 12 只,称量、编号、随机分为 3 组,4只/组。

(2) 给药与观察。分别用上述三种加炭末的药液,以 0.3ml/10g 灌胃给药。给药15min 后立即脱颈椎处死小鼠,剖开腹腔,分别测量小鼠小肠总长度(幽门-回盲部)及炭末推进距离(幽门-炭末最前沿)。

【注意事项】

(1) 开始给药至处死动物的时间必须准确,以免时间不同造成误差。

(2) 剪取肠管动作要轻柔,避免过度牵拉。

(3) 取出的肠管用水浸湿,避免肠管与托盘粘连。

(4) 小肠推进距离观察的着色剂,还可用 50％墨汁或其他颜料(1％酚红溶液)0.2ml/10g 灌胃。

(5) 实验动物体重越相近越好,小鼠平均体重最好为 23～25g,肠管比较粗大,易于操作。

【评价指标】

评价药物的泻下作用主要以炭末在肠道的推进百分率进行判定。炭末推进率计算公式如下:

$$炭末推进率(\%) = \frac{炭末在肠内推进距离(cm)}{小肠全长(cm)} \times 100\%$$

【报告要点】

将实验结果记入表 8-10 和表 8-11。

表 8-10　生大黄、制大黄对小鼠小肠运动的影响(炭末法)

鼠号	体重/g	药物与剂量/(g/kg)	小肠长度/cm		炭末推进率/%
			小肠总长度	炭末推进距离	
1					
2					

表 8-11　生大黄、制大黄对小鼠小肠运动的影响(炭末法)$(\bar{x} \pm s)$

组别	动物数(n)	剂量/(g/kg)	小肠总长度/cm	炭末推进距离/cm	炭末推进率/%
生理盐水					
生大黄					
制大黄					

【思考题】

1. 生大黄、制大黄泻下作用有什么不同？为什么？
2. 试述大黄泻下作用的机制。

实验 8-7　秦艽对蛋清致大鼠足肿胀的影响

【实验目的】

学习用鸡蛋清引起大鼠足跖急性炎性肿胀的方法,观察祛风湿药物秦艽的抗炎作用。

【实验原理】

以鸡蛋清异种蛋白注入大鼠足跖内,可引起急性炎症,使局部组织肿胀。通过测量致炎前、后大鼠足跖或踝关节的周长变化来观察秦艽的抗炎作用。秦艽的抗炎有效成分以秦艽碱甲等生物碱为主。

【实验材料】

大鼠,体重 180~200g;秦艽醇浸水沉液 2g/ml、地塞米松注射液 5mg/ml、生理盐水、10%新鲜鸡蛋清生理盐水溶液、苦味酸液;电子秤、鼠笼、软尺、注射器。

【实验内容】

(1) 动物称重、标记。取大鼠 6 只,称重,用苦味酸标记,分为 3 组,分别为生理盐水、秦艽醇浸水沉液和地塞米松组。

(2) 致炎前足周长测定。将大鼠右后肢拉直,用软塑料尺量取足跖或踝关节的周长,连续两次,其平均值为致炎前的正常周长。

(3) 致炎后足周长测定。大鼠分别腹腔注射生理盐水 0.1ml/100g、秦艽醇浸水沉液 0.1ml/100g 及地塞米松注射液 0.1ml/100g。30min 后在每鼠右后肢足掌远端进针至踝关节附近,皮下注射 10%新鲜蛋清溶液 0.1ml 致炎。致炎后 30min、60min、90min 和 120min 分别测量大鼠足跖或踝关节的周长。

【注意事项】

参见实验 7-15。

【评价指标】

参见实验 7-15。

【报告要点】

将实验结果记入表 8-12。

表 8-12　秦艽对蛋清致大鼠足肿胀的影响($\bar{x}\pm s$)

组别	动物数/只	给药剂量/(ml/100g)	致炎前/cm	致炎后/cm			
				30min	60 min	90 min	120min
生理盐水							
地塞米松							
秦艽							

【思考题】

1. 根据实验结果,比较秦艽和地塞米松的抗炎作用有什么不同。

2. 秦艽的抗炎机制是什么? 可用哪些方法证明?

实验 8-8　雷公藤对小鼠腹腔毛细血管通透性的影响

【实验目的】

学习测定腹腔染料通透量的实验方法,观察药物对小鼠毛细血管通透性的影响,从而考察药物的抗炎作用。

【实验原理】

低浓度乙酸可作为致炎因子,小鼠腹腔注射后,可引起急性炎症反应,造成腹腔毛细血管通透性升高。通过静脉注射伊文思蓝染料,测定腹腔液染料的通透量(可代表炎性渗出物的多少),从而观察药物的抗炎作用。雷公藤作为祛风湿药,具有抗炎作用,可减少腹腔炎性渗出量,降低腹腔洗液的 OD 值。雷公藤的抗炎有效成分以雷公藤内酯类成分为主。

【实验材料】

小鼠,体重 18~22g,雄性;雷公藤水煎液(1g/ml)、1%伊文思蓝生理盐水溶液、0.6%的乙酸溶液、生理盐水、苦味酸液;分光光度计、离心机、小鼠固定筒、注射器(1ml、2ml)、小鼠灌胃器、试管、解剖剪、眼科镊等。

【实验内容】

(1) 动物称量、标记及分组。取小鼠 8 只,称量,用苦味酸标记。按体重随机分为雷公藤水煎液组和对照组,各组 4 只小鼠。

(2) 给药方式及剂量。雷公藤水煎液组灌胃给予雷公藤水煎液 0.2ml/10g,对照组灌胃给予生理盐水 0.2ml/10g。

（3）光密度值（OD值）测定。给药后45min，小鼠尾静脉注射1‰伊文思蓝生理盐水溶液0.1ml/10g，并立即腹腔注射0.6%的乙酸溶液0.2ml/只，20min后处死小鼠，腹腔注入5ml生理盐水，轻揉腹部，剪开腹膜收集腹腔洗液，1000r/min离心5min，于分光光度计590nm处测定光密度值（OD值）。

【注意事项】

（1）每只小鼠注射的染料量、乙酸溶液的体积以及自注射乙酸至处死之间的时间必须严格掌握，保证一致。

（2）腹腔注射乙酸溶液以及腹腔注射生理盐水冲洗腹腔时，注意操作，针头以刚好进入腹腔为宜，避免进针过深，引起出血。腹腔内如有出血，样本应弃去不用。

（3）收集腹腔洗液的过程中，为避免液体外溢，可使用小漏斗。

【评价指标】

评价药物对毛细血管通透性的抑制作用可采用腹腔染料渗出量的高低（OD值）进行判定。

【报告要点】

将实验结果记入表8-13。

表8-13　雷公藤对小鼠腹腔毛细血管通透性的影响（$\bar{x}\pm s$）

组别	动物数/只	给药剂量/(ml/10g)	吸光度值(OD值)
生理盐水			
雷公藤水煎液			

【思考题】

1. 影响本实验结果的因素有哪些？

2. 结合实验结果，分析说明与雷公藤功效相关的药理作用。

实验8-9　茵陈蒿汤对家兔胆汁分泌的影响

【实验目的】

学习家兔胆管插管和胆汁引流的方法，观察药物对家兔胆汁分泌的影响。

【实验原理】

肝脏分泌的胆汁经胆总管流入十二指肠，胆汁是一种重要的消化液，含有多种化学成分，主要有胆酸、胆固醇及胆红素等。胆汁的分泌排泄与黄疸的形成有密切关系。从胆总管收集胆汁可以反映胆汁的分泌与排出。茵陈蒿汤具有清湿热、退黄疸功效，可使胆汁流出增加。本实验可动态观察茵陈蒿汤对肝分泌胆汁的影响。

【实验材料】

家兔，体重2.0～2.5kg，雌雄不限；茵陈蒿汤水煎醇沉液2g/ml、生理盐水、盐酸消旋山莨菪碱注射液（654-2）注射液5mg/ml、乌拉坦溶液0.25g/ml；兔解剖台、总胆管引流用塑料管（长20～30cm）、剪毛刀、血管钳、眼科镊、注射器、5号针头、纱布、药棉、丝线、台秤。

【实验内容】

（1）动物称量、标记。取禁食不禁水12h的家兔3只，称量，用苦味酸标记。

（2）给药方法与给药剂量。家兔分别给予以下药物：甲兔灌胃生理盐水 2.5ml/kg，乙兔耳缘静脉注射盐酸消旋山莨菪碱注射液（654-2）0.2mg/kg，丙兔灌胃茵陈蒿汤水煎醇沉液 2.5ml/kg。

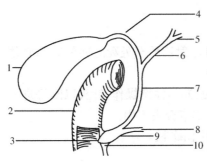

图 8-1　家兔胆管系统及十二指肠
位置

1. 胆囊　2. 十二指肠　3. 十二指肠乳头
4. 胆囊管　5. 肝管　6. 肝总管　7. 胆总管
8. 胰腺管　9. 乏特壶腹　10. Oddi 括约肌

（3）胆汁流量测定。家兔给药后 30min 以乌拉坦 1g/kg 腹腔注射麻醉，仰位固定于兔解剖台上。上腹部剪毛，从剑突下腹部正中线切开皮肤 6～10cm，沿正中腹白线切开腹壁，手指轻翻幽门，找到开口于十二指肠的胆总管壶腹部，并向右上方追踪到胆总管，参考图 8-1。在胆总管离十二指肠壁 1.5cm 处结扎一根丝线，不剪断，用作牵引胆总管用。提起牵引线，可见上段胆总管内充满绿色胆汁。在牵引线上方 0.2～0.3mm 处剪开胆总管一小口，插入内径为 1～2mm 的胆汁引流用塑料导管，深 2～3mm，结扎固定，通过此导管可将胆总管内胆汁引流出体外，见图 8-2。用刻度试管收集 0.5h 的胆汁（ml），记录时间及胆汁流量（ml/h）。

（4）胆汁内固形物含量测定。将收集的胆汁充分混匀，精密吸取 1ml，置已恒量的 20ml 蒸发皿中，110℃ 干燥 1h，称量，计算胆汁内固形物含量（mg/ml）。

【注意事项】

（1）胆总管引流胆汁的塑料管可用头皮针上的半透明塑料管制成。塑料管尖端剪成斜口，离管口 2～3mm 处加热拉成稍细的颈部，便于结扎胆总管并固定。

（2）手术中如遇出血，用丝线结扎止血。

（3）胆总管比较细，切勿用力拉牵引线而将胆总管拉断，操作须细心轻微。

（4）胆总管切口应一次成功，注意一定要剪断内膜，使胆汁引流管插入内腔，见有胆汁流出便易插入导管。

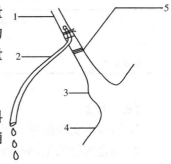

图 8-2　胆汁引流导管，胆总管
结扎牵引线位置

1. 胆总管　2. 胆汁引流导管　3. 乏特壶腹　4. 十二指肠　5. 接扎牵引线

【评价指标】

评价药物促进胆汁分泌的作用主要以胆汁流量及胆汁内固形物含量进行判定。用下列公式计算胆汁流量及胆汁内固形物含量增加百分率。

$$胆汁流量增加百分率（\%）=\frac{给药组胆汁流量-对照组胆汁流量}{对照组胆汁流量}\times100\%$$

$$胆汁内固形物含量增加率（\%）=\frac{给药组固形物含量-对照组固形物含量}{对照组固形物含量}\times100\%$$

【报告要点】

将实验数据填入表 8-14。

表 8-14　茵陈蒿汤对家兔胆汁分泌的影响($\bar{x} \pm s$)

组别	动物数/只	给药剂量/(ml/kg)	胆汁流量/(ml/h)	胆汁流量增加百分率/%	胆汁内固形物含量/(mg/ml)	胆汁内固形物含量增加百分率/%
生理盐水						
山莨菪碱注射液						
茵陈蒿汤水煎醇沉液						

【思考题】

1. 茵陈蒿汤、山莨菪碱注射液对家兔胆汁流量的影响有什么不同?

2. 分析茵陈蒿汤的利湿退黄作用。

实验 8-10　四逆汤对大鼠低血压状态的升压作用

【实验目的】

学习动脉插管法测定大鼠血压的方法,观察四逆汤对低血压模型大鼠的升压作用。

【实验原理】

四逆汤是中医回阳救逆的代表方,主治四肢厥冷、脉微欲绝等亡阳厥逆证。本实验以失血性麻醉大鼠的低血压状态作为厥脱症模型,采用颈动脉插管法直接测定动物血压,观察四逆汤的强心升压作用。

【实验材料】

大鼠,雌雄兼用,250～300g;四逆汤水煎液(2g/ml)、生理盐水、肝素钠 50mg/ml、乌拉坦 0.25g/ml;手术剪、眼科镊、眼科剪、止血钳、聚乙烯管(内径 1mm)、塑料三通开关、玻璃气管插管、压力换能器、生物信号采集处理系统。

【实验内容】

(1) 药物制备。取附子 9g、干姜 9g、甘草 12g,加蒸馏水,煮沸 15min,重复一次,合并滤液,浓缩成含生药 2g/ml。

(2) 插管手术。取大鼠,腹腔注射乌拉坦 100mg/100g 麻醉,背位固定,做气管分离,气管插管,分离一侧颈总动脉,插入动脉导管,以塑料三通开关连接于生物信号采集处理系统的压力换能器。一侧股动脉插入一根 PE50 聚乙烯管用于放血,另一侧股静脉插管用于注入 0.5mg/100g 肝素以防血凝并用于输血。

(3) 腹部手术。在幽门下找到十二指肠,将聚乙烯管插入肠管中并固定,供给药用。

(4) 描记正常颈动脉血压曲线后,股动脉放血,使颈动脉血压持续稳定在 6.67kPa(50mmHg)30min 左右,肠道给药 5g/100g,观察血压的变化。

【注意事项】

(1) 大鼠实验前需禁食 24h,否则食物会影响药物的吸收。

(2) 大鼠体重不宜过小,至少 250g。

(3) 股动脉放血的速度不宜过快,如血压低于 6.67kPa,可通过股静脉缓慢回输少量血液;如血压降至 6.67kPa,因自身调节作用,可能会回升,此时,通过股动脉放出少量的血液,可使血压稳定在 6.67kPa 左右。

（4）血压不宜降得过低，否则动物易因失血性休克而死亡。

【评价指标】

以给药前后颈动脉收缩压的高低、心率变化、脉压差等指标，评价药物的强心升压作用。

【报告要点】

将数据填入表 8-15。

表 8-15　四逆汤对麻醉大鼠低血压状态的作用($\bar{x}\pm s$)

	颈动脉收缩压/kPa	脉压差/kPa	心率/(次/min)
给药前			
给药后			
给药前后差			

【思考题】

通过实验结果，分析四逆汤回阳救逆的药理作用基础。

实验 8-11　延胡索抗大鼠实验性胃溃疡的作用

【实验目的】

学习幽门结扎法制作大鼠实验性胃溃疡模型的方法，观察延胡索的抗溃疡作用。

【实验原理】

大鼠幽门结扎后，胃液滞留于胃腔，胃酸和胃蛋白酶等损伤胃黏膜，导致急性胃溃疡形成。延胡索具有活血、利气、止痛等功效，能够减少大鼠胃液和胃酸分泌量，降低胃蛋白酶活性，从而对抗大鼠实验性胃溃疡。

【实验材料】

大鼠，体重 180～220g，雌雄不限；延胡索水煎液（常规水煎两次，滤液浓缩成 1g/ml）、乙醚；大鼠固定板、手术剪、手术刀、镊子、持针器、注射器、大鼠灌胃针，解剖显微镜等。

【实验内容】

（1）取大鼠 10 只，分为延胡索和对照组，每组 5 只大鼠。延胡索灌胃给予延胡索煎剂 6.0g/kg，模型对照组给予蒸馏水，灌胃容积均为 1.5ml/100g，每日 1 次，连续 3 天。

（2）末次给药后将大鼠禁食不禁水 24h，并单笼饲养。24h 后乙醚麻醉大鼠，结扎幽门，操作方法参见实验 7-16。

（3）术后大鼠禁食禁水 18h，处死动物，开腹，结扎贲门，取出全胃，进行观察。方法参见实验 7-16。

【注意事项】

参见实验 7-16。

【评价指标】

参见实验 7-16。

【报告要点】

将实验数据填入表 8-16 和表 8-17。

表 8-16　延胡索对大鼠实验性胃溃疡的作用（幽门结扎法）

组别	鼠号	体重/g	给剂量/(mg/kg)	溃疡数/只	溃疡指数
给药组					
对照组					

表 8-17　延胡索对大鼠实验性胃溃疡的作用（幽门结扎法）$(\bar{x}\pm s)$

组别	动物数(n)	溃疡发生率/%	溃疡抑制率/%
对照组			
延胡索			

【思考题】

根据实验结果并检索文献,分析延胡索抗胃溃疡的作用机制。

实验 8-12　青皮对家兔离体肠平滑肌的影响

【实验目的】

学习离体肠平滑肌实验方法,观察理气药青皮对肠平滑肌收缩的影响。

【实验原理】

青皮有疏肝破气、消积化滞等功效,对家兔离体肠平滑肌有明显抑制作用。

【实验材料】

家兔,体重 2kg 左右,雌雄不限;青皮水煎液 1g/ml(pH 为 6 左右)、乙酰胆碱 $1\mu mol/L$、组织胺 $1\mu mol/L$、氯化钡 10mg/ml、Krebs 液(配制见上篇)、离体恒温平滑肌槽、生物信号采集系统和张力换能器、支架、通用杠杆、手术器械、1ml 注射器等。

【实验内容】

(1) 肠管制备、装置安装、调整、描记正常肠肌收缩曲线等方法参见实验 7-6。

(2) 加药。用注射器依次向浴槽内加入下列药物,描记曲线变化。①青皮水煎液0.2～0.5ml,冲洗。②乙酰胆碱液 0.2～0.5ml,待收缩明显时加入青皮水煎液 0.2～1ml,待明显抑制时加入与前同剂量的乙酰胆碱液。③组胺液 0.2～0.6ml,待收缩明显时加入青皮水煎液 0.5～1ml,待曲线稳定后再加入与前同剂量的组织胺液。④氯化钡液 0.2～0.5ml,待收缩明显时加入青皮水煎液 0.5～1ml,待曲线稳定后再加入与前同剂量的氯化钡液。

【注意事项】

(1) 兔肠肌的制备、实验装置的安装、药物剂量的计算等注意点参见实验 7-6。

(2) 中药水煎剂杂质较多,直接用于离体器官的实验结果有时会与体内实验结果不一致,应加以注意。

【评价指标】

参见实验 7-6。

【报告要点】

编辑电脑肠管收缩曲线,并在曲线下注明所加药物及剂量,并对实验结果做适当讨论。

【思考题】

通过实验结果,分析青皮对家兔离体肠平滑肌的作用及初步的作用机制。

实验 8-13　丹参抗大鼠体外血栓形成作用

【实验目的】

学习大鼠体外颈总动脉-颈外静脉血流旁路形成血栓的实验方法;观察活血化瘀药丹参的抗血栓形成作用。

【实验原理】

丹参为活血调经药,有效成分丹参素能抗血小板聚集,减少血小板数,抑制血小板 TXA_2 的合成,同时能促进纤维蛋白溶解,发挥抗血栓形成作用,用于心绞痛、脑缺血等疾病的预防治疗。本实验利用大鼠体外颈总动脉-颈外静脉血流旁路法形成血小板血栓。动脉血流中的血小板,当接触丝线的粗糙面时则黏附在线上,进一步形成血小板血栓,血小板的黏附聚集功能受到抑制时,形成血栓的质量就较轻。因此,从血栓重量可测知血小板的黏附聚集功能。

【实验材料】

大鼠,雄性,体重 200～300g;手术器具、丝线(4 号、7 号)、聚乙烯管(内径 1mm、2mm)、动脉夹;丹参 1g 生药/ml,50U/ml 肝素注射液、3g/dl 戊巴比妥钠。

【实验内容】

(1) 取大鼠,称量,腹腔注射戊巴比妥钠 0.05g/kg 麻醉,固定。大鼠气管内插聚乙烯管以便清除气管内分泌物,分离右颈总动脉及左颈外静脉。

(2) 在三段聚乙烯管的中段放入一根长 5cm 的 4 号手术丝线。将肝素生理盐水溶液(50U/ml)充满聚乙烯管腔。当管的一端插入左颈外静脉后,从聚乙烯管注入肝素 50U/ml,夹住管壁。将管的另一端插入右颈总动脉。

(3) 手术完成后立即灌胃给予药物(给药组)或生理盐水(对照组)。30min 后开放血流,血液从右颈总动脉流经聚乙烯管,返回左颈外静脉。开放血流 15min 后中断血流,迅速取出丝线称量,总质量减去丝线重即血栓湿重。

【注意事项】

(1) 手术过程要求熟练、迅速,分离动、静脉时动作要轻柔。

(2) 注意及时吸出气管分泌物,保持呼吸道通畅。

(3) 严格控制肝素的剂量并准确给予 50U/ml,否则影响血栓的形成。

(4) 实验环境要保持恒温。

【评价指标】

以血栓质量和抑制率反映药物对血小板血栓形成的影响。抑制率计算公式如下:

$$抑制率(\%) = \frac{对照组血栓质量 - 给药组血栓质量}{对照组血栓质量} \times 100\%$$

【报告要点】

将实验数据填入表 8-18。

表 8-18　丹参对大鼠血栓形成的影响($\bar{x}\pm s$)

组别	剂量/(g/kg)	血栓质量/mg	抑制率/%
对照组			
丹参组			

【思考题】

1. 试述丹参治疗心绞痛、脑缺血的药理学基础。

2. 影响血栓形成的因素有哪些?

实验 8-14　祛痰药的化痰作用

一、小鼠气管酚红法(浸泡法)

【实验目的】

学习酚红从呼吸道分泌的祛痰实验方法;观察远志的祛痰作用。

【实验原理】

参见实验 7-12。

【实验材料】

小鼠,体重 18~22g,雌雄各半;3.33%氯化铵、1g 生药/ml 远志煎剂、0.5%酚红溶液、5%碳酸氢钠溶液、生理盐水、手术器械、离心机、721 型或 723 型分光光度计。

【实验内容】

(1) 分组给药。取小鼠称量,编号,随机分为三组,禁食不禁水 8~12h,给药组灌服 1g 生药/ml 远志煎剂 0.3ml/10g ,阳性组灌服 3.33%氯化铵 0.3ml/10g,空白对照组给予等容积生理盐水。

(2) 给予酚红,取气管。给药 30min 后,由腹腔注射 0.5%酚红溶液 0.5ml/只。30min 后,处死小鼠,仰位固定于手术板上,剪开颈前皮肤,分离气管,剥去气管周围组织,剪下自甲状软骨至气管分支处的一段气管,放进盛有 3ml 生理盐水的试管中冲洗,再加入 5%碳酸氢钠溶液 0.1ml。离心。

(3) 比色。取上清液,用 721 型分光光度计(波长 546nm)测定 OD 值。

【注意事项】

(1) 解剖时,必须将气管周围组织去除干净,气管段周围如果黏附有血液应立即用滤纸吸净。

(2) 酚红标准曲线制备参见实验 7-12。

(3) 其余注意点参见实验 7-12。

【评价指标】

参见实验 7-12。

【报告要点】

将实验数据填入表 8-19 和表 8-20。

表 8-19　远志对小鼠的祛痰作用

鼠号	体重/g	药物与剂量	OD 值

表 8-20　远志对小鼠的祛痰作用($\bar{x} \pm s$)

组别	动物数/只	酚红排泌量
空白对照组		
氯化铵组		
远志组		

二、家鸽气管纤毛运动法

【实验目的】

学习气管纤毛运动带动墨汁运动的祛痰方法;观察桔梗的祛痰作用。

【实验原理】

气管内膜布满纤毛上皮,纤毛不断地协调向上运动,可促进痰液的排出。鸽子性情温顺,气管长且壁薄便于观察,在保持离体气管的生理状态下通过观察墨汁在气管黏膜表面运行一段距离所经历的时间,或是在一定时间内运行的距离,就可以了解药物对气管纤毛运动速度的影响,从而了解药物的祛痰作用。

【实验材料】

家鸽,体重 300g 左右;1g 生药/ml 桔梗水煎剂、愈创木酚甘油醚、生理盐水、印度墨汁;冷光源、目测微尺、眼科镊、剪刀、4 号注射针头、0.25ml 注射器、秒表、脱脂棉花。

【实验内容】

(1) 分组给药。取家鸽,随机分为 3 组,甲组灌服 1g 生药/ml 桔梗水煎剂 1.2 ml/100g,乙组给予等容积生理盐水,丙组灌服 0.38g/kg 愈创木酚甘油醚。

(2) 分离气管。给药后 1h,在暗室内,手持家鸽颈部拉直与水平面平行,拔除颈部毛,表皮可局部用少量的 0.25% 普鲁卡因浸润麻醉,背位固定,沿颈中线切开,剥离气管,将周围软组织分离清楚,使气管自甲状软骨到胸骨段充分暴露,并小心地将气管表面外膜剥离干净。

(3) 给予墨汁。从靠心脏端,将 4 号针头(斜面向头)垂直插入气管后,再将针头偏向胸骨端,使针头斜面贴进气管壁,细心地注入约 0.02ml 印度墨汁。

(4) 观察。在冷光源下,观察 1min 内墨汁向前运动的距离。

【注意事项】

(1) 剥离气管时须小心将气管周围组织和气管表面外膜分离干净,勿伤两侧神经和血管。

(2) 家鸽颈部应与水平面平行,注入印度墨汁时应小心,针头向下,斜面贴进气管壁。

【评价指标】

评价药物的祛痰作用主要以墨汁走距来判定。

【报告要点】

将实验数据填入表 8-21 和表 8-22。

表 8-21　桔梗对小鼠的祛痰作用(气管纤毛运动法)

编号	体重/g	药物与剂量	墨汁走距/mm

表 8-22　桔梗对小鼠的祛痰作用(气管纤毛运动法)($\bar{x}\pm s$)

组别	动物数/只	墨汁走距/mm
空白对照组		
愈创木酚甘油醚组		
桔梗组		

【思考题】
1. 试述气管黏膜纤毛运动与祛痰的关系。
2. 如何区别酚红法和气管纤毛运动法的实验原理?

实验 8-15　天麻对小鼠的镇静作用

【实验目的】
学习小鼠自主活动计数法的镇静实验,观察平肝息风药天麻的镇静作用。

【实验原理】
利用小鼠在活动记录仪的实验箱中活动时阻断光束的次数,转变成光电脉冲讯号,经一系列电子技术处理后,将额定时间内的自发活动数由数字显示管定量显示的原理,观察药物对小鼠自发活动的影响。天麻可使小鼠自主活动明显减少,认为该药的平肝息风功效与镇静作用有关。

【实验材料】
小鼠,体重 $18\sim22$g,雌雄不限;天麻注射液 0.12g/ml、生理盐水、苦味酸溶液;天平、1ml 注射器、小鼠活动记录仪。

【实验内容】
(1) 取活动度近似的小鼠,随机分成 2 组,称量后用苦味酸溶液标记,分别腹腔注射天麻注射液 0.2ml/10g 及等容量生理盐水。
(2) 给药 30min 后,将小鼠分别放入活动箱中,适应 3min 后每隔 5min 记录一次小鼠活动数,连续观察到 15min。比较给药组与对照组小鼠活动数,计算各组小鼠 15min 累计自发活动抑制率。

【注意事项】
(1) 要求实验室内保持安静,减少或避免外界刺激。
(2) 动物宜事先禁食 12h,以增加觅食活动。
(3) 本实验可选择中药酸枣仁(5g/kg)和钩藤醇提物(20g/kg),方法同上。

【评价指标】
参见实验 7-8。

【报告要点】

将实验数据填入表 8-23 和表 8-24。

表 8-23　天麻对小鼠的镇静作用

鼠号	标记	体重/g	药物与剂量/(mg/kg)	小鼠自主活动数		
				5min	10min	15min

表 8-24　天麻对小鼠的镇静作用($\bar{x} \pm s$)

组别	动物数/只	剂量/(mg/kg)	自发活动抑制率/%
对照组			
给药组			

【思考题】

1. 分析天麻的镇静作用机制。

2. 本方法适用于研究哪些药物?

实验 8-16　人参的抗应激作用

一、人参对小鼠游泳时间的影响

【实验目的】

掌握抗疲劳作用药物的常用筛选方法;观察人参对小鼠游泳时间的影响。

【实验原理】

人参能促进人体对糖原和三磷酸腺苷等能量物质的合理利用,并使剧烈运动时产生的乳酸转化为丙酮酸进入三羧酸循环,为机体提供更多的能量,减轻体力运动时的疲劳。

【实验材料】

小鼠,雌雄不限,体重 18～22g;人参水煎液 2.5g/ml、生理盐水、苦味酸液;50cm×30cm×25cm 的玻璃缸、负重物、温度计、小鼠灌胃器、秒表。

【实验内容】

(1) 分组、给药。取 6 只小鼠,称量,用苦味酸标记,随机分为人参组和对照组。人参组灌胃人参水煎液 0.25ml/10g,对照组灌胃等容量的生理盐水。

(2) 游泳实验。预先于玻璃缸内加水,水深 20cm,水温保持在 20℃±0.5℃。小鼠给药后 30min 在尾部束小鼠体重 10% 的重物,放入玻璃缸内游泳,立即计时并注意观察,当小鼠头部沉入水中 10s 不能浮出水面者即为体力耗竭,停止计时,记录小鼠游泳时间。

【注意事项】

(1) 小鼠最好单只游泳,如果两只以上同时游泳,应密切观察,避免小鼠靠近,从而影响实验结果。

(2) 严格控制水温与负重物的质量,水温过高或小鼠负重物较轻(5%)均可使小鼠游泳时间明显延长。此外,在尾部缠绕负重物时松紧度应合适,太松会掉下,太紧会干扰小鼠运动。

(3) 小鼠的性别应相同,体重应无明显差异。

【评价指标】

以小鼠游泳时间为指标观察人参的抗疲劳作用。

【报告要点】

将实验数据填入表 8-25。

表 8-25 人参对小鼠游泳时间的影响($\bar{x}\pm s$)

组别	动物数(n)	剂量/(mg/kg)	游泳时间/min
生理盐水			
人参水煎液			

【思考题】

1. 人参抗疲劳的机制是什么?

2. 影响小鼠游泳时间的因素有哪些?

二、人参对小鼠耐常压缺氧的影响

【实验目的】

掌握小鼠耐常压缺氧实验方法;观察人参的抗应激作用。

【实验原理】

缺氧对机体是一种劣性应激原,主要影响机体的氧化供能,最终导致机体重要器官供氧不足而死亡。人参可提高机体的血氧利用率,降低机体耗氧量,同时人参可扩张血管(尤其是冠脉和脑部血管),改善微循环,增加供氧量,改善机体缺氧状态。

【实验材料】

小鼠,体重 18~22g;人参水煎液 2.5g/ml、生理盐水、苦味酸液、钠石灰(或等量氢氧化钠和碳酸钙)、凡士林;天平、200ml 磨口广口瓶、小鼠灌胃器、秒表。

【实验内容】

(1) 分组、给药。取 6 只小鼠,称量,用苦味酸标记,随机分为人参组和对照组。人参组灌胃人参水煎液 0.25ml/10g,对照组灌胃等容量的生理盐水。

(2) 耐常压缺氧实验。给药后 30min,将小鼠放入盛有 15g 钠石灰的广口瓶内(每瓶放 1 只小鼠),凡士林涂抹瓶口盖严,立即计时。以小鼠呼吸停止为判断死亡指标,记录小鼠存活时间。

【注意事项】

(1) 瓶盖应注意密封以免漏气,否则会影响实验结果。

(2) 广口瓶体积以 150~ 200ml 为宜。

(3) 钠石灰吸水和二氧化碳变色以后应立即更换。

(4) 小鼠的性别应相同、体重应无明显差异。

(5) 具有镇静作用的药物可延长存活时间。

【评价指标】

以小鼠在常压缺氧条件下的存活时间为指标评价人参的耐缺氧作用。

【报告要点】

将实验数据填入表 8-26。

表 8-26　人参对小鼠耐常压缺氧的影响($\bar{x}\pm s$)

组别	动物数(n)	剂量/(mg/kg)	存活时间/min
生理盐水			
人参水煎液			

【思考题】

1. 人参对小鼠耐缺氧能力的影响及机制是什么?

2. 影响小鼠耐常压缺氧实验的因素有哪些?

实验 8-17　炙甘草汤的抗心律失常作用

【实验目的】

学习氯化钙诱发心律失常的方法,观察炙甘草汤的抗心律失常作用。

【实验原理】

氯化钙诱发心律失常的作用机制较复杂,$CaCl_2$ 中钙离子对心脏有直接作用,因心肌各部位的敏感性不一致,导致局部的传导阻滞,并增加冲动扩散的不齐,同时与肾上腺素能神经对心脏的影响有关。炙甘草汤对氯化钙致大鼠心律失常有保护作用。

【实验材料】

大鼠,体重 200~220g,雌雄不拘;炙甘草汤(炙甘草 12g、生姜 9g、人参 6g、生地黄 30g、桂枝 9g、阿胶 6g、麦门冬 10g、麻仁 10g、大枣 10 枚)煎剂(1.5g/ml)、10% $CaCl_2$ 溶液、0.3% 戊巴比妥钠、25% 乌拉坦溶液;生物信号采集系统。

【实验内容】

(1) 取大鼠,随机分为 2 组,即对照组和炙甘草汤组。每组 2 只。

(2) 动物分别灌胃给予生理盐水和炙甘草汤,1ml/100g。

(3) 给药 1h 后,腹腔注射 0.3% 戊巴比妥钠 1ml/100g 体重,麻醉后仰位固定于鼠板上,用生物信号采集系统记录 II 导联心电图(仰位时,右前:红;右后:白;左后:地)。

(4) 舌下静脉注射 10% $CaCl_2$ 溶液 110mg/kg,3s 内注射完毕。

(5) 记录心电图,观察大鼠出现心律失常反应,室性期前收缩、室性心动过速、心室颤动的出现时间。

【注意事项】

(1) 若 $CaCl_2$ 量少,出现的心律失常较轻或不出现。量大,则引起死亡。推注快慢对心律失常也有影响,一般要求在 3s 内注射完毕。

(2) 事先应熟悉电脑软件操作。

(3) 对大鼠心电图要熟悉。

【评价指标】

评价炙甘草汤的抗心律失常作用主要以心电图上不同类型心律失常发生时间为指标。

【报告要点】

将实验数据填入表 8-27 和表 8-28。

表 8-27　炙甘草汤的抗心律失常作用

鼠号	体重/g	药物与剂量	室性期前收缩/min	室性心动过速/min	心室颤动/min

表 8-28　炙甘草汤对 $CaCl_2$ 致大鼠心律失常的影响($\bar{x} \pm s$)

组别	剂量/(g/kg)	动物数/只	室性期前收缩/min	室性心动过速/min	心室颤动/min
生理盐水组					
炙甘草汤组					

【思考题】

通过实验,分析炙甘草汤的药理作用与临床应用。

实验 8-18　益母草对家兔子宫平滑肌的作用

【实验目的】

学习在体子宫实验方法,观察益母草对子宫平滑肌的作用。

【实验原理】

益母草为妇产科常用的活血调经药,对多种动物子宫平滑肌有直接兴奋作用,可使子宫收缩频率、幅度、活动力均明显增加。其有效成分为益母草碱。

【实验材料】

家兔,雌性,2.0kg 左右;益母草 100％水煎液,3％戊巴比妥钠;手术器械、四道生理记录仪(或生物信号采集系统)、低压力换能器、带橡胶球囊导管。

【实验内容】

(1) 取家兔,用 3％戊巴比妥钠 1ml/kg(30mg/kg)静脉麻醉,仰位固定于手术台上。

(2) 剪去腹部兔毛,沿正中线切口,暴露一侧子宫角,在十二指肠下穿一根线,用温盐水纱布覆盖备用。

(3) 将带球囊导管内气体排空。

(4) 在子宫角游离端切一小口,将球囊由切口插入宫腔。

(5) 将导管内注入温生理盐水,经三通与低压换能器相连,由四道生理记录仪记录囊内压的变化。

稳定 20min 后描记一段时间子宫收缩曲线,观察收缩幅度、频率,作为正常值。

由十二指肠注入益母草水煎液 2ml/kg,于给药后 20min、30min、45min、60min 时,记录子宫收缩曲线各 2min。

【注意事项】

(1) 导管及球囊系统要密闭,并且要将其中气体尽量排出。

(2) 球囊中注入的水液要适宜。

(3) 手术后要让子宫有充分的恢复时间。

(4) 十二指肠给药时间尽量不要影响导管及球囊。

【评价指标】

评价益母草对子宫平滑肌的作用,以给药前后球囊内压力波的幅度和频率来反映。

【报告要点】

将实验数据填入表 8-29 和表 8-30。

表 8-29　益母草对家兔子宫平滑肌的作用

编号	体重/kg	药物与剂量	给药前		给药后	
			幅度/mmH$_2$O*	频率/(次/s)	幅度/mmH$_2$O	频率/(次/s)

表 8-30　益母草对家兔子宫平滑肌作用($\bar{x}\pm s$)

时间	剂量/(g/kg)	动物数/只	幅度/mmH$_2$O	频率/(次/s)
给药前				
给药后				

【思考题】

1. 益母草对子宫平滑肌的作用特点是什么?

2. 益母草除可影响子宫平滑肌运动外,还有哪些药理作用?

实验 8-19　复方党参对小鼠记忆获得性障碍的影响(跳台法)

【实验目的】

学习记忆损伤动物模型的制备方法与动物学习记忆能力测定的跳台实验法;观察复方党参对小鼠记忆获得障碍的改善作用。

【实验原理】

跳台法又称一次性被动回避性反射法。将 2~10 个跳台小间并联起来,小间内放置一绝缘跳台,底部铺可以通电的铜栅。动物在训练中受到电击,可以跳上跳台逃避电击,获得记忆。模型组动物可通过在不同时间化学药品的给予造成各种记忆障碍模型。如训练前给药可以造成学习和记忆获得障碍;训练后短时间内给药可产生记忆巩固和保持缺损;测验前给药可引起动物记忆再现障碍。通过记忆障碍动物模型观察益智药物对动物学习记忆能力的影响。复方党参具有益智作用,可以有效地改善学习与记忆功能。

---

* 1mmH$_2$O=9.806 65Pa,下同。

【实验材料】

小鼠,雄性,体重 18~22g;复方党参口服液(浓度为 0.5g/ml)(党参 0.42g,炙干草 0.08g,茯苓、陈皮、苍术、木香、大枣各 0.1g,炼蜜 0.33g)、樟柳碱、苦味酸、生理盐水;跳台反射箱(箱内用不透明黑色塑料板,底部铺有粗铜丝,间隔 0.5cm。每格内放一直径 4.5cm、高 4.5cm 皮垫作为跳台)、注射器(1ml)、灌胃针等。

【实验内容】

(1) 动物分组。取健康小鼠,称量,标记,随机分为 3 组,即正常对照组、模型对照组、复方党参口服液组,每组 5 只。

(2) 动物给药。复方党参口服液灌服复方党参口服液 0.2ml/10g(体重),即 10g/kg(体重);正常对照组和模型对照组灌服等容量生理盐水(NS),每日 1 次,连续 10d,末次给药后 1h,进行跳台训练。

(3) 造模。训练前 10min 模型对照组和复方党参口服液组腹腔注射樟柳碱(Ani) 5.5mg/kg,造成小鼠记忆障碍模型,正常对照组腹腔注射等容量生理盐水。

(4) 试验操作。训练时将跳台仪与可调变压器相连,电压控制在 36V。每组各有 1 只小鼠给药,平行操作,10min 后再给第二只小鼠注射,依此类推。将第一批 3 只小鼠分别放在跳台仪的 3 个格子内,适应环境 3min,通电,小鼠受电击后跳上跳台,跳下时双足同时接触铜栅为触电,视为错误反应,训练 5min,并记录触电次数,同法进行其他动物的测定。24h 后测试记忆成绩(5min 内跳下次数)。

【注意事项】

(1) 各组实验时条件尽量保持一致,室温应控制在 20~25℃,保持环境安静,光线不宜过强。

(2) 对电刺激的反应小鼠之间差异较大,测量两前肢脚掌电阻在 150~300kΩ 作为合格,否则弃之不用。

(3) 采用记忆损伤模型进行实验时,为保证模型复制成功,每次实验要采用同一批动物进行预试验,找出樟柳碱的最适剂量。

(4) 实验过程中及时清理铜栅上的大小便,以免影响触电效果。

(5) 具有益智作用的药物多作用缓慢,给药时间不宜过短,通常不少于 3~5 天。

【评价指标】

评价药物"益智"作用主要以动物学习记忆能力为考察指标。本试验以"5min 内错误次数"作为学习记忆能力观察指标,同时可以记录每组受电击的动物数和第一次跳下平台的潜伏期。本法适合药物的初筛。

【报告要点】

将实验数据填入表 8-31。

表 8-31　复方党参对小鼠记忆获得性障碍的影响($\bar{x}\pm s$)

组别	动物/只	剂量/(g/kg)	记忆错误(5min 内错误次数)	
			训练期	测试期
正常对照组				
模型对照组				
复方党参组				

【思考题】

1. 樟柳碱造成实验小鼠记忆障碍的机制是什么？还有哪些常见的因素能导致记忆障碍？

2. 复方党参改善实验小鼠记忆障碍的机制是什么？

实验 8-20 当归对失血性"血虚"小鼠的补血作用

【实验目的】

学习失血性急性血虚动物模型的制备方法；观察当归的补血作用。

【实验原理】

血虚证是由于血液生成不足或失血过多所致；急性失血可以造成类似临床血虚的急性血虚证模型，表现出精神萎靡、活动减少、蜷卧等症状，实验室检查可见红细胞计数及血红蛋白的含量显著降低。当归具有补血活血之功效，为补血的要药，临床广泛用于诸多血虚证的治疗。现代药理研究表明当归具有促进造血功能的作用，可使实验动物贫血模型外周红细胞数及血红蛋白显著回升，促进红细胞的生成，改善骨髓造血功能，显示出良好的抗贫血作用。

【实验材料】

小鼠，雄性，体重 18～22g；当归口服液（浓度为 0.8g/ml）、苦味酸；眼科镊、0.5ml 弹头小塑料管、棉球、血细胞计数仪、灌胃针等。

【实验内容】

（1）动物分组。取小鼠，称量，标记后随机分为正常对照组、模型对照组、当归口服液组。

（2）造模与给药。除正常对照组不放血外，其余两组小鼠眼眶放血 0.5ml，同时各组测 Hb 和 RBC，24h 后再次取血测 Hb 和 RBC，并随即灌胃给药 0.2ml/10g，正常对照组和模型对照组给予等量生理盐水，连续给药 7 天，于第 8 日眼眶取血测 Hb 和 RBC。

【注意事项】

（1）放血方法。用左手固定小鼠并轻轻对颈部施加压力，使头部静脉淤血，在突出的眼球旁分辨出后眼眶静脉，然后用少量 10％可卡因滴入动物眼内，使眼部局部麻醉；右手持消毒过的毛细吸管从内侧眼角由鼻侧眼眶平行地向喉头方向轻压至后眼眶静脉丛，血液自然吸入管内，放血 6～8 滴（约 0.5ml）。

（2）眼眶取血应准确控制取血量，取血后要注意用棉球压迫止血。

（3）取血的试管要预先清洗干净，取血时让血液自然滴入试管，不要与试管口接触，以免造成细胞壁破裂而影响实验结果。

（4）取血后应尽快检测。

【评价指标】

评价药物"补血"作用最直接的指标就是以 Hb 和 RBC 指标来判定，也可以通过检测骨髓造血功能。

【报告要点】

将实验数据填入表 8-32 和表 8-33。

表 8-32　当归对失血性血虚小鼠 Hb 含量的影响($\bar{x}\pm s$)

组别	动物/只	剂量/(g/kg)	HB/(g/L)		
			失血前	失血后	给药后
正常对照组					
模型对照组					
当归组					

表 8-33　当归对失血性血虚小鼠 RBC 数的影响($\bar{x}\pm s$)

组别	动物/只	剂量/(g/kg)	RBC/(万/mm³)		
			失血前	失血后	给药后
正常对照组					
模型对照组					
当归组					

【思考题】

1. 分析、讨论实验结果，如与理论不符请说明原因。

2. 当归补血作用的机制是什么？还可用哪些方法证明？

3. 还可以考虑检测哪些指标来反映当归的"补血"作用？

第九章 设计性实验

实验 9-1 传出神经系统药物对动物血压的影响

【实验目的】

以动物急性血压实验方法为基础,设计实验方案并操作,观察传出神经系统药物对动物血压的综合性影响,分析其作用机制。

【实验概述】

α受体激动药去甲肾上腺素兴奋α受体,使血管收缩,血压升高。β受体激动剂可以兴奋β受体,使血管扩张,心脏收缩加强,使舒张压下降,收缩压升高,脉压加大。α受体阻断药和β受体阻断药可以分别阻断α受体激动药和β受体激动药的上述作用。

【实验材料】

动物:犬或家兔、大鼠。药物:去甲肾上腺素、肾上腺素、异丙肾上腺素、妥拉唑啉、普萘洛尔、乌拉坦或戊巴比妥钠等。器材:手术器械、压力换能器、生理信号采集处理系统。

【实验要求】

(1)预习要求。参见第四章第五节及实验 7-5 的内容,了解传出神经系统药物影响血压的实验方法及仪器设备知识,同时复习理论课教材中传出神经系统药物在心血管系统中的药理作用。

(2)根据掌握的药理学基本知识和作用原理,结合实验室条件,设计一个合理、综合、操作简单和易行的实验,验证去甲肾上腺素、肾上腺素、异丙肾上腺素、妥拉唑啉、普萘洛尔对血压的影响,并利用妥拉唑啉、普萘洛尔对去甲肾上腺素、肾上腺素、异丙肾上腺素三个药物作用的干扰予以区别,然后分析其基本作用原理。

【实验内容】

(1)完成实验方案(具体方法和实验步骤详细写出)设计,交指导教师审阅。

(2)按照方案完成实验,记录实验结果并进行数据处理。

(3)讨论。对结果进行评价,对出现的错误进行分析,并写出设计实验的心得体会,包括对设计性实验的建议等。

【注意事项】

(1)教学方法手段。以学生动手操作为主,以老师讲解、学生讨论为辅,观察实验结果和查阅实验的相关资料等方法协助学生进行学习。

(2)考核评价。以实验操作技能的掌握程度、方案设计、实验报告、实验完成效果及讨论情况进行综合评分。

实验 9-2　　有机磷酸酯类药物的中毒与抢救

【实验目的】

以课堂理论知识为基础,设计并实施实验方案,观察、分析有机磷酸酯类药物的中毒症状和机制,观察阿托品和碘解磷定对有机磷酸酯类药物中毒的解救作用,依据解毒效果分析两药的解毒原理。

【实验概述】

有机磷酸酯类可与胆碱酯酶(AChE)牢固结合形成磷酰化胆碱酯酶,使 AChE 失活,胆碱能神经末梢正常释放的乙酰胆碱(ACh)不能被及时有效地水解,导致 ACh 在体内大量蓄积,而出现一系列急性中毒症状。由于 ACh 作用广泛,故中毒症状表现多样化。轻度中毒以 M 样症状为主;中度中毒时除 M 样症状加重外,出现 N 样症状;严重中毒者除 M 样和 N 样症状外,还出现中枢神经系统症状。

阿托品选择性阻断 M 胆碱受体,有效解除 M 样症状,是治疗急性有机磷酸酯类中毒的特异性、高效能解毒药物。但对中度和重度中毒时出现的 N 样症状无效。胆碱酯酶复活药碘解磷定是一类能使被有机磷酸酯类抑制的 AChE 恢复活性的药物,它不但能使单用阿托品所不能控制的严重中毒病例得到解救,而且还可显著缩短一般中毒的病程。

【实验材料】

动物:家兔,体重 2～3kg。药物:10％敌百虫溶液、0.1％硫酸阿托品溶液、2.5％解磷定溶液。器械:2ml、5ml 注射器,6.5 号、7 号、8 号针头,棉球,瞳孔尺,婴儿秤。

【实验要求】

(1) 预习要求。参见第四章第二节内容,进一步了解实验设计的基本原则(对照、随机和重复),复习有机磷酸酯类药物中毒机制、抢救药作用机制及临床用量等知识。

(2) 在预习的基础上,查阅相关资料,结合实验室条件,设计一个合理、综合、操作简单和易行的实验,验证有机磷酸酯类急性中毒的表现以及使用解毒药物后其症状的变化,分析其基本作用原理。实验方案的设计中,应包括动物选择、剂量设计、药品和试剂、分组、实验步骤、注意事项、评价指标、原始记录表、结果分析方法等。

【实验内容】

(1) 完成实验方案(具体方法和实验步骤等详细写出)设计,交指导教师审阅。

(2) 按照方案完成实验,记录实验结果并进行数据处理。

(3) 讨论。对结果进行评价,对出现的错误进行分析,并写出设计实验的心得体会,包括对设计性实验的建议等。

(4) 通过实验结果,回答以下问题:①有机磷酸酯类药物急性中毒的症状表现? 阿托品可对抗哪些症状,哪些不能? ②阿托品和解磷定的解毒机制与特点。

【注意事项】

(1) 实验方案中应介绍效应指标的选定原则,列出为达到实验目的的关键事项。

(2) 教学方法与手段、考核标准同实验 9-1。

实验 9-3　附子药理毒理作用的研究及炮制、配伍的影响

【实验目的】

根据附子的功效主治、炮制、配伍等传统中药学理论知识，设计并实施实验方案，运用现代药理学研究方法，揭示与其功效主治相关的药理作用，探讨炮制对其毒性的影响，分析配伍所产生的增效减毒效应。

【实验概述】

附子为毛茛科多年生草本植物乌头 *Aconitum carmichaeli* Debx. 子根的加工品，性味辛、甘、大热，有毒，归心、脾、肾经，具有回阳救逆、补火助阳、散寒止痛的功效，临床广泛应用于亡阳证、肾阳虚衰诸证、阳虚久泻久痢、阳虚水肿、阳虚寒湿阻滞的阴黄证以及阳虚诸痛等证。现代研究表明，附子主要含有乌头碱等生物碱类物质，具有强心、抗休克、抗心律失常、抗寒冷、抗炎、镇痛等药理作用。由于附子有毒，临床所用多是其炮制品，同时根据方剂配伍理论，采取"或相须、或相杀、或相使、或相反"等配伍方法，达到减毒增效的目的。

附子的回阳救逆功效，临床主要针对亡阳虚脱诸症；补火助阳功效，主要针对阳虚所致的肢冷脉微、阳痿、宫冷、心腹冷痛、虚寒吐泻、阴寒水肿等症；散寒止痛功效，主要针对寒湿痹痛等症。故附子与功效主治相关的药理研究应该围绕上述病证设计。

附子的有毒成分主要是乌头碱，经炮制后，毒性较大的乌头碱类生物碱可以水解成毒性较小的苯甲酰基乌头原碱，进而分解为毒性更小的乌头原碱类生物碱。影响附子毒性的因素主要是机体因素和药物因素两个方面。就机体因素而言，年龄、性别以及机体的功能状态不同，其毒性表现和大小有所不同；对药物而言，因产地、采收时间、炮制、煎煮时间、配伍等不同，附子毒性也有所不同。因此研究附子毒性时要综合考虑进行设计，如比较不同炮制方法毒性差异、比较不同煎煮时间附子毒性的差异、比较附子不同提取物毒性差异等。乌头碱是主要毒性成分，其靶器官主要是心脏，故考察附子毒性时可以考虑以心律作为考察指标。

附子临床应用中常用的配伍方法有相须为用、相杀为用、相使为用和相反配伍，不同的配伍其减毒增效有差异。相须为用最典型的配伍是附子与干姜、附子与肉桂配伍；相杀为用典型的配伍是附子与甘草；相使为用最典型的配伍是附子与人参、附子与白术、附子与生地配伍；相反配伍最典型的为"十八反"，即附子反半夏、瓜蒌、贝母、白蔹、白及。因此，研究附子配伍减毒增效可以根据研究目的的不同，选用相关药效和毒性指标进行研究。

【实验材料】

动物：小鼠、大鼠、家兔。药物：盐附子、淡附片、炮附子、生附子等药材，不同煎煮时间所得的附子水煎剂，附子的水提物、醇提物、总提物等不同提取物。其余材料略。

【实验要求】

（1）预习要求。参见第五章第一节内容，进一步了解中药药理实验设计的基本原则与要求，复习附子的现代研究等相关知识，查阅文献。

（2）设计建议

1）附子回阳救逆、补火助阳之功效药理研究，可从强心、改善微循环、升高血压、抗心律失常等角度设计，考察其强心、收缩血管、升高血压、心肌保护、抗缺氧以及扩张血管、改善循环等作用，试验模型可选择失血性休克、内毒素性休克、心源性休克及肠系膜上动脉夹闭性

休克、缺氧性休克或血栓闭塞性休克、缓慢型心律失常、心肌缺血等模型,作用机制探讨可从 α 受体、β 受体以及 DA 受体着手。

2) 附子散寒止痛之功效药理研究,可从抗寒冷、抗炎、镇痛等角度设计,考察其对抗体温下降、对抗炎症反应以及止痛等作用,试验模型可选用寒冷引起的低体温模型、炎症模型、疼痛模型以及阴虚、阳虚模型等;此外,根据主治的不同,可以设计对胃肠运动的影响、镇静、局部麻醉、增强免疫、抗血栓形成、抑制脂质过氧化反应、延缓衰老等方面的试验。

3) 附子毒性研究多选用正常动物,常用小鼠、大鼠和家兔,一般测定半数致死量多选用小鼠,考察心脏毒性时可选用大鼠和家兔,连接心电图仪观察心率、心律等指标。近年来基于药物针对不同的机体状态,其药效和毒性有选择性表达差异的药物毒性研究的新发展,选用特殊的病证模型考察附子的毒性更具实际意义。

4) 研究附子配伍后的减毒作用,可以选用半数致死量、心律失常等指标;若增效作用,则依据具体效应选择相应的实验指标进行研究。

(3) 在复习的基础上,结合实验室条件,从附子的功效、毒性与配伍等方面出发,分别设计相应的、且具有一定代表性的实验方案并实施,验证附子的传统功效,观察炮制对附子毒性的影响,以及配伍之后对其作用的改变。实验方案的设计中,应包括动物选择、剂量设计、药品和试剂、分组、实验步骤、注意事项、评价指标、原始记录表、结果分析方法等。

【实验内容】

(1) 完成实验方案(具体方法和实验步骤等详细写出)设计,交指导教师审阅。

(2) 按照方案完成实验,记录实验结果并进行数据处理。

(3) 讨论。对结果进行评价,对出现的错误进行分析,并写出设计实验的心得体会,包括对设计性实验的建议等。

(4) 通过实验结果,回答以下问题:①分析实验结果对附子的临床应用是否具有指导意义? ②附子的现代药理研究除所建议的三方面外,还可以进行哪些方面的拓展?

【注意事项】

(1) 因实验内容涉及范围较广,建议分组、分工,分别负责一个方面中 1~2 个关键实验设计,并实施。

(2) 实验方案中应介绍效应指标的选定原则,列出为达到实验目的的关键事项。

(3) 教学方法与手段、考核标准同实验 9-1。

第十章　综合性实验

实验 10-1　药物对家兔动脉血压调节及急性失血性休克模型的复制与抢救

【实验目的】

通过将药物对动脉血压调节、制作家兔失血性休克模型、采用相关药物或其他措施进行抢救三个方面的实验操作进行综合。有利于从生理、病理、临床等角度对机体血压的调节以及药物干预血压的作用获得全面的掌握。

【实验材料】

家兔，体重 2kg 以上。BL-420E 生物信息采集与处理系统，哺乳类动物手术器械一套，玻璃分针，注射器，输液装置，气管插管，动脉插管，动脉夹，血压换能器，显微镜。4%戊巴比妥钠溶液，150U/ml 肝素生理盐水溶液，0.01%酒石酸去甲肾上腺素溶液，0.01%盐酸肾上腺素溶液，0.01%盐酸多巴胺溶液，0.01%硫酸异丙肾上腺素溶液，0.1%酚妥拉明溶液，0.01%盐酸普萘洛尔溶液，0.001%氯化乙酰胆碱溶液，0.01%硫酸阿托品溶液。

【实验概述】

动脉血压是综合反映心血管功能的一个重要指标。动脉血压的高低主要取决于心输出量、外周阻力、循环血量与血管容积等因素，因此，凡能影响心输出量、外周阻力及血量的各种因素均能影响动脉血压。在整体实验中，心血管活动主要受神经体液的调节。神经调节主要通过各种心血管反射而实现，其中较重要的反射是颈动脉窦和主动脉弓压力感受器反射即减压反射。支配心脏的传出神经有交感和迷走神经，而绝大多数血管都受交感缩血管神经支配。心脏交感神经兴奋时，心跳加快，收缩力加强，使心输出量增加；同时使血管收缩，外周阻力升高，引起动脉血压升高；而心脏迷走神经兴奋时，作用与之相反。

药物可以干预机体心血管活动。拟肾上腺素药，如肾上腺素、去甲肾上腺素、异丙肾上腺素和多巴胺等，通过激动 α 受体和（或）β 受体影响心脏和血管的活动，改变心输出量和外周阻力，进而影响动脉血压。外源性给予乙酰胆碱可产生类似心迷走神经兴奋时心脏抑制效应，并激动血管内皮细胞上的 M 受体，释放 NO，舒张血管，降低外周阻力，从而降低动脉血压。酚妥拉明、普萘洛尔和阿托品等可通过阻断 α 受体、β 受体和 M 受体而拮抗上述药物的药理效应。

急性失血是休克的常见病因，当血量锐减（如肝、脾破裂，十二指肠溃疡出血），丧失血量占全血量 20%以上时，即会导致组织有效灌流不足、重要生命器官机能代谢严重障碍等一系列全身性病理变化，微循环障碍则是其中心环节。微循环障碍是血液流变性障碍的结果。一般而言，休克早期小血管收缩痉挛，毛细血管前阻力增加，血流速度减慢，组织灌流量减少，组织呈缺血、缺氧状态，又称微循环缺血性缺氧期；休克进展期，微循环主要以淤血为主，毛细血管中的血液淤滞，处于低灌流状态，组织细胞严重淤血性缺氧，故又称微循环淤血性缺氧期；休克晚期，微循环淤滞更加严重，微血管平滑肌麻痹，血液也呈高凝状态，淤滞的血液极易在微血管内广泛地形成微血栓，即发生 DIC，也即微循环衰竭期。

目前，临床对于休克的治疗要求尽早去除引起休克的原因，尽快恢复有效循环量，纠正微循环障碍，增强心脏功能和恢复人体正常代谢。

【实验要求】

本实验首先观察不同传出神经系统药物对家兔血压的影响，然后通过对家兔实施放血，使其收缩压降低至 40mmHg（正常家兔血压为 110mmHg 左右）而人为性地制作失血性休克动物模型，观察休克发生发展过程中血压、微循环的变化。同时补充有效循环血量，给予酚妥拉明、多巴胺等药物，观察其对微循环及心功能的影响。

【实验内容】

1. 麻醉与手术

取家兔称量，用 4％戊巴比妥钠（1ml/kg 耳缘静脉注射）麻醉，仰卧位固定于兔台上，颈部剪毛，做正中切口。分离气管并插管；分离迷走神经、颈静脉和双侧颈总动脉，穿线备用。一侧颈总动脉插管，与压力换能器连接。耳缘静脉静脉滴注生理盐水。

2. 仪器调试

压力换能器连接于 BL-420E 机能系统。打开计算机，从生物机能实验系统 BL-420E 软件主界面的"实验项目"菜单中选择"循环实验"的"动脉血压调节"项，开始监测。

3. 实验监测

（1）用动脉夹夹闭右颈总动脉，阻断血流 15s，观察家兔动脉血压的以及心率的变化。

（2）肾上腺素受体激动药的作用。

1）耳缘静脉注射盐酸肾上腺素 0.15ml/kg，观察血压、心率的变化。

2）耳缘静脉注射酒石酸去甲肾上腺素 0.15ml/kg，观察血压、心率的变化。

3）耳缘静脉注射硫酸异丙肾上腺素 0.15ml/kg，观察血压、心率的变化。

4）耳缘静脉注射 0.01％盐酸多巴胺溶液 0.15ml/kg，观察血压、心率的变化。

（3）α 受体阻滞药的作用。耳缘静脉注射 0.1％的酚妥拉明 0.2ml/kg，观察动脉血压、心率的变化。3～5min 后，重复第（2）项中的 1）、2）、3）步骤，剂量同前。观察血压和心率与前者有何不同。

（4）β 受体阻滞剂的作用。耳缘静脉注射普萘洛尔 0.5ml/kg，观察血压、心率变化。3～5min 后，重复第（2）项中的 1）、2）、3）步骤，剂量同前。观察血压和心率与前者有何不同。

（5）拟胆碱药的作用。耳缘静脉注射 0.001％乙酰胆碱溶液 0.1ml/kg，观察血压、心率及心跳节律的变化。

（6）M 受体作用分析。经静脉注射 0.01％硫酸阿托品溶液 0.1ml/kg，观察动脉血压的变化。3～5min 后，重复第（5）项步骤，观察血压、心率及心跳节律的变化与前者有何不同。

（7）失血性休克模型复制。

1）观察失血造模前动物的血压、心率，记录并填入表 10-1。

2）分离股动脉，进行股动脉插管。同时在腹正中做 3～5cm 的纵形切口，打开腹腔观察小肠袢的微循环。

3) 通过股动脉放血,致收缩压下降到 40mmHg,停止放血。同时将小肠祥置于微循环恒温水浴盒内利用显微镜观察小肠放血前后的微循环变化(微循环血管的形态、颜色、血流速度、方向、流态),记录上述指标的变化,并填入表 10-1。

(8) 失血性休克的抢救

1) 静脉输入放血量 2 倍的温生理盐水,观察血压及心率等改变。

2) 静脉注射 0.01% 异丙肾上腺素 0.15ml/kg,同时输入 2.5% 酚妥拉明 0.2ml/kg,观察血压、心率变化,并填入表 10-1。

表 10-1　家兔失血性休克前后心、血管功能变化

	舒张压/kPa	收缩压/kPa	心率/(次/min)	微循环状况
放血前				
放血后				
抢救后				

【注意事项】

(1) 麻醉剂量适量。

(2) 手术过程中应尽量避免出血。分离神经时应特别仔细,操作要轻,勿过度牵拉,以免损伤神经。

(3) 每观察一个项目,需待血压基本恢复正常后,再进行下一个项目的观察。

(4) 实验过程中应经常观察动物的状态(如呼吸、肢体运动等)。

(5) 颈动脉插管口以靠近远心端为宜,以便断裂后可在近心侧重插。实验中应注意保护颈动脉插管,以免家兔挣扎弄破血管壁。

(6) 压力传感器高度应与心房水平一致。

(7) 插管所用的塑料管均应肝素化,以防止血液凝固。

(8) 失血性休克造模时放血速度不宜过快,放血量控制在家兔总血量 20% 左右。

【思考题】

1. 比较本实验所用的药物对心血管作用的特点及阻断药的作用。

2. 观察酚妥拉明对去甲肾上腺素的心脏兴奋作用有无影响? 为什么?

3. 试述失血性休克的主要病理生理变化及机制。

实验 10-2　与大黄功效相关的药效学研究

【实验目的】

初步掌握基于功能主治进行中药药效学研究试验方案设计的基本思路;通过各种体内、体外的中药药理学实验,学会各种药效学指标的测定及实验数据分析方法。

【实验材料】

小鼠,大鼠,家兔。MDCK 细胞株。临床分离需氧菌株:肺炎克雷白菌、粪链球菌、大肠埃希菌、产气肠杆菌、阴沟肠杆菌、金葡球菌、黏液沙雷菌。临床分离厌氧菌株:单形类杆菌、消化链球菌、变形梭杆菌、脆弱类杆菌、发酵乳杆菌、产气荚膜梭菌。流感病毒鼠适应株。生大黄,云南白药,联苯双酯滴丸,茵栀黄注射液,头孢拉定,甲硝唑,氨基比林注射液。谷丙转氨酶（ALT）、谷草转氨酶（AST）、总胆红素（TBIL）、碱性磷酸酶（ALP）、超氧化物歧化酶（SOD）、丙二醛（MDA）及谷氨酰转肽酶（γ-GT）试剂盒。四氯化碳（CCl_4），α-萘异硫氰酸酯（ANIT），伤寒、副伤寒甲乙三联菌苗，四甲基偶氮唑盐（MTT），MEM 培养基，二甲基亚砜（DMSO），胰酶，甲醛，橄榄油，生理盐水，苦味酸液，活性炭，乙醇。手术剪，灌胃针，注射器，量筒，滤纸，毛细玻璃管，小鼠固定器，5 号注射针，EP 管，无菌棉棒，平皿，金属打孔器，鼠笼，秒表，微量加样器，多孔培养板，光学显微镜，倒置显微镜，高压灭菌锅，CO_2 培养箱，酶标测定仪，测温计，电子秤。

【实验概述】

大黄具有泻热通肠、凉血解毒、逐瘀通经之功效，主治实热便秘、积滞腹痛、泻痢不爽、湿热黄疸、血热吐衄、目赤、咽肿、肠痈、痈肿疔疮、瘀血经闭、跌打损伤等病症。与大黄功效相关的药效学研究实验设计应主要考虑泻下、保肝、利胆、止血、抗菌、抗病毒及解热等多方面的作用。

【实验要求】

本实验依据大黄的功效和现代研究现状，从泻下、保肝、利胆、止血、抗菌、抗病毒及解热等方面设置实验项目，观察大黄的药理效应。通过实验结果的初步分析，能阐释大黄传统功效的内涵；通过实验操作，能初步掌握一些基本体内外实验方法。

（1）采用炭末法观察大黄促进正常小鼠小肠运动的作用，采用自身粪便实热模型法观察大黄对小鼠排便时间的缩短情况、排便数量的增加情况以及对粪便形状的影响，考察大黄的致泻作用。

（2）采用毛细玻璃管法和小鼠断尾法观察大黄对小鼠凝血时间和出血时间的影响，考察大黄的止血作用。

（3）采用四氯化碳（CCl_4）致大鼠急性肝损伤模型，观察大黄蒽醌类成分对血清肝功能指标、SOD、MDA 以及对肝脏组织病理学改变的影响，考察大黄的保肝作用，探讨其可能的作用机制。

（4）采用 α-萘异硫氰酸酯（ANIT）致大鼠急性黄疸模型，观察大黄蒽醌类成分降低实验性胆汁淤积大鼠血清胆红素、转氨酶和改善肝脏组织损伤的作用，考察大黄的利胆作用，探讨其可能的作用机制。

（5）采用平皿打孔法，选用临床分离的常见致病菌株，观察大黄蒽醌类成分的体外抗菌作用，考察大黄的抗菌作用。

（6）采用细胞培养技术，观察大黄蒽醌类化合物对流感病毒致 MDCK 细胞病变（CPE）的抑制作用，考察大黄的抗病毒作用。

（7）采用伤寒、副伤寒甲乙三联菌苗作为致热原，家兔注射此三联菌苗后很快诱生内生性致热原，导致家兔体温升高，从而制作家兔发热模型，以此模型考察大黄的解热作用及其解热特点。

【实验内容】

1. 泻下作用

（1）生大黄水煎液的制备。取生大黄粗粉 100g，加 8 倍量水浸泡 30min，煎沸 15min，过滤，滤液 40～50℃水浴浓缩至 2g 生药/ml。临用前采用倍比稀释法制成不同浓度的药液。

(2) 生大黄对小白鼠小肠运动的影响(炭末法)。实验方法参见实验 8-6。生大黄分为三个剂量组(18g 生药/kg、9g 生药/kg、4.5g 生药/kg)。

(3) 生大黄对自身粪便实热模型小鼠排便时间和数量的影响。取健康成年小白鼠(体重 23～25g)50 只,雌雄各半,随机分为 5 组,即正常组,模型组,生大黄高、中、低三个剂量组,每组 10 只。将动物自身粪便用蒸馏水制成 10%的混悬液,每日以 30g/kg 剂量给各组小鼠连续灌胃 2 天,然后禁食不禁水 12h 后再灌胃。本次给予自身粪便溶液 30min 后,以 0.3ml/10g 体重灌胃给药,正常组给予蒸馏水炭末混悬液(含炭末 0.1g/ml),生大黄高、中、低三个剂量组分别给予 0.6g 生药/ml、0.3g 生药/ml、0.15g 生药/ml 的生大黄炭末混悬液(含炭末 0.1g/ml)。然后将各鼠分置于小鼠笼内进行观察。记录其出现黑粪的时间,排黑粪的数量、性状以及稀粪沾染肛门的情况,连续观察 4h。

2. 止血作用

(1) 生大黄醇提水沉液的制备。称取大黄粗粉 150g,加 8 倍量 95%乙醇浸泡 2h,过滤。滤液减压回收乙醇至尽后,用蒸馏水溶解,微加热,趁热过滤,滤液定容至 60ml,使其浓度为 2.5g/ml。临用前采用倍比稀释法制成不同浓度的药液。

(2) 生大黄对小鼠凝血时间的影响(毛细玻璃管法)。实验方法参见实验 7-17。生大黄分为三个剂量组(50g 生药/kg、25g 生药/kg、12.5g 生药/kg),连续给药 3 天。

(3) 生大黄对小鼠出血时间的影响。取健康成年小鼠(体重 18～22g)50 只,雌雄各半,随机分为 5 组,即正常组,云南白药组,生大黄高、中、低三个剂量组,每组 10 只。以 0.2ml/10g 体重灌胃给药,正常组给予蒸馏水,云南白药组给予云南白药蒸馏水混悬液(含云南白药 50mg/ml),生大黄高、中、低三个剂量组分别给予 2.5g 生药/ml、1.25g 生药/ml、0.625g 生药/ml 的生大黄醇提水沉液,每天 1 次,连续 3 天。末次给药 2h 后,将小鼠置于固定器内,暴露其尾部,用剪刀剪去其尾部尖部(约距尾尖 4 mm 处),待血液自切口端流出时启动秒表,每隔 30s 左右用滤纸轻沾出血处,直至血管断端处无血液被滤纸所蘸取,此时所用时间为出血时间。取各组 10 只小白鼠的平均值,计算出血时间缩短百分率。

3. 保肝利胆作用

(1) 生大黄水煎液的制备。同 1.(1)方法制备 2.5g 生药/ml 的生大黄水煎液,临用前稀释成系列浓度的药液。

(2) 生大黄对四氯化碳(CCl_4)致大鼠急性肝损伤的保护作用。取大鼠随机分为 6 组,每组 10 只,即正常组,模型组,联苯双酯组,生大黄高、中、低三个剂量组。每日以 20ml/kg 剂量灌胃给药,正常组和模型组给予蒸馏水,联苯双酯组给予联苯双酯蒸馏水混悬液(含联苯双酯 10mg/ml),生大黄高、中、低三个剂量组分别给予 2.5g 生药/ml、1.25g 生药/ml、0.625g 生药/ml 的生大黄水煎液,各组均连续给药 10 天。分别于实验第 5 天、第 9 天给药后 1h,除正常组后背部皮下注射蒸馏水 5ml/kg 外,其余各组后背部皮下注射 CCl_4 5ml/kg。第 10 天给药后 1h(染毒 24h,禁食 12h,自由饮水),摘眼球取血,分离血清,按试剂盒说明书检测血清谷丙转氨酶(ALT)、谷草转氨酶(AST)、总胆红素(TBIL)、碱性磷酸酶(ALP)、超氧化物歧化酶(SOD)、丙二醛(MDA)含量。处死大鼠,在同一部位切取肝脏,用 10%甲醛溶液固定,常规石蜡切片,HE 染色,光镜下做病理组织学观察。

(3) 生大黄对 α-萘异硫氰酸酯(ANIT)致急性黄疸模型大鼠的治疗作用。取大鼠随机分为 6 组,每组 10 只,正常组,模型组,茵栀黄组,生大黄高、中、低三个剂量组。除茵栀黄组肌内注射茵栀黄注射液 1ml/kg 外,其余各组每日以 20ml/kg 剂量灌胃给药,正常组和模型组给予蒸馏水,生大黄高、中、低三个剂量组分别给予 2.5g 生药/ml、1.25g 生药/ml、0.625g 生药/ml 的生大黄水煎液,各组均连续给药 10 天。各组分别于实验第 8 天给药后 1h,除正常组灌胃橄榄油 5ml/kg 外,其余各组灌胃 ANIT 橄榄油溶液(含 ANIT 20mg/ml)5ml/kg。第 10 天给药后 1h(染毒 48h,禁食 12h,自由饮水),摘眼球取血,分离血清,检测指标同上。采血结束后处死大鼠,在同一部位切取肝脏,用 10％甲醛溶液固定,常规石蜡切片,HE 染色,光镜下做病理组织学观察。

4. 抗菌作用

(1) 生大黄水煎液的制备。同 1.(1)方法制备 2.0g 生药/ml 的生大黄水煎液,高压灭菌后,放入无菌试管内,4℃保存,备用。临用前采用倍比稀释法制成不同浓度的药液。

(2) 生大黄对不同需氧菌体外的抑制作用(平皿打孔法)。将在 15min 内制备的实验菌液(1.5×10^8 个细菌/ml)用无菌棉棒均匀涂布整个培养基表面,反复 3 次,每次将平皿旋转 60°,最后沿平皿周边绕两圈,保证涂布均匀。然后用金属打孔器在平皿(厚度 4mm、直径 70mm)内均匀打孔 4 个,直径约 6mm,间距不少于 24mm,孔中距平皿边缘不少于 15mm。各菌株设 5 组,每组 6 孔,每孔内加入 50μl 药液,分别为生理盐水、先锋霉素 6 号(0.6mg/ml)和 2.0g 生药/ml、1.0g 生药/ml 及 0.5g 生药/ml 的生大黄水煎液。置 35℃温箱中,培养 24～48h 后观察并测定每种细菌在各孔中的抑菌环。凡抑菌环直径＞20mm 者为高度敏感;11～19mm 者为敏感;10mm 以下为耐药。

(3) 生大黄对不同厌氧菌体外的抑制作用(平皿打孔法)。将在 15min 内制备的实验菌液(1.0×10^5～10^6 个细菌/mL)用无菌棉棒均匀涂布整个培养基表面,反复 3 次,每次将平皿旋转 60°,最后沿平皿周边绕两圈,保证涂布均匀。然后用金属打孔器在平皿(厚度 4mm、直径 70mm)内均匀打孔 4 个,直径约 6mm,间距不少于 24mm,孔中距平皿边缘不少于 15mm。各菌株设 5 组,每组 6 孔,每孔内加入 50μl 药液,分别为生理盐水、灭滴灵(0.32mg/ml)和 2.0g 生药/ml、1.0g 生药/ml 及 0.5g 生药/ml 的生大黄水煎液。置 35℃温箱中,培养 24～48h 后观察并测定每种细菌在各孔中的抑菌环。

5. 抗病毒作用

(1) 生大黄水煎液的制备。同 4.(1)方法制备 2.0g 生药/ml 的生大黄水煎液,临用前采用倍比稀释法制成不同浓度的药液。

(2) 药物对 MDCK 细胞的毒性作用(MTT 法)。用胰酶将生长良好的 MDCK 细胞分散成单个细胞悬液,按 1×10^5 个细胞/ml 浓度分别接种于 40 孔板,每孔 0.1ml。置 37℃、5％ CO_2 培养箱中培养 24h。待细胞长成单层后,弃培养液上清部分,换含不同浓度的含药维持液,每种浓度重复 4 孔,并设正常细胞对照。继续培养 48h 后,弃培养液上清部分,每孔加入含 5mg/ml 四甲基偶氮唑盐(MTT)的不含血清的 MEM 培养基 50μl,置 CO_2 培养箱中继续培养 2～3h 后,弃 MTT 上清液,PBS 洗 3 次,每孔加溶解液(DMSO:乙醇体积比为 1:1)100μl,振荡 5～10min,待结晶完全溶解,置 96 孔酶标测定仪上,570nm 波长处测定光密度 OD 值,计算细胞存活率,找出药物对细胞的最大无毒浓度范围。计算公式:

$$细胞存活率(\%)=(实验孔 OD 值/对照孔 OD 值)\times100\%$$

(3) 药物对流感病毒增殖的抑制作用(MTT 法)。于已长成单层 MDCK 细胞的 40 孔板上,每孔接种 $50\mu l$ $100TCID_{50}$ 的流感病毒液,于 35℃吸附 90min,弃病毒上清液。根据细胞毒性实验的结果,在药物无毒浓度范围内,加入不同浓度的含药维持液每孔 0.2ml,然后将流感病毒培养板置 35℃、5% CO_2 培养,每日观察 CPE。隔天换新鲜含药维持液。实验同时设正常细胞对照组、病毒对照组、阳性药物病毒唑组和中药样品组。CPE 记录方法为:一为无 CPE;+为 25%细胞出现 CPE;+ +为 50%细胞出现 CPE;+ + +为 75%细胞出现 CPE;+ + + +为 100%细胞出现 CPE。约在病毒对照+ + +~+ + + +时弃培养液上清部分,每孔加入含 5mg/ml MTT 的培养液 $50\mu l$,继续培养 2~3h 后洗去 MTT 上清液,加 DMSO 溶解液每孔 $100\mu l$,混匀,5~10min 后,用酶标仪测 570nm 波长处的光密度 OD 值。计算病毒抑制率及治疗指数:

$$病毒抑制率(\%) = (药物处理组\ OD\ 值 - 病毒对照组\ OD\ 值)/$$
$$(细胞对照组\ OD\ 值 - 病毒对照组\ OD\ 值) \times 100\%$$
$$药物治疗指数(TI) = TC_{50}/IC_{50}$$

结合细胞毒性实验的结果,用统计软件 SPSS 10.0 的 Probit 回归法计算药物半数毒性浓度 TC_{50} 和半数有效浓度 IC_{50}。

6. 解热作用

(1) 生大黄水煎液的制备。同 1.(1)方法制备 2.0g 生药/ml 的生大黄水煎液,临用前采用倍比稀释法制成不同浓度的药液,备用。

(2) 生大黄对发热家兔的解热作用。实验方法参见实验 8-5。家兔分为正常组,模型组,氨基比林组(60mg/kg),生大黄高、中、低三个剂量组(20g 生药/kg、10g 生药/kg、5g 生药/kg)。家兔耳缘静脉注射伤寒、副伤寒甲乙三联菌 0.8ml/kg 体重致热。给药后 30min、60min、90min、120min、180min 分别测试肛温一次。

【注意事项】

1. 泻下作用试验

生大黄对自身粪便实热模型小鼠排便时间和数量的影响。①排黑粪的计数和计时,以开始排出黑粪为准;②计数黑粪时,应随时将小鼠排出的已计数的黑粪清除,以免影响记数的准确性。

2. 止血作用试验

生大黄对小鼠出血时间的影响。①不应挤压小鼠尾部;②用剪刀剪去鼠尾尖部的长度应尽量保持一致。

3. 保肝和利胆作用试验

(1) 不同血清对照管光密度基本相同,故同一批标本只需做 2~3 个血清空白,求其平均值即可;脂血、溶血、黄疸和陈旧血清应单独做空白。

(2) 若某一指标浓度过高时,应将血清做适当稀释后再行测定,结果乘以稀释倍数。

(3) 酶的活力与温度和孵育时间关系很大,故测定时应严格恒定温度和注意掌握时间。

(4) α-萘异硫氰酸酯(ANIT)应按所需剂量溶于橄榄油或花生油中后使用。

4. 抗菌作用试验

(1) 试验条件应尽可能调整至类似体内的情况,使实验结果有参考价值。

(2) 培养基应能使被测细菌生长良好,培养温度和 pH 应符合生理情况。

（3）细菌必须生长新鲜丰盛，细菌接种量必须定量标准化，培养时间应限制在 18h 或 24h，为特殊目的可延长培养时间，但必须所试样品在培养时间内不致变质。

（4）所试样品应事先进行灭菌处理。

5. 抗病毒作用试验

（1）本实验中应选用流感病毒鼠适应株，病毒使用前应用 9～10 日龄鸡胚尿囊腔接种传代 3～4 次，收集鸡胚尿囊液，以测定的血凝滴度≥640 为宜，同时测定病毒对小鼠的半数致死量（LD_{50}），并确定造模浓度。

（2）所有毒种均应于−70℃保存备用。

（3）操作过程中，应严格遵守无菌操作规程。

6. 数据处理

所用实验数据结果请填入三线表中（参见第七、八章的实验项目），进行组间 t 检验。

【思考题】

1. 临床应用大黄致泻应注意什么？大黄致泻的主要成分及作用机制是什么？

2. 大黄对凝血时间及出血时间有什么影响？有什么临床意义？

3. 大黄保肝利胆作用的机制是什么？有什么临床意义？

4. 如何正确认识大黄的体外抗菌、抗病毒作用？有什么临床意义？

5. 大黄解热作用有什么特点？对其用于临床急性热病的治疗有什么指导意义？

参 考 文 献

边长勇,秦永文,郑兴.2001.大鼠充血性心力衰竭模型的制备.第二军医大学学报,22(7):693

陈鹏,雷伟亚,杨雁等.2007.天麻醒脑胶囊镇静催眠作用研究.云南中医中药杂志,28(1):40~42

陈奇.2006.中药药理研究方法学.第2版.北京:人民卫生出版社

陈奇.2005.中药药效研究思路与方法.北京:人民卫生出版社

陈奇.2004.中药药效研究思路与方法.北京:人民卫生出版社

陈奇.2001.中药药理学实验.上海:上海科学技术出版社

陈奇.1994.中药药理实验方法.北京:人民卫生出版社

陈奇.1993.中药药理研究方法.北京:人民卫生出版社

陈奇.1988.中药药理实验.贵阳:贵州人民出版社

陈玉英.2002.厥脱证的中医治法研究进展.中国中医药信息杂志,9(8):70,71

郭建友,李昌煜,葛卫红.2004.抑郁症动物模型研究进展.中国临床康复,8(10):1932,1933

韩国柱.1999.中药药代动力学.北京:中国医药科技出版社

黄启福.1994.休克与厥脱证现代研究述评.北京中医药大学学报,17(5):2~7

黄新武,肖顺汉,李万平等.2005.聪灵胶囊对小鼠软脑膜微循环障碍的改善作用.中国微循环,9(5):330~332

姬志伟,罗连城,解基良等.2003.大承气冲剂和大黄的体外抑菌作用.中国中西医结合外科杂志,9(6):451~453

兰志琼,卢先明,蒋桂华等.2005.药用大黄泻下、止血作用的实验研究.中药材,28(3):204~206

李仪奎.2006.中药药理实验方法学.上海:上海科学技术出版社

梁荣感,罗伟生,李利亚等.2006.大黄蒽醌类化合物体外抗流感病毒作用的研究.华夏医学,19(3):396~398

林娜,高晓山.1994.大黄配伍生石膏对发热兔解热作用的实验观察.中国中药杂志,19(7):436,437

蔺兴遥,邱德文,许建阳.2007.疼痛实验动物模型的探讨.中国实用医药,2(34):146~149

陆源,况炜,张红.2005.机能学实验教程.北京:科学出版社

罗艺志.2008.用比较法设计"有机磷酸酯类中毒及其解救"实验.科教文汇(中旬刊),2:104

沈映君,陈长勋.2008.中药药理学.上海:上海科学技术出版社

沈映君.2002.中药药理学.北京:人民卫生出版社

万绍晖,丁原全,蒲晓辉等.2006.掌叶大黄蒽醌类衍生物对四氯化碳所致大鼠急性肝损伤的保护作用.中国药理学通
    报,22(11):1405,1406

万绍晖,许启泰,蒲晓辉等.2006.掌叶大黄蒽醌类衍生物对 α-萘异硫氰酸酯所致大鼠黄疸模型的作用.中国药理学通
    报,22(10):1271~1274

汪复,张婴元.2005.实用抗感染治疗学.北京:人民卫生出版社

王卿,刘苏,路耀军等.2006.去甲肾上腺素、酚妥拉明对异氟醚、丙泊酚小鼠翻正反射消失持续时间的影响.徐州医学院
    学报,26(2):141~143

王睿.2006.临床抗感染药物治疗学.北京:人民卫生出版社

王树荣.2008.药理学实验在药理理论教学中的地位及内涵.中国药理通讯,24(4):42

王四旺.2004.中药药效学研究与评价.西安:陕西科学技术出版社

魏小龙,张永祥.2000.老年痴呆动物模型研究进展.中国药理学通报,16(4):372~376

吴洪海,朱迪峰,等.2008.基于研究型人才培养为目标的药理学实验教学改革.中国高等医学教育,18(3):1,2

徐叔云,卞如濂,陈修.2002.药理实验方法学.第3版.北京:人民卫生出版社

徐叔云,卞如濂,陈修,1982.药理实验方法学.北京:人民卫生出版社

杨芳炬.2002.机能学实验.成都:四川大学出版社

杨光华.2001.病理学.第5版.北京:人民卫生出版社

姚泰.2001.生理学.第5版.北京:人民卫生出版社

袁伯俊,王治乔.1997.新药临床前安全性评价与实践.北京:军事医学科学出版社

张大方.2006.药理与中药药理实验.第2版.上海:上海科学技术出版社

张大方.2002.药理与中药药理实验.上海:上海科学技术出版社

张国忠,桂华珍,李保罗.1993.用普通银夹制作大鼠肾血管性高血压模型.贵阳医学院学报,18(3):227

张均田,张庆柱.2005.神经药理学研究技术与方法.北京:人民卫生出版社

张均田.2002.神经药理学研究进展.北京:人民卫生出版社

张君仁.2002.体内药物分析.北京:高等教育出版社

周光兴,杨俊华,赵为之等.1994.二乙基亚硝胺诱发新生大鼠肝癌的实验模型.上海医科大学学报,21(2):97～100

周惠君.2008.中药药理学实验教学重心探索.药学教育,24(1):47～49

周文武,林玲,陈军等.2004.冠脉结扎法制做大鼠心肌缺血模型.中国实验动物学报,12(4):226

周学平,周仲瑛,金妙文.1997.救脱二号注射液治疗休克的临床与实验研究.中国中医急症,6(3):99～101

邹移海,徐志伟,苏钢强.2004.实验动物学.北京:科学出版社

附　录

一、实验动物常用生理常数

指标		小鼠	大鼠	豚鼠	家兔	猫	犬
适用体重/kg		0.018~0.025	0.12~0.20	0.2~0.5	1.5~2.5	2~3	5~15
寿命/年		1.5~2.0	2.0~3.5	6~8	4~9	8~10	10~15
性成熟年龄/月		1.2~1.7	2~8	4~6	5~6	6~8	8~10
性周期/d		4~5	4~5	15~18	刺激排卵	春、秋各1次	1~2月和6~8月
妊娠期/d		18~21(19)	22~24(23)	62~68(66)	28~33(30)	52~60(56)	58~65
产仔数/只		4~15(10)	8~15(10)	1~6(4)	4~10(7)	3~6	4~10
哺乳期/周		3	3	3	4~6	4~6	4~6
平均体温/℃		37.4	38.0	39.0	39.0	38.5	38.5
呼吸/(次/min)		136~216	100~150	100——150	50~90	30~50	20~30
心率/(次/min)		400~600	250~400	180~250	150~220	120~180	100~200
血压/(kPa,mmHg)		12.7~16.7 (95~125)	13.3~16.0 (100~120)	10.0~12.0 (75~90)	10.0~14.0 (75~105)	10.0~17.3 (75~130)	9.3~16.7 (70~125)
血量/(ml/100g 体重)		7.8	6.0	5.8	7.2	7.2	7.8
红细胞/($\times 10^{12}$/L) (百万/mm^3)		7.7~12.5 (7.7~12.5)	7.2~9.6 (7.2~9.6)	4.5~7.0 (4.5~7.0)	4.5~7.0 (4.5~7.0)	6.5~9.5 (6.5~9.5)	4.5~7.0 (4.5~7.0)
血红蛋白/(g/L)(g%)		100~190 (10.0~19.0)	120~170 (12.0~17.0)	110~165 (11.0~16.0)	80~150 (8.0~15.0)	70~155 (7.0~15.5)	110~180 (11.0~18.0)
血小板/($\times 10^9$/L) (万/mm^3)		60~110 (60~110)	50~100 (50~100)	68~87 (68~87)	38~52 (38~52)	10~50 (10~50)	10~60 (10~60)
白细胞总数/($\times 10^9$/L) (千/mm^3)		6.0~10.0 (6.0~10.0)	6.0~15.0 (6.0~15.0)	8.0~12.0 (8.0~12.0)	7.0~11.3 (7.0~11.3)	14.0~18.0 (14.0~18.0)	9.0~13.0 (9.0~13.0)
白细胞分类/%	嗜中性	0.12~0.44 (12~14)	0.09~0.34 (9~34)	0.22~0.50 (22~50)	0.26~0.52 (22~50)	0.44~0.82 (26~52)	0.62~0.80 (62~80)
	嗜酸性	0~0.05 (0~5)	0.01~0.06 (1~6)	0.05~0.12 (5~12)	0.01~0.04 (1~4)	0.02~0.11 (2~11)	0.02~0.24 (2~24)
	嗜碱性	0~0.01 (0~1)	0~0.015 (0~1.5)	0~0.02 (0~2)	0.01~0.03 (1~3)	0~0.005 (0~0.5)	0~0.02 (0~2)
	淋巴	0.54~0.85 (54~85)	0.65~0.84 (65~84)	0.36~0.64 (36~64)	0.30~0.82 (30~82)	0.15~0.44 (15~44)	0.10~0.28 (10~28)
	大单核	0~0.15 (0~15)	0~0.05 (0~5)	0.03~0.13 (3~13)	0.0~10.04 (1~4)	0.005~0.007 (0.5~0.7)	0.03~0.09 (3~9)

注:血压、血红蛋白、血小板、白细胞数和分类,它们的括号外数字为法定单位,括号内数字为旧制单位。

二、常用实验动物的血液生化指标参数值

指标	小鼠	大鼠	豚鼠	家兔	猫	犬
丙氨酸氨基转移酶	—	17.5～52	—	34～37.6	—	12～38
天门冬氨酸氨基转移酶	—	45.7～200	—	178.3～191.7	—	19～41
碱性磷酸酶/(U/L)	11.43～26.16	66.6～111.2	60.34～70.26	—	0.172～17.84	5.7～17.8
甘油酯/(mmol/L)	—	0.452～0.565	0.451～1.197	1.400～1.761	0.485～1.953	0.802
胆固醇/(mmol/L)	2.41～3.63	0.85～—2.12	0.47～1.68	0.39～1.74	2.40～3.8	3.16～5.88
胆红素/(μmol/L)	11.29～13.68	0.00～10.94	3.76～6.67	4.45～6.16	91.88～3.93	1.88～6.16
尿素氮/(mmol/L)	4.78～9.52	3.45～14.99	5.59～11.27	3.27～16.07	7.14～11.42	2.71～7.93
肌酐/(μmol/L)	44.20～91.05	29.17～53.93	87.52～156.47	70.72～256.37	83.98～176.80	88.40～150.28
总蛋白/(g/L)	54.2～73	47.2～81.1	44.6～58.8	48.9～72.6	56.1～68.0	58.0～81.0
清蛋白/(g/L)	26.0～38.6	31.0～60.2	21.5～37.3	23.7～—45	—	29.6～52
球蛋白/(g/L)	38.0	40.0	22.0	18.9～32.6	5.8～8.5	4.1～46.7
清蛋白/球蛋白	0.69～1.2	0.68～1.41	0.84～1.2	0.86～2.33	0.64～1.24	0.5～13.0

（山东中医药大学　聂　克）

三、药理实验新方法、新技术介绍

药理实验是贯穿于新药开发、药物研究、基础医学中的重要实践手段。生命科学研究的新思路、新技术和新方法不断发展,特别是分子生物学技术、分子免疫学技术等的迅速发展为药理实验方法学提供了许多合理、有效新方法和新技术,极大地促进了药理学研究的进展。本节选择研究较为常用的一些新技术和新方法作一简介,供研究选择参考。

1. 细胞培养技术

细胞培养指动物活体体内取出组织,在模拟机体生理环境等特定条件下进行孵育培养,使其生存并增值,满足特点研究需要的试验技术。根据培养对象的不同,可以分为组织培养、细胞培养和器官培养,其中细胞培养为药理学研究常用培养技术。细胞培养具有许多优势,主要包括:①研究对象是活细胞,这是细胞培养最大的优势,可以根据研究目的不同,长时间监控、检测和评估;②研究条件可控,这是与在体试验最大的区别,可以根据研究需要,人为精确控制各种试验条件,如 pH、温度、O_2 张力等;③研究样本均一,研究样本来源于特定细胞株或组织分离细胞的若干代,样本高度均一,必要时还可采用克隆等方法加以纯化;④便于观察、检测和记录;⑤研究范围广泛,费用相对低廉等。然而,细胞培养最大的不足是由于细胞

培养缺乏神经、内分泌等调节,故不能真正地反应在体实际情况。利用细胞培养技术,可以考察细胞内活动(能量代谢、DNA 转录、蛋白质合成等)、细胞内外之间的作用(细胞对外界刺激的反应、药物对细胞内产物的分泌等)、细胞与细胞之间的相互作用、细胞内的流动(信号的转导、离子的流动、受体易位等)和遗传血分析、转化等,广泛应用于病毒学、遗传学、免疫学、临床医学和生物技术等方面的研究。

(1) 细胞培养的一般过程

1) 前期准备。主要包括器皿的清洗、干燥与消毒,培养基与其他试剂的配制、分装及灭菌,无菌室或超净台的清洁与消毒,培养箱及其他仪器的检查与调试等。

2) 取材或细胞株的复苏。在无菌环境下从机体取出特定组织细胞,经过如消化分散细胞、分离等一定的处理后接入培养器血中,这一过程称为取材。如研究选用的是细胞株的扩大培养则无须这一过程,但要对细胞株进行复苏。取材后应立即处理,尽快培养,如不能马上培养时,可将组织块切成黄豆般大的小块,置 4℃ 的培养液中保存。一般来说,幼体组织(尤其是胚胎组织)比成年个体的组织容易培养、分化程度低的组织比分化程度高的容易培养、肿瘤组织比正常组织容易培养。此外,严格的无菌操作是细胞培养必须遵从的,也是培养是否成功的关键之一。

3) 细胞培养。组织细胞接入培养瓶或培养板中的过程称为培养。细胞培养时一般应在接入培养器皿之前进行细胞计数,按要求以一定的量(以每毫升细胞数表示)接入培养器皿并直接加入培养基,而对组织块培养,则直接将组织块接入培养器皿底部,待几个小时后组织块贴牢底部时再加入培养基。细胞进入培养器皿后,立即放入培养箱中,使细胞尽早进入生长状态。培养中的细胞应每隔一定时间观察一次,内容包括细胞是否生长良好,形态是否正常,有无污染,培养基的 pH 是否太酸或太碱(由酚红指示剂指示),此外对培养温度和 CO_2 浓度也要定时检查。原代培养培养后有一段潜伏期(数小时到数十天不等),此期细胞一般不分裂,仅表现为贴壁和游走,过了此期后细胞便进入旺盛的分裂生长期;细胞长满瓶底后要进行传代培养,每传代一次称为"一代"。二倍体细胞一般只能传几十代,而转化细胞系或细胞株则可无限地传代下去。

4) 冻存及复苏。一些不易获得的突变型细胞或细胞株或是为了保存细胞用于多次试验时,可将细胞收集至冻存管后加入含保护剂(一般为二甲亚砜或甘油)的培养基,以一定的冷却速度冻存,最终保存于液氮中(-196℃)。在极低的温度下,细胞保存的时间几乎是无限的。冻存细胞的复苏一般采用快融方法,即从液氮中取出冻存管后,立即放入 37℃ 水中,使之在一分钟内迅速融解。然后将细胞转入培养器皿中进行培养。

(2) 体外培养细胞的分型。体外培养细胞分为贴附型和悬浮型两种。

1) 贴附型。绝大多数培养细胞贴附生长,属形于贴壁依赖性细胞,大致分成以下四型:①成纤维细胞型。除成纤维细胞外,凡由中胚层间充质起源的组织,如心肌、平滑肌、成骨细胞、血管内皮等常呈本型状态,镜下见胞体呈梭形或不规则三角形,中央有卵圆形核,胞质突起,生长时呈放射状。②上皮型细胞。起源于内、外胚层的细胞如皮肤表皮及其衍生物、消化管上皮、肝胰、肺泡上皮等皆成上皮型形态,镜下见细胞呈扁平不规则多角形,中央有圆形核,细胞彼此紧密相连成单层膜,生长时呈膜状移动,处于膜边缘的细胞总与膜相连。③游走细胞型。镜下呈散在生长,一般不连成片,胞质常突起,呈活跃游走或变形运动,方向不规则。此型细胞不稳定,有时难以和其他细胞相区别。④多型细胞型。神经细胞等难以确定其规律和稳定的形态者。

2) 悬浮型。仅见于少数特殊的细胞,这类细胞容易大量繁殖,如某些类型的癌细胞及白血病细胞。镜下见胞体圆形,不贴于支持物上,呈悬浮生长。

(3) 培养细胞的生长和增殖过程

1) 正常细胞培养。正常细胞培养时,不论细胞的种类和供体的年龄如何,在细胞全生存过程中,大致都经历以下三个阶段:①原代培养期。也称初代培养,即从体内取出组织接种培养到第一次传代阶段,一般持续 1～4 周。初代培养细胞与体内原组织在形态结构和功能活动上相似性大,是检测药物很好的实验对象。此期细胞呈活跃的移动,可见不旺盛的细胞分裂。②传代期。初代培养细胞一经传代后便改称细胞系。它是细胞全生命期中持续时间最长的一期,在培养条件较好情况下,细胞增殖旺盛,并能维持二倍体核型。为保持二倍体细胞性质,细胞应在初代培养期或传代后早期冻存。一般情况下当传代 10～50 次,细胞增殖逐渐缓慢,以至完全停止,细胞进入第三期。③衰退期。此期细胞仍然生存,但增殖很慢或不增殖;细胞形态轮廓增强,最后衰退凋亡。

2) 组织培养细胞。所有体外培养细胞,包括初代培养及各种细胞系,当生长达到一定密度后,都需做传代处理。细胞传一代后,一般要经过以下三个阶段:①潜伏期(latent phase)。细胞接种培养后,先经过一个在培养液中呈悬浮状态的悬浮期,镜下见细胞胞质回缩,胞体呈圆球形;接着是细胞附着或贴附于底物表面上,称贴壁,悬浮期结束。贴附是贴附类细胞生长增殖条件之一,细胞贴附于支持物后,除先经过延展过程变成极性细胞,还要经过一个潜伏阶段,才进入生长和增殖期。细胞处在潜伏期时,可有运动活动,基本无增殖,少见分裂相。细胞潜伏期长短与细胞接种密度、细胞种类和培养基性质等密切相关。初代培养细胞潜伏期长,24～96h 或更长,连续细胞系和肿瘤细胞潜伏期短,仅 6～24h;细胞接种密度大时潜伏期短。当细胞分裂相开始出现并逐渐增多时,标志细胞已进入指数增生期。②指数增生期(logarithmic growth phase)。这是细胞增殖最旺盛的阶段,细胞分裂相增多,也是细胞一代中活力最好的时期,故是进行各种实验最好的和最主要的阶段。体外培养细胞分裂指数受细胞种类、培养液成分、pH、培养箱温度等多种因素的影响,一般细胞的分裂指数介于 0.1%～0.5%,初代细胞分裂指数低,连续细胞和肿瘤细胞分裂指数可高达 3%～5%。在接种细胞数量适宜情况下,指数增生期持续 3～5d 后,随细胞数量不断增多、生长空间渐趋减少、最后细胞相互接触汇合成片。细胞相互接触后的称接触抑制现象可作为区别正常与癌细胞标志之一。培养到一定程度,当细胞密度进一步增大,培养液中营养成分减少,代谢产物增多时,细胞因营养的枯竭和代谢物的影响,则发生密度抑制(density inhibition),导致细胞分裂停止。③停滞期(stagnate phase)。细胞数量达饱和密度后,细胞遂停止增殖,进入停滞期。此期细胞虽不增殖,但仍有代谢活动,继而培养液中营养渐趋耗尽,代谢产物积累、pH 降低。故需及时传代,否则会导致细胞中毒。

不同的来源的细胞或细胞株所要求的培养条件不尽一致,另外研究目的不同所采用的培养策略也不同,因此具体的细胞培养方法请参考相关的文献。

2. 放射性核素示踪技术

放射性核素示踪技术就是利用放射性核素及其标记物作为示踪剂,在整体、离体细胞或无细胞酶系中研究相关物质或现象的运动规律,进行定位或定量分析等的一种研究方法。整体来言,根据研究对象在体与否分为体内示踪和体外示踪两种,前者是在整体条件下,追踪某种物质在机体内的生理、生化和病理过程及其分布规律,对生理性物质采用该法可以研究其吸收、分布和排泄规律,探讨物质动态平衡;对一些表明静止的物质,可以采用该法观察其更新情况,如钙在骨质的沉积;也可以观察分析某种物质在组织器官中的释放或富集。此外,也可采用示踪动力学的方法探讨药物在体内的动态过程,包括代谢库、更新速度、清除率等。体外示踪法可以用于体外细胞免疫情况、抗肿瘤药物对肿瘤细胞增殖速度的影响等。

整体试验常用的试验方法包括吸收试验、分布实验和排泄试验。吸收实验可以观察分析药物吸收速度、吸收量以及影响吸收的因素,阐明吸收机制,为制剂工艺优化。用药剂量以及服药间隔时间提供依据,根据给药方式不同,可以采用血中浓度测定和胃肠道吸收试验测定。分布实验可以观察标记药物在体内的分布情况和分布规律,可选用整体自显影方法研究,常用的放射性核素有 ^3H、^{12}C、^{35}S、^{125}I 等,该法广泛用于药物吸收、排泄速度和途径;药物体内分布、脏器亲和性等方面;也可选用脏器放射性测定法,主要用于药物体内动态分布变化和定量分布规律的研究。排泄试验用于了解药物体内排泄时间等研究。该法具有灵敏度高、准确性和重复性好的优势,对微量物质的研究具有特别的价值。

3. 放射配体受体结合实验技术

放射配体结合法的应用领域包括阐明药物作用机制;新药设计和药物筛选;探讨疾病的病因、发病机制,提高临床合理用药和诊断水平;测定组织或血液中药物浓度;探寻新的受体、受体亚型和内源性配体。

放射受体结合实验技术主要包括以下几部分。

　　(1) 放射配体的选择。需要非常高的选择性,并要求与靶受体有很高的亲和性,解离常数最好小于10nmol/L,还要考虑配体的生物学以及生物化学特征。拮抗剂性配体必须能阻断激动剂与靶受体结合引起的生物学效应。放射性受体结合试验中,最常用的放射性核素是氚,[³H]配体的主要优点是氚化过程不影响配体的生物活性,使用较安全,其信号必须用闪烁技术加以放大。放射配体的另一个重要特性是特异性结合与非特异性结合的比率,理想的配体应有不少于99%的特异性结合。

　　(2) 组织的选择和制备。用于放射受体结合试验的理想的组织应含有高密度的靶受体和低密度的与配体非特异结合的受体。用于放射受体结合试验的组织可取自脑、外周组织、天然表达或移植受体的细胞株等。

　　(3) 缓冲液。最常用的缓冲液是 50mmol/L,pH 为 7.4 的 Tris-Cl 的缓冲液;重碳酸盐、磷酸盐和HEPES 缓冲液也可用于结合试验。

　　(4) 非特异性结合的测定。非特异性结合的测定原理是加入大量的对靶受体具有药理活性的并可使受体饱和的非放射性配体。特异性结合量是指配体与靶受体结合量,可由总结合量中减去非特异性结合量求出。

　　(5) 孵育条件。结合实验应该用能产生最大特异结合和适宜的孵育条件。需要经过大量的实验才可摸索出最佳的测定条件。

　　(6) 放射配体-受体复合体与游离放射配体的分离。最常用的最有效的分离方法是过滤,结合试验中最常用的滤纸是玻璃纤维滤纸。通常用 2~5ml 冷缓冲液冲洗 2~3 次就足够了。过滤完成后,滤纸置于盛有闪烁液的闪烁瓶中进行液闪测定。当放射配体解离较快时,可用离心的方法将放射配体-受体复合物从游离配体中分离出来。其他方法还有凝胶过滤色谱法、凝胶过滤透析术、免疫沉淀法等。

4. PCR 技术简介

　　聚合酶链反应(polymerase chain reaction ,PCR)是 20 世纪 80 年代中期发展起来的体外核酸扩增技术。它具有特异、敏感、产率高、快速、简便、重复性好、易自动化等突出优点,是分子药理学研究的主要手段和方法之一。

　　(1) PCR 的基本过程。PCR 是一种体外扩增特异 DNA 片段的技术。它包括下列三个基本步骤:①变性(denaturation):待扩增的 DNA 模板加热变性成单链;②退火(annealing):降低温度,使单链靶序列与寡核苷酸引物退火;③延伸(extension):在适当条件下,利用 DNA 聚合酶使引物延伸,产生新的双链。上述变性、退火、延伸步骤的重复循环,导致特异的靶序列的指数扩增。PCR 产物是介于引物的 5′端之间的双链 DNA 片段。

　　(2) PCR 体系中的主要成分。

　　1) Taq DNA 聚合酶。是一种耐热的 DNA 聚合酶,具有 5′- 3′DNA 聚合酶活性,一般有 5′-3′外切酶活性,有或无 3′-5′外切酶活性(校对活性),无校对活性的酶在 PCR 中错掺率较高。PCR 中 Taq 酶的用量一般为 0.5~2.5U,过多易造成非特异性扩增,过少可能灵敏度不够。

　　2) 寡核苷酸引物。是决定 PCR 扩增特异性的关键。设计 PCR 引物时的几条原则:①引物长度一般15~30 碱基,过短则特异性低;②避免内部二级结构;③G/C 和 A/T 碱基均匀分布,G/C 含量在 45%~55%;④两个引物(特别是 3′端)间不能发生互补,以免形成引物引物二聚体;⑤引物的 3′-端碱基一般应与模板严格配对,并且 3′端为 G、C 或 T 时引发效率较高;⑥引物的 5′-端可添加与模板无关的序列(如限制性内切酶的识别位点、ATG 起始密码子或启动子序列等)PCR 中所用引物浓度一般在 0.1~0.5μmol/L 太高的引物浓度易造成非特异性扩增,太低会降低合成效率。

　　3) $MgCl_2$。Mg^{2+} 浓度除影响 Taq 酶活性外,还影响双链 DNA 的 Tm 值,因而影响 PCR 的特异性和扩增效率。PCR 中的最适 $MgCl_2$ 浓度一般为 1.5~2.5mmol/L。

　　4) 脱氧核苷三磷酸(dNTP)。一般采用均衡的 dNTP 浓度,4 种 dNTP 各为 200μmol/L,dNTP 可减少游离 Mg^{2+},因此影响聚合酶活性和引物退火。

5) 模板。单、双链 DNA,以及 RNA 经逆转录合成的 cDNA。

（3）几种常用的 PCR 技术简介

1) 逆转录 PCR(reverse transcription-PCR,RT-PCR)。RNA 经逆转录后可作为 PCR 的模板。逆转录 PCR(RT-PCR)常用于基因表达研究(定量 PCR)和逆病毒检测。RT-PCR 将以 RNA 为模板的 cDNA 合成同 PCR 结合在一起,提供了一种分析基因表达的快速灵敏的方法。RT-PCR 用于对表达信息进行检测或定量。另外,这项技术还可以用来检测基因表达差异或不必构建 cDNA 文库克隆 cDNA。RT-PCR 比其他包括 Northern 印迹、RNase 保护分析、原位杂交及 S1 核酸酶分析在内的 RNA 分析技术,更灵敏,更易于操作。

2) 实时荧光定量 PCR 技术。实时荧光定量 PCR 技术,是指在 PCR 反应体系中加入荧光基团,利用荧光信号积累实时监测整个 PCR 进程,最后通过标准曲线对未知模板进行定量分析的方法。Ct 值是荧光定量 PCR 技术中的一个很重要的概念,C 代表 Cycle,t 代表 threshold,Ct 值是指每个反应管内的荧光信号到达设定的域值时所经历的循环数。荧光域值(threshold)的设定 PCR 反应的前 15 个循环的荧光信号作为荧光本底信号,荧光域值的缺省设置是 3~15 个循环的荧光信号的标准偏差的 10 倍,即: threshold = 10,SD cycle 6~15;Ct 值与起始模板的关系研究表明,每个模板的 Ct 值与该模板的起始拷贝数的对数存在线性关系,起始拷贝数越多,Ct 值越小。利用已知起始拷贝数的标准品可做出标准曲线,其中横坐标代表起始拷贝数的对数,纵坐标代表 Ct 值。因此,只要获得未知样品的 Ct 值,即可从标准曲线上计算出该样品的起始拷贝数。

荧光定量 PCR 所使用的荧光化学可分荧光探针和荧光染料两种,其原理分别为:①TaqMan 荧光探针。PCR 扩增时在加入一对引物的同时加入一个特异性的荧光探针,该探针为一寡核苷酸,两端分别标记一个报告荧光基团和一个淬灭荧光基团。探针完整时,报告基团发射的荧光信号被淬灭基团吸收;PCR 扩增时,Taq 酶的 $5'-3'$ 外切酶活性将探针酶切降解,使报告荧光基团和淬灭荧光基团分离,从而荧光监测系统可接收到荧光信号,即每扩增一条 DNA 链,就有一个荧光分子形成,实现了荧光信号的累积与 PCR 产物形成完全同步。②SYBR 荧光染料。在 PCR 反应体系中,加入过量 SYBR 荧光染料,SYBR 荧光染料特异性地掺入 DNA 双链后,发射荧光信号,而不掺入链中的 SYBR 染料分子不会发射任何荧光信号,从而保证荧光信号的增加与 PCR 产物的增加完全同步。采用 TaqMan 荧光探针法可以对目标基因扩增进行绝对定量,而采用 SYBR 荧光染料法可以对目标基因扩增水平进行相对定量。

5. 受体技术

受体技术是近年来发展起来的一种以器官分离所得细胞膜受体为模型的体外试验方法,广泛的用于药效学的分子筛选和开发研究。该技术的优点是:①快速经济,尤其是与计算机技术结合,可特异性的快速筛选活性药物;②高度灵敏:检测水平可达皮摩或纳摩水平;③直接作用于受体,避免整体动物研究中肝脏代谢的影响;④可以根据活性物质诱发的正性或负性作用试验,确定其功能;⑤可以同时检测数十种受体,获得几十个功能性数据,与药物结构结合,采用分子模拟可以分析药效基团;⑥数据可信度高。在检测方法方面,除经典的放射性配基结合试验外,酶联免疫吸附法、液烁近邻检测、时间分辨荧光和荧光相关光谱法等也是近年发展的一些新的检测方法,这些检测方法具有微量、高效的特点,可以实现药物的高通量筛选。

常用的受体药物筛选模式有转录配基筛选法、重组受体筛选法和重组配基固化的受体结合筛选法三种。转录配基筛选法有基于转录细胞内受体配基筛选法和基于转录的细胞因子受体配基筛选法;重组受体筛选法包括重组可溶性受体和同位素标记配基的筛选法以及重组可溶性受体和肽库筛选法。重组受体制备较传统受体制备技术具有不可比拟的优势,重组受体的研究对象是人的受体,研究结果与人体试验结果直接相关;可大量制备只存在特定组织中的传统方法难以获得的受体;可利用克隆技术高度纯化以及包含信号转导系统,更接近人的自然状态等。目前已经建立的重组受体有亲代谢谷氨酸受体、神经肽 Y 受体、用于筛选黄酮类衍生物的 A3 肾上腺素受体亚型等。

6. 转基因动物

转基因动物利用转基因技术将外源性基因导入特定动物染色体基因组内进行稳定整合,并能遗传给下一代的动物。由于其较"真实"地反应了目的基因活动特征,将整体水平、细胞水平、分子水平研究有机结合起来,可在不破坏活体原有系统前提下进行一个或多个因素的研究,使问题简单化,故广泛应用于药物筛选、药物作用机制研究。但转基因动物仍存在动物种属差异、性别不均一、转基因产物长期表达不一定稳定、疾病基因遗传背景多非单一等不足。常用的转基因动物的制作方法有原核期胚胎显微注射法、逆转录病毒载体法、精子载体法、胚胎干细胞介导法、共注射法以及整合外源基因细胞核抑制(包括电穿孔法、基因打靶法和脂质体法)等。

转基因动物目前应用的研究领域有:①抗肿瘤药物的筛选。常用多药耐药性转基因鼠筛选抗肿瘤药,如 Mickish 采用重组 DNA 技术建立的 MDR 鼠模型可以模拟人类肿瘤对药物的代谢,广泛应用在抗肿瘤药物筛选、剂量限制、毒性研究。Komori 采用显微注射法建立的携带有哺乳动物细胞色素 P450 的果蝇模型可以筛选致突变和致癌物质。②抗 HIV 病毒药物筛选。HIV 病毒对宿主选择性很高,只有长臂猿和黑猩猩对其敏感,但价格昂贵,数量很少,因此价格低廉的小动物模型是制约新抗 HIV 药物的研究"瓶颈",目前可采用的制备 HIV 感染模型的技术有人工免疫缺陷鼠和转基因鼠,如 Mehtali 等建立的双基因系统的抗 HIV 药物筛选转基因模型具有反式激活 HIV-1 基因产物和长末端重复序列分子的优点。③抗乙肝病毒药物筛选。乙肝病毒仅感染黑猩猩和人类,人类不可能作为研究对象,黑猩猩数量有限。如上海长征医院建立的以乙肝病毒全基因组转基因小鼠 ICR 模型、Nagahata 等建立的携带有 HBV 的 HB-BS10 转基因鼠模型和日本东京大学建立的 HCV 感染的病理改变转基因鼠模型等。④抗高血压、抗高血脂药物的筛选。高血压模型如 SHR 和 SHRSP 转基因鼠模型;高血脂模型如 LDLRKO 和 apoEKO 模型以及 apoE 缺陷的转基因鼠模型。⑤中药药效药理的研究。这是近年来发展非常迅速的研究领域,如利用 SAM-P/8 小鼠研究筛选抗老年痴呆中药的药效和作用机制;采用基因敲除和转基因方法建立基因突变引起的各种单基因异常的肾病和肾小管运输障碍的转基因小鼠模型,考察中药治疗的药效和作用机制等。⑥在毒理学研究中的应用。转基因动物是毒理学研究的热点之一,在毒理学研究中应用广泛,如采用 c-fos-LacZ 转基因小鼠用于神经毒性研究、MT 的基因敲除小鼠用于谋陷金属研究的一般毒性研究;采用含乳糖操纵子的噬菌体培育的转基因动物研究特定组织的毒性;以及采用过量表达癌基因的转基因动物和基因敲除动物致癌检测模型用于药物致突变检测的研究等。

7. 基因探针技术

基因探针,又称核酸探针,是一段带有检测标记、顺序已知、与有目的基因互补的核酸系列(RNA 或 DNA),基因探针通过分子杂交技术与目的基因结合,产生杂交信号,通过检测相应的信号把目的基因显示出来。单链和带有检测标记是基因探针的两个必具条件。探针有天然的克隆探针和人工合成 DNA 探针两种,前者最常用的有 cDNA 探针、基因组探针和 RNA 探针三种,后者一般为 18～30 碱基的寡核苷酸;探针的标记通常有两种方式,即放射性同位素标记和非放射性同位素标记,放射性同位素常用的有 ^{32}P、^{35}S、^{125}I、^{3}H 等,主要采用酶促反应将同位素标记的核苷酸掺入到探针,可以采用放射自显影的方法检测,但该探针具有污染、昂贵、半衰期短、自显影时间长、对人体有害等缺点。非放射性标记探针有生物素标记探针、半抗原标记探针和酶标记探针 3 种,是将标记物直接或间接的连接在 DNA 或 RNA 片段上,可利用荧光素或酶的显色反应检测。基因探针技术在分子药理学和分子遗传学等方面具有广泛的应用,如采用基因探针技术考察药物对癌基因和抑癌基因表达的影响,考察药物对细菌、病毒等病原体特定基因表达的影响等。

8. 磁共振技术

磁共振(MRI)又叫磁共振成像技术,是继 CT 后医学影像学的又一重大进步,磁共振指的是利用磁共振现象获取分子结构、人体内部结构信息的技术。其基本原理是:将人体置于特殊的磁场中,用无线电射频脉冲激发人体内氢原子核,引起氢原子核共振,并吸收能量。在停止射频脉冲后,氢原子核按特定频率发出射电信号,并将吸收的能量释放出来,被体外的接受器收录,经电子计算处理获得图像,这就叫做磁共振成像。该技术具有多维成像、无伪影、不需注射造影剂、无电离辐射,对机体没有不良影响等优点,应用于疾病的诊断、药物评价等方面,其不足之处在于,它的空间分辨率不及 CT,带有心脏起搏器的患者或有某些金属异物的部位不能做此检查,另外价格比较昂贵。近年来,该技术的一个前沿课题是对人脑的功能和高级思维活动进行研究的功能性磁共振成像。磁共振技术在医药学领域应用的主要有 NMR 技术和 NRI 技术,前者即磁共振谱技术,是将磁共振现象应用于分子结构测定的一项技术。目前对磁共振谱的研究主要集中在^{1}H 和^{13}C 两类原子核的图谱,在有机分子结构测定中具有重大价值。后者即磁共振成像技术,是通过识别水分子中氢原子信号的分布来推测水分子在人体内的分布,进而探测人体内部结构的技术。

此外,在具体研究方法中,近年来也有一些新的研究方法和研究技术,需要时请参考相关的工具书籍。基因芯片技术、药物基因组学、蛋白组学、代谢组学、系统生物学和药物信息学等是近年来发展起来的新型边缘学科,也是当前研究的热点所在,这些研究技术在药理研究中具有很大的发展和应用空间,值得深入研究和学习。

(成都中医药大学　徐世军)